The Only EKG BOOK You'll Ever Need

한눈에 보는 심전도

역자 이명렬 · 박창제 · 이귀자 · 양해철 · 장경민 · 주정미
저자 MALCOLM S. THALER, MD

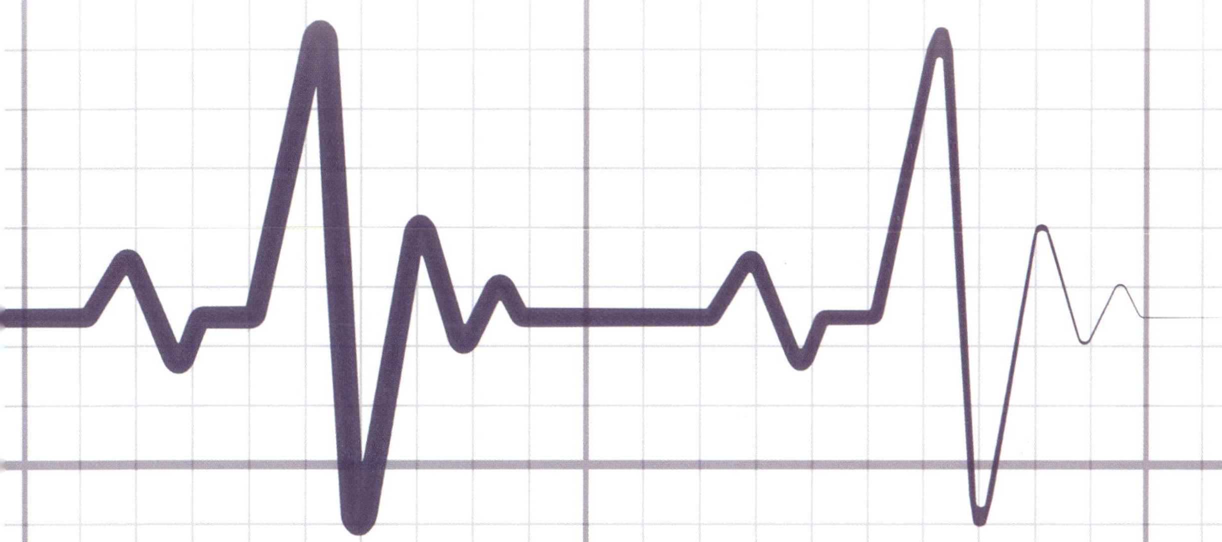

Wolters Kluwer
Philadelphia · Baltimore · New York · London
Buenos Aires · Hong Kong · Sydney · Tokyo

사이플러스 Science plus

역자

- 이명렬 백석대학교 응급구조학과
- 박창제 서울특별시보라매병원 응급의료센터
- 이귀자 경동대학교 응급구조학과
- 양해철 경동대학교 응급구조학과
- 장경민 대진대학교 간호학과
- 주정미 대전대학교 응급구조학과

머리말

이 책은 심전도를 처음 접하는 학생들, 응급의료 종사자, 그리고 의료인들이 심전도에 대한 이해를 높이기 위한 교재로 사용할 수 있도록 작성되었습니다. 원서는 심전도를 다루는 여러 교재 중에서도 이해하기 쉽고 체계적인 접근이 가능하도록 구성되어 있어, 이러한 장점을 그대로 전달하려고 최선을 다했습니다.

심전도는 복잡하고 때로는 어렵게 느껴질 수 있는 주제입니다. 하지만 이 책은 기본 개념부터 부정맥, 전도차단, 심근 허혈 및 경색 등 다양한 내용을 명확하고 체계적으로 설명하고 있으며, 각 장마다 정리와 요약이 잘 되어 있어 학습자들이 점진적으로 심전도를 해석하는 능력을 키울 수 있도록 구성하였습니다. 또한, 학습자가 원서의 내용을 쉽게 이해할 수 있도록 표현을 다듬고 내용을 보충하여 전달력을 높였습니다. 대한의사협회 의학용어위원회의 제6판을 기준으로 하였으나, 학습자의 이해를 돕기 위해 어려운 용어에는 이전 용어도 함께 사용하였습니다.

심전도를 배우는 과정은 새로운 언어를 배우는 것과 같습니다. 처음에는 낯설고 복잡하게 느껴질 수 있지만, 이 책을 통해 학생들과 의료인들이 심전도의 기본 개념을 차근차근 익히다 보면, 어느새 심장의 이야기를 읽어낼 수 있는 자신감을 얻게 될 것입니다. 이 책을 통해 심전도에 대한 두려움을 극복하고, 나아가 임상 현장에서 유용하게 활용할 수 있는 지식과 능력을 얻기를 바랍니다.

마지막으로, 이 책의 완성을 위해 많은 도움을 주신 모든 분들께 깊이 감사드립니다. 이 책이 학생들, 응급의료 종사자, 그리고 의료인들에게 실질적인 도움이 되기를 진심으로 희망합니다.

2024년 11월 20일

역자대표 이명렬 적음

목차

시작하면서

Getting Started

학습 목표

1. 아직 배우지 않았다고 걱정할 필요는 없다. 앞으로 배울 내용이 많으니, 차분한 마음으로 준비하자. 이제 책을 넘기고, 학습을 시작할 준비를 하자.

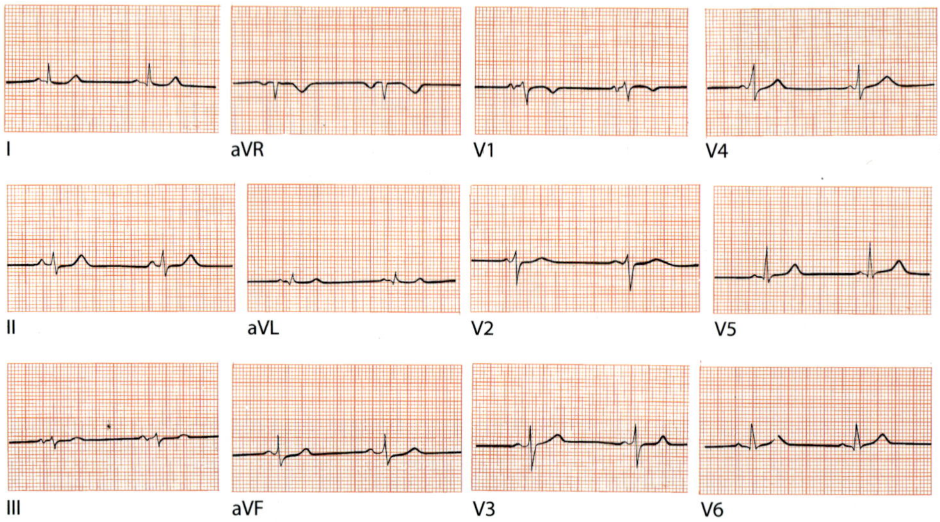
I
aVR
V1
V4
II
aVL
V2
V5
III
aVF
V3
V6

옆 페이지에 정상 심전도(EKG, ECG)가 있다.* 이 책을 다 끝냈을 때–많은 시간이 걸리지 않을 것이다–즉시 정상 심전도를 알아볼 수 있게 될 것이다. 더 중요한 것은 심전도상에서 흔히 나타나는 모든 비정상 소견을 식별하고, 이에 능숙해질 것이다.

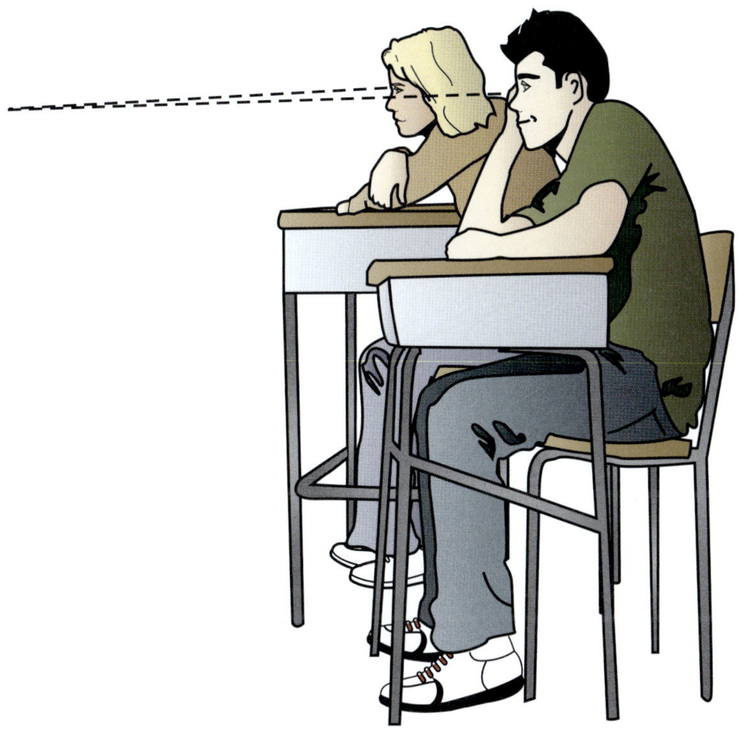

* 더 알아보기 전에 EKG와 ECG라는 용어에 대해 간단히 언급할 필요가 있다. 이 주제는 중요한 논쟁은 아니지만, 역사적 배경을 알면 도움이 된다. 이 놀라운 도구를 발명한 사람은 네덜란드의 노벨상 수상자 빌렘 아인트호벤(Willem Einthoven)으로, 그는 최초의 전기심전도(Elektrokardiogram) 기계를 만들었다. 여기서 'k'가 들어간 것을 눈치챘는가? 세계 대부분 지역에서는 영어식 철자인 'electrocardiogram'을 사용하여 ECG라는 약어를 쓰지만, 미국에서는 고집을 미덕으로 여기는 경향이 있는 곳에서 여전히 EKG라는 약어를 고수하고 있다. 하지만 미국에서도 전통에 대한 집착이 점점 약해지고 있다. 그러니 걱정할 필요 없다. EKG든 ECG든 상관없다. 마치 바베큐를 바비큐라고 부르는 것이 큰 문제가 되지 않는 것처럼, EKG를 ECG라고 불러도 괜찮다.

※ 고집이 선(善)으로 여겨지는 곳 : 어떤 사회나 집단에서는 자신의 의견을 고수하는 것이 좋은 특성으로 인정받는다는 의미

어떤 사람들은 심전도 읽는 법을 배우는 것을 악보 읽는 것에 비유한다. 두 경우 모두 익숙하지 않은 기호와 상징으로 가득 차 있고, 기존의 언어와는 다른 새로운 체계를 배워야 한다는 점에서 비슷해 보일 수 있다.

하지만 실제로는 두 가지를 비교할 수 없다. 심장의 단순한 박동은 베토벤의 복잡한 현악 사중주나 스트라빈스키의 〈봄의 제전〉에 나오는 복잡한 화성과 리듬, 또는 키스 자렛의 재즈 트리오 연주처럼 복잡하지 않다.

심전도를 읽는 것은 그만큼 어렵지 않다.

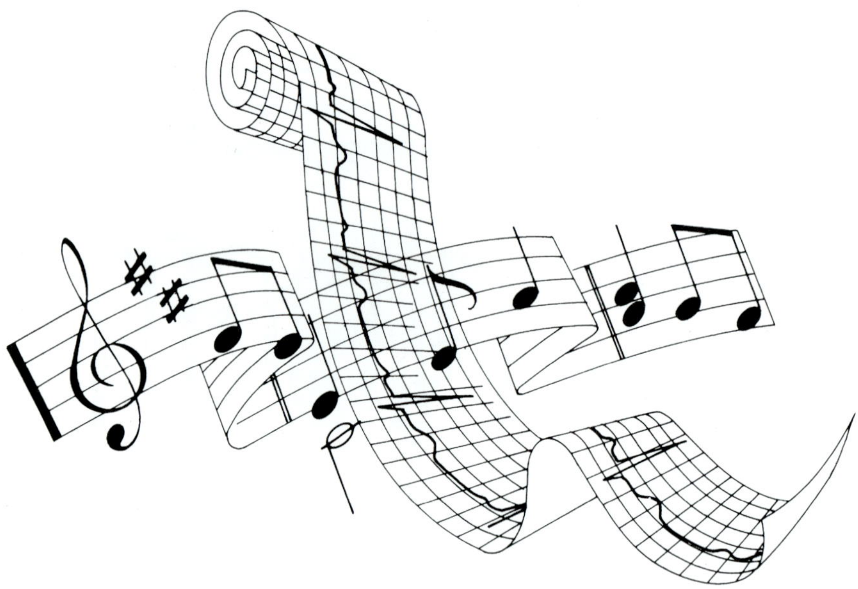

심전도는 누구나 쉽게 익힐 수 있으며, 다양한 상황에서 중요한 정보를 제공하는 강력한 도구다. 심전도 한 번만으로도 심근경색을 진단하거나, 생명을 위협하는 부정맥을 식별하고, 고혈압의 장기적인 영향을 파악하며, 폐색전증의 급성 효과를 인식할 수 있다. 또한, 가슴통증을 호소하는 환자에서 관상동맥질환의 가능성을 판단하는 데도 도움이 된다.

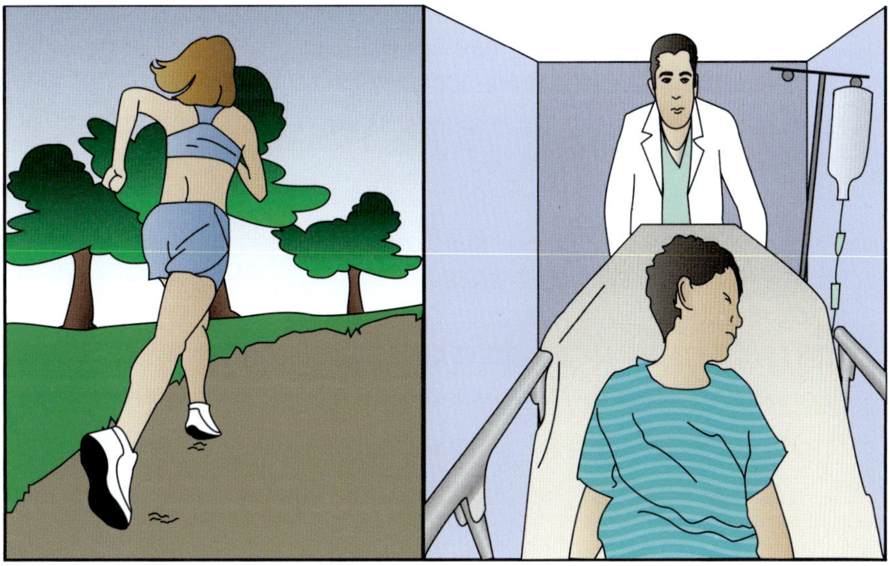

하지만 심전도는 어디까지나 도구일 뿐이고, 그 도구의 효과는 사용하는 사람의 능력에 따라 달라진다는 점을 잊지 말아야 한다. 마치 내가 끌을 쥐고 미켈란젤로의 다윗상을 만들기 어려운 것처럼 말이다.

이 책의 여덟 장은 전기적인 여정을 통해 학습자를 무지에서 놀라운 능력으로 이끌며, 그 과정에서 당신은 친구와 가족, 그리고 무엇보다도 자신을 놀라게 할 것이고, 궁극적으로 환자를 도울 수 있는 능력을 갖추게 될 것이다. 이 여정을 따라갈 로드맵은 다음과 같다:

- 제1장 : 심전도에서 다양한 파형을 만들어내는 전기적 이벤트를 배우고, 이를 바탕으로 정상적인 12 유도 심전도를 이해하고 해석할 수 있게 될 것이다.
- 제2장 : 심방과 심실의 비대와 확장을 진단하는 데 도움이 되는, 특정 파형에서 나타나는 단순하고 예측 가능한 변화를 알게 될 것이다.
- 제3장 : 가장 흔한 심장 리듬 장애에 대해 익숙해지며, 왜 일부는 단순한 불편을 주지만 다른 일부는 생명을 위협하는지를 배우게 될 것이다.
- 제4장 : 심장 전도의 정상적인 경로가 방해받을 때 이를 규명하는 방법과 박동조율기에 대해 배우게 될 것이다.
- 제5장 : 제4장에서 배운 내용을 보완하여, 전기적 흐름이 정상적인 전도 경로를 지나갈 때 어떤 일이 일어나는지를 배우고, 더 빠르게 목적지에 도달하는 방법을 알게 될 것이다.
- 제6장 : 허혈성 심장병, 특히 심근경색(심장 마비)과 협심증(허혈성 심장 통증)의 진단 방법에 대해 배울 것이다.
- 제7장 : 다양한 비심장적 요인이 심전도에 어떤 변화를 일으키는지를 알게 될 것이다.
- 제8장 : 지금까지 배운 모든 지식을 적용해, 심전도를 읽는 간단한 방법을 터득할 것이다.

이 로드맵을 통해 심전도를 체계적으로 이해하고, 실질적인 진단 능력을 키울 수 있을 것이다.

이 모든 과정은 간단하므로 전혀 겁낼 필요가 없다. 복잡한 사고나 창의적인 논리가 필요한 순간이 아니다.

지금은 깊이 생각할 때가 아니다.

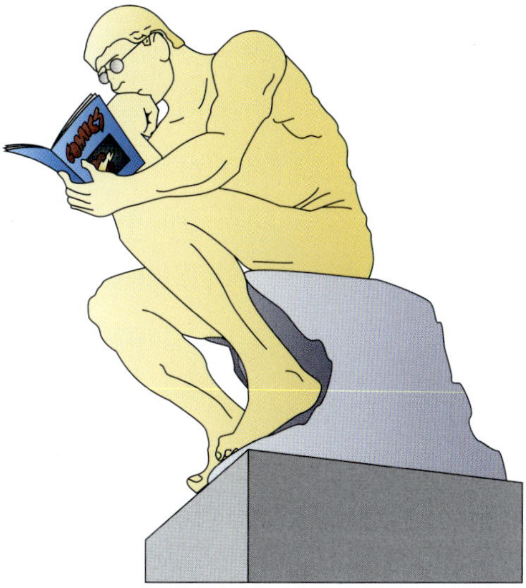

제 1 장

기초

The Basics

학습 목표

1. 심장에서 전류가 어떻게 생성되는지 알아보자.
2. 전류가 심장의 네 공간을 통해 어떻게 전달되는지 살펴보자.
3. 전기가 심장을 통해 이동하며 예측 가능한 파형을 만들어내고, 이를 감지하고 측정할 수 있다는 것을 이해하자.
4. 심전도 기계가 이러한 파형을 실제로 어떻게 기록하는지 알아보자.
5. 심전도가 심장을 12가지 다른 관점에서 바라보며 놀라운 3차원 전기적 그래프를 제공한다는 것을 이해하자.
6. 12 유도 심전도의 모든 선과 파형을 구별하는 방법을 학습하자.
7. 환자의 심전도를 해석할 때 심전도 기계에만 의존하는 것이 위험할 수 있음을 인식하자.

1 전기와 심장 Electricity and the Heart

전기는 생명체의 고유한 생체 전기로, 심장이 작동하는 원동력이다. 심전도는 심장의 전기 활동을 기록한 것이며, 정상적인 전기 패턴에서의 변화(교란)를 통해 다양한 심장병 및 비심장병을 진단할 수 있다.

1) 세포 전기생리학에 대한 짧고 간단한 설명

심장 세포는 휴식 상태에서 전기적으로 극성을 띠고 있다. 즉, 세포 내부가 외부에 비해 음전하를 띠고 있다는 뜻이다. 이 전기적 극성은 세포막에 있는 펌프에 의해 유지되며, 이러한 펌프는 주로 칼륨, 나트륨, 염화물, 칼슘과 같은 이온을 적절히 분포시켜 세포 내부를 상대적으로 음전하로 유지한다. 이러한 이온은 세포막의 특수 이온 채널을 통해 세포 안팎으로 이동한다.

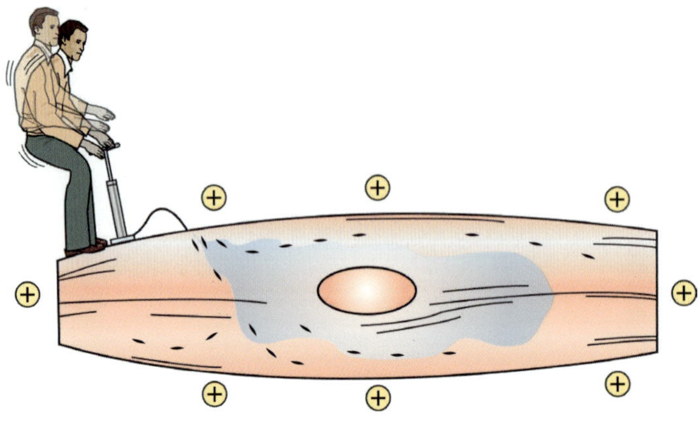

휴식 중인 심장 세포는 막 펌프를 통해 전기적 극성을 유지한다. 이 펌프는 지속적인 에너지 공급이 필요하며, 위 그림의 남자가 곧 지칠 것처럼 에너지가 부족해지면 펌프도 제 기능을 하지 못하게 된다.

때때로 심장을 통한 전기 전도의 치명적인 장애는 막을 관통하는 이온 채널에 영향을 미치는 유전적 질환으로 인해 발생한다. 다행히도 이러한 채널병증은 매우 드물다. 심장 이온 채널에 영향을 미치는 다양한 유전적 돌연변이가 확인되었으며, 매년 더 많은 돌연변이가 발견되고 있다.

심장 세포는 탈분극이라는 과정에서 내부의 음전하를 잃을 수 있다. 탈분극은 심장의 기본적인 전기적 사건이다. 박동조율기 세포로 알려진 일부 세포에서는 자발적으로 발생한다. 다른 세포에서는 양전하를 띤 이온이 세포막을 가로지르는 전기적 충격에 의해 시작된다.

탈분극은 세포에서 세포로 전파되어 심장 전체에 전달될 수 있는 탈분극의 파동을 생성한다. 이 탈분극의 파동은 전류, 즉 전기 흐름을 나타내며, 이는 몸 표면에 놓인 전극에 의해 감지될 수 있다.

탈분극이 완료된 후, 심장 세포는 재분극이라는 과정을 통해 휴식 상태의 극성을 복원한다. 재분극은 이온의 흐름을 역전시키는 막 펌프에 의해 수행된다. 이 과정도 기록 전극에 의해 감지될 수 있다.

심전도에서 관찰되는 다양한 파형은 모두 탈분극과 재분극이라는 두 과정의 결과로 나타나는 것이다.

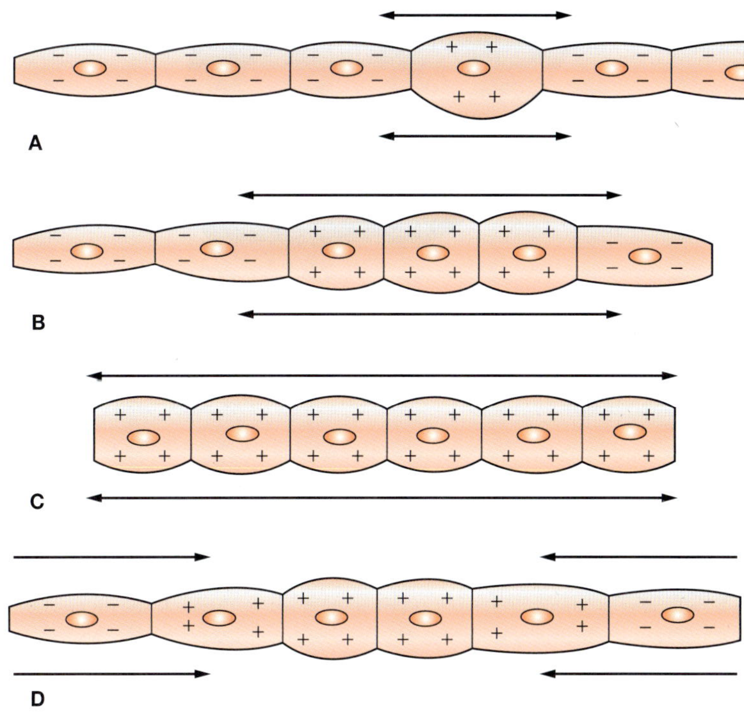

단일 세포가 탈분극되었다(A). 그런 다음 탈분극의 파동이 세포에서 세포로 전파되어(B) 모든 세포가 탈분극될 때까지 진행된다(C). 그 후 재분극(D)이 각 세포의 휴식 상태의 극성을 복원한다.

2 심장 세포 The Cells of the Heart

심전도 전문가의 관점에서 심장은 세 가지 유형의 세포로 구성된다:

- 박동조율기 세포 – 정상적인 상황에서 심장의 전기적 신호가 시작되는 근원
- 전기 전도 세포 – 심장 내에서 전기 신호를 전달하는 역할을 하는 배선
- 심근세포 – 심장의 수축을 담당하는 기구, 즉 실제로 심장을 움직이게 하는 세포

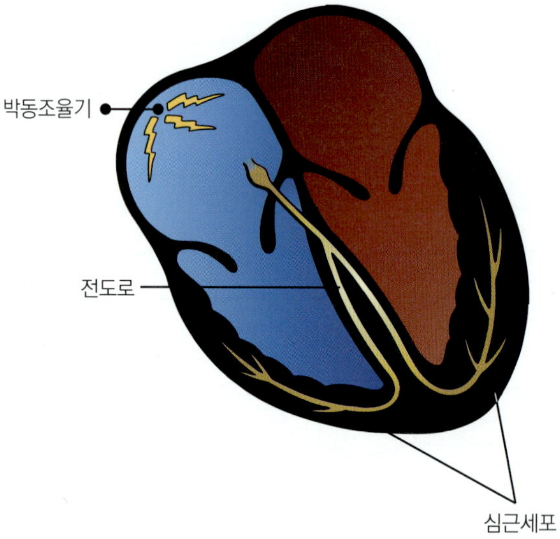

1) 박동조율기 세포(Pacemaker Cells)

박동조율기 세포는 길이가 약 5~10 μm인 작은 세포로, 이는 거미줄의 한 가닥 너비와 비슷하다. 이 세포들은 반복적이고 자발적으로 탈분극할 수 있다. 탈분극 속도는 세포의 고유한 전기적 특성과 외부 신경호르몬 입력에 의해 결정된다. 각 자발적인 탈분극은 탈분극 파동의 원천이 되어 심장의 한 번의 완전한 수축과 이완 주기를 시작하게 한다.

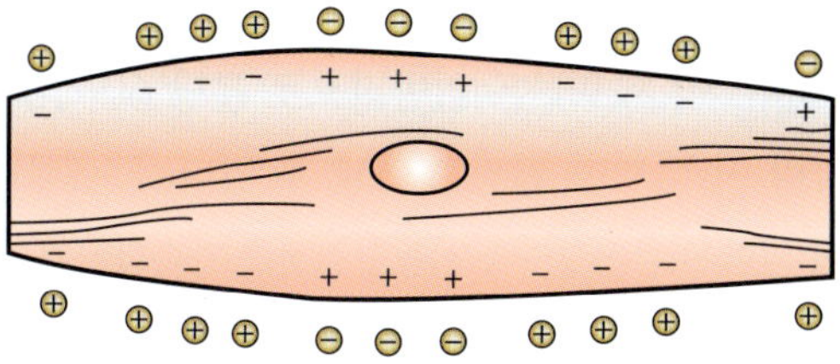

자발적으로 탈분극하는 박동조율기 세포

단일 세포의 전기 활동을 기록하면 활동 전위라고 불리는 전기적 추적을 얻을 수 있다. 각 자발적인 탈분극마다 새로운 활동 전위가 생성되며, 이는 인접한 세포를 자극하여 탈분극하고 자체 활동 전위를 생성하도록 한다. 이러한 과정이 반복되면서 결국 심장 전체가 탈분극된다.

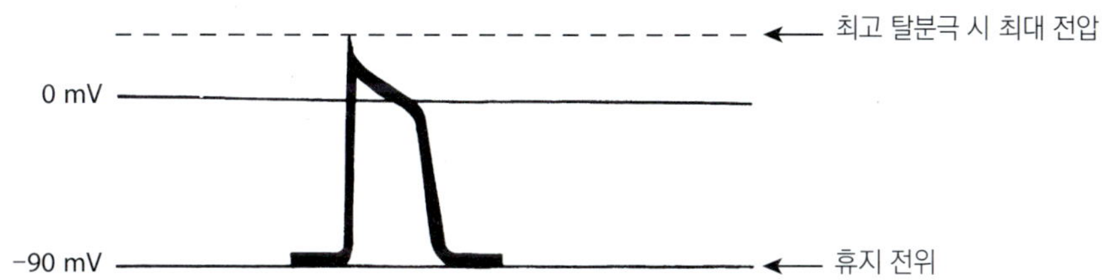

하나의 전형적인 활동전위

심장 박동조율기 세포의 활동 전위는 위에서 설명한 일반적인 활동 전위와 약간 다르다. 박동조율기 세포는 진정한 휴지 전위를 갖지 않는다. 이 세포의 전하량은 약 -60 mV의 최소 음전위로 떨어지며, 이 상태를 잠시 유지한 후 점차 상승하여 또 다른 갑작스러운 탈분극, 즉 또 다른 활동 전위의 임계값에 도달한다. 이러한 주기적인 전위 변화는 박동조율기 세포가 자발적으로 심장 박동을 시작할 수 있게 하는 메커니즘으로, 이후 내용에서 자세히 다루게 될 것이다.

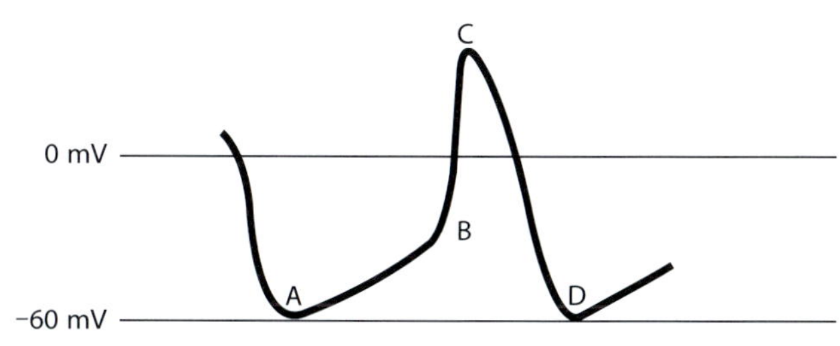

심장 박동조율기 세포의 전기적 탈분극-재분극 주기. A 지점은 최소 음전위를 나타낸다. A와 B 지점 사이의 완만한 상승 기울기는 느리고 점진적인 탈분극을 나타낸다. B 지점에서 임계값을 넘어서면서 세포가 급격히 탈분극되며(B와 C 지점 사이에 나타남), 즉 활동 전위가 생성된다. C와 D 지점 사이의 하강 기울기는 재분극을 나타낸다. 이 주기는 우리가 바라건대, 수년간 반복될 것이다.

심장의 주요 박동조율기 세포는 오른심방의 상부에 위치해 있다. 이 세포군은 동방결절(SA node)이라고 불린다. 이 세포들은 일반적으로 분당 60~100회 만들어내지만, 자율신경계의 활동에 따라 이 범위를 훨씬 벗어날 수 있다(예: 에피네프린 및 노르에피네프린과 같은 카테콜아민에 의한 교감신경자극은 동방결절을 가속화시키고, 미주신경자극은 동방결절을 느리게 한다). 또한, 신체의 심박출량 증가 요구에 따라 심박수가 상승하거나 감소(운동 시 심박수가 상승하고, 편안한 오후 낮잠 시 심박수가 감소함)할 수 있다. 휴식 시에는 미주신경자극이 우세하다.

박동조율기 세포는 그 역할을 매우 잘 수행한다. 이 세포들은 이식 수술을 위해 심장이 적출된 후, 새로운 수혜자에게 연결되기 전까지도 계속해서 발화한다. 이식된 심장은 정상적인 미주신경자극이 없는 상태(새로운 심장이 이식될 때 신경이 절단되기 때문)에서 평균 분당 100회(bpm)의 속도로 뛰게 된다.

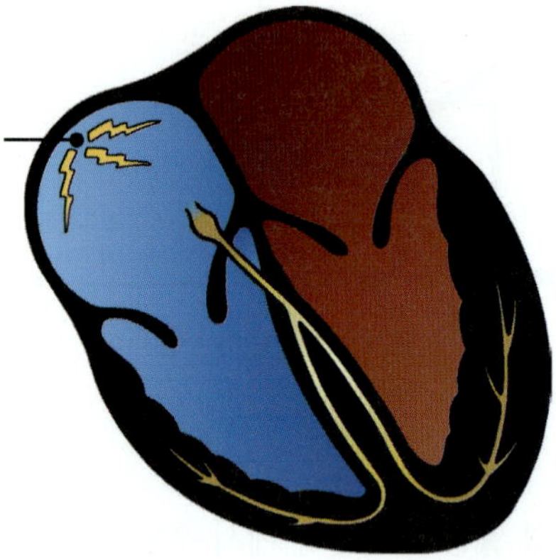

휴식 중인 개인에서 동방결절은 일반적으로 분당 60~100회 만들어내어 규칙적인 활동 전위 시리즈를 생성한다. 각각의 활동 전위는 탈분극 파동(여기서는 작은 번개 모양으로 묘사됨)을 시작하여 심장을 통해 퍼진다.

사실, 심장의 모든 세포는 박동조율기 세포처럼 행동할 수 있는 능력을 가지고 있다. 이 소위 자동 능력은 동방결절의 주요 세포들이 기능하지 않거나 비동방결절 세포의 내부 또는 외부 환경(교감신경자극, 심장병 등)이 그 자동 기능을 자극하지 않는 한, 일반적으로 억제된다. 이 주제는 제3장에서 이소성리듬을 논의할 때 매우 중요한 의미를 갖게 될 것이다.

2) 전기 전도 세포(Electrical Conducting Cells)

전기 회로의 전선처럼, 전기 전도 세포는 심장의 먼 부위로 전류를 빠르고 효율적으로 전달한다. 이들은 사실상 심장의 전기 고속도로와 같다.

심실의 전기 전도 세포는 명확하고 일관된 전기 경로를 형성한다. 심실 전도 섬유는 푸르키네 섬유계(Purkinje system)라고 불리는 체계를 구성한다.

심방의 전도 경로는 해부학적으로 더 많은 변이를 보이며, 이 중 눈에 띄는 것은 왼심방을 빠르게 활성화할 수 있도록 하는 심방중격 상단의 바흐만다발(Bachmann bundle)이다.

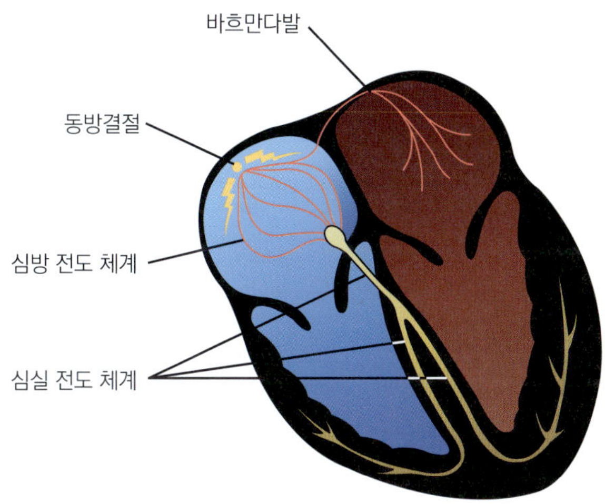

심장의 견고한 전선

3) 심근세포(Myocardial Cells)

심근세포는 심장의 대부분을 차지한다. 이 세포들은 반복적으로 수축하고 이완하여 혈액을 신체의 다른 부분으로 공급하는 중대한 작업을 수행한다. 이 세포들은 길이가 약 50~100 μm이며, 수축 단백질인 액틴과 미오신을 풍부하게 포함하고 있다.

탈분극 파동이 심근세포에 도달하면, 세포질그물에서 칼슘이 방출되고 트로포닌과 결합하게 되어 세포가 수축하게 된다. 칼슘이 중요한 중개 역할을 하는 이 과정을 흥분수축결합(excitation-contraction coupling)이라고 한다.

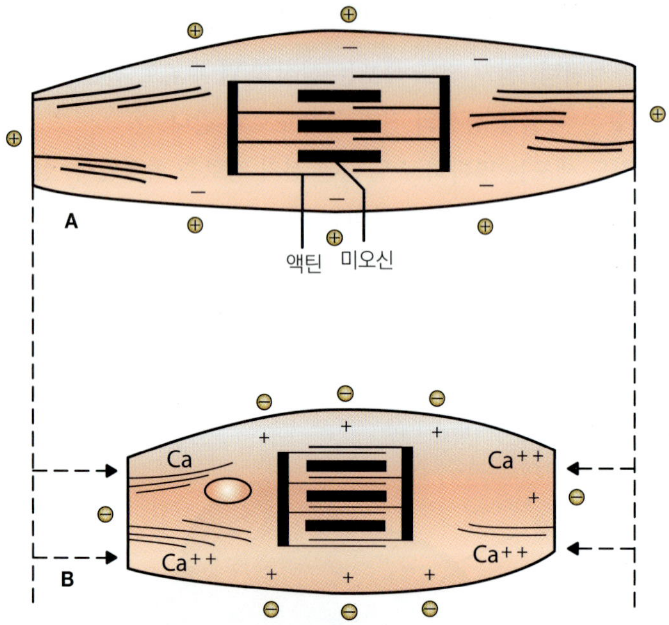

탈분극 파동이 도달하게 되면 세포질그물에서 칼슘이 방출되게 된다. 이 칼슘은 수축 단백질인 액틴과 미오신이 상호작용하여 세포가 수축하도록 한다. (A) 휴식 상태의 심근세포. (B) 탈분극되어 수축한 심근세포

심근세포는 전기 전도 세포처럼 전기 신호를 전달할 수 있지만, 그 효율성은 훨씬 떨어진다. 그래서 탈분극 파동이 심근세포에 도달하면, 이 파동은 심근 전체에 비교적 천천히 퍼져 나간다.

3 시간과 전압 Time and Voltage

심전도에 나타나는 파형은 주로 심장의 대부분을 차지하는 심근세포의 전기 활동을 반영한다. 반면, 박동조율기 활동과 전도계에 의한 전파는 일반적으로 심전도에 보이지 않는다. 이러한 현상은 이 신호들이 표면 전극에 의해 기록될 만큼 충분한 전압을 생성하지 않기 때문이다.

심근 탈분극과 재분극에 의해 생성된 파형은 심전도 용지에 기록되며, 모든 파형과 마찬가지로 세 가지 주요 특성을 가지고 있다:

1. 지속시간 : 초의 일부로 측정된다.
2. 진폭 : 밀리볼트(mV)로 측정된다.
3. 형상 : 파형의 모양과 외관을 나타내는 보다 주관적인 기준이다.

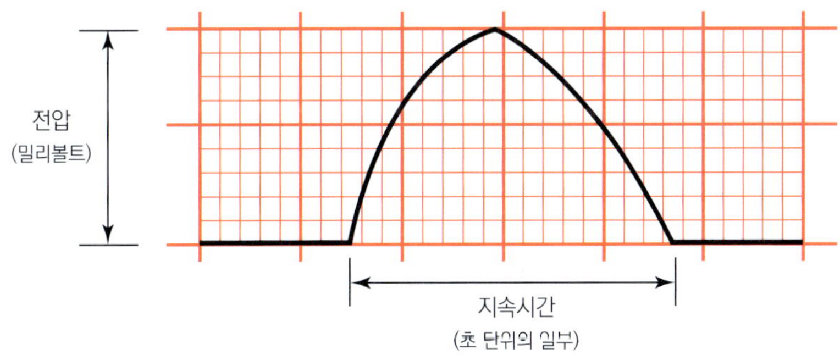

일반적인 심전도에서 볼 수 있는 파형은 다음과 같다. 진폭은 두 개의 큰 칸(또는 10개의 작은 칸), 지속시간은 세 개의 큰 칸(또는 15개의 작은 칸), 형상은 약간 비대칭이다.

1) 심전도 용지(EKG Paper)

심전도 용지는 길고 연속적인 그래프 용지로, 보통 분홍색이지만 어떤 색이든 사용할 수 있다. 가로와 세로로 밝은 선과 어두운 선이 그려져 있다. 밝은 선은 1×1 mm 크기의 작은 칸을 둘러싸고 있으며, 어두운 선은 5×5 mm 크기의 큰 칸을 구분한다.

가로 축은 시간을 측정한다. 하나의 작은 칸은 0.04초를 나타내며, 하나의 큰 칸은 그보다 다섯 배 큰 0.2초를 나타낸다.

세로 축은 전압을 측정한다. 하나의 작은 칸은 0.1 mV를 나타내며, 하나의 큰 칸은 0.5 mV를 나타낸다.

이 숫자들은 언젠가 외워야 하므로 지금 외우는 것이 좋다.

심전도 용지의 표준 속도는 25 mm/초로, 1초가 25 mm 길이로 기록된다. 심박수가 빠르거나 느린 경우, 속도를 50 mm/초로 조정해 더 상세히 분석할 수 있다. 표준 전압은 10 mm/mV로, 1 mV의 전압 변화가 10 mm 높이로 기록된다. 파형이 크면 전압을 5 mm/mV로 줄이고, 작으면 20 mm/mV로 늘릴 수 있다.

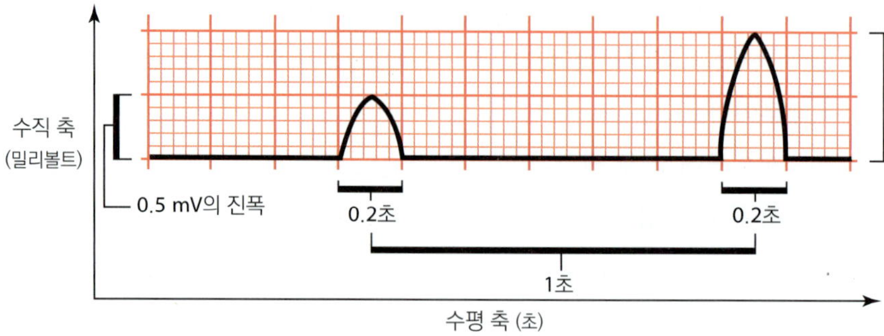

두 파형은 모두 지속시간이 한 개의 큰 칸(0.2초)이다. 하지만 두 번째 파형은 첫 번째 파형의 두 배 전압(0.5 mV에 비해 1 mV)이다. 두 파형을 연결하는 평평한 구간은 다섯 개의 큰 칸(5×0.2초 = 1초)이다.

4 P파, QRS 복합체, T파, 그리고 몇몇 직선
P Waves, QRS Complexes, T Waves, and Some Straight Lines

하나의 심장 수축(수축기)과 이완(이완기) 주기를 따라가면서 표준 심전도에서 기본적인 파형과 직선을 생성하는 전기적 이벤트에 초점을 맞춰보자.

1) 심방 탈분극(Atrial Depolarization)

동방결절이 자발적으로 방전하면서(이 이벤트는 심전도에서 보이지 않음) 탈분극 파동이 심방 전도계를 따라 퍼지기 시작한다(이것도 심전도에서 보이지 않음). 이 파동이 심방 근육으로 퍼지면 이제 심전도에서 뭔가를 볼 수 있게 된다. 이는 마치 잔잔한 호수에 돌을 던지는 것과 같다.

심방 근육 세포의 탈분극은 심방 수축을 일으킨다.

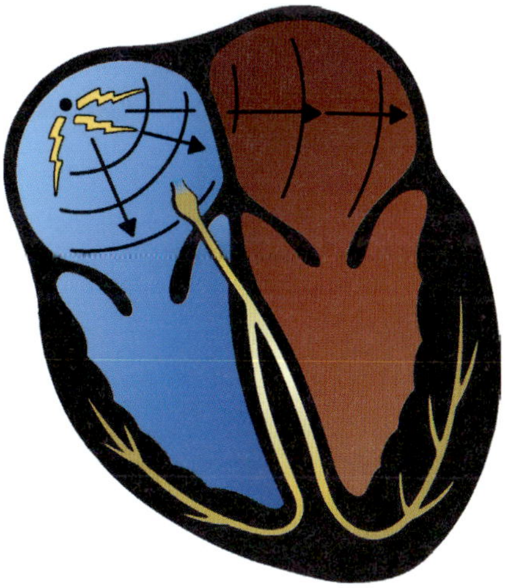

정상적인 심장 수축과 이완의 각 주기는 동방결절이 자발적으로 탈분극할 때 시작된다. 탈분극 파동은 두 심방을 통해 전파되어, 심방이 수축하게 된다.

심방 탈분극과 수축 동안, 몸 표면에 부착된 전극은 짧은 순간 동안 지속되는 작은 전기 활동을 기록한다. 이것이 P파이다. 이는 심방 근육을 통한 탈분극의 시작부터 끝까지의 전파를 기록한 것이다.

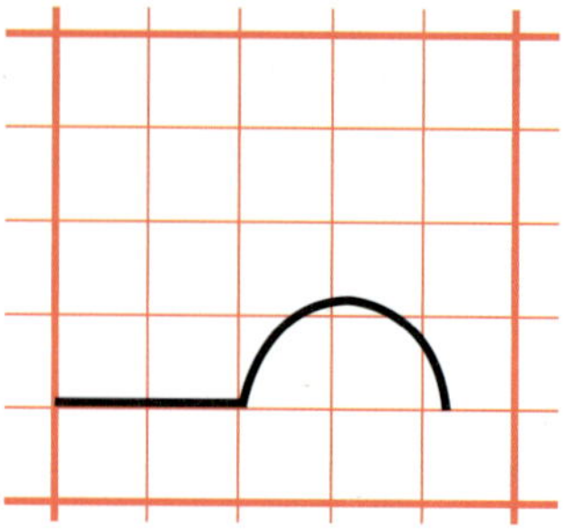

심방 탈분극이 일어나면, 심전도는 작은 변위를 기록하는데, 이것이 P파이다.

동방결절이 오른심방에 위치하기 때문에, 오른심방이 왼심방보다 먼저 탈분극을 시작하고 더 일찍 끝난다. 따라서 P파의 첫 부분은 주로 오른심방 탈분극을 나타내고, 두 번째 부분은 **왼심방 탈분극**을 나타낸다.

심방 탈분극이 완료되면, 심전도는 다시 전기적으로 조용해진다.

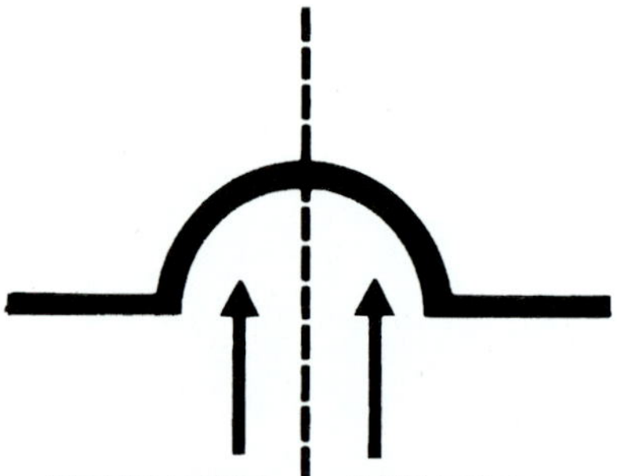

P파의 구성요소

2) 심방에서 심실로 전도되는 동안의 일시 정지 (A Pause Separates Conduction From the Atria Into the Ventricles)

탈분극 파동이 심방을 통과하는 여정을 마치면, 심방과 심실을 분리하는 심장 판막에 의해 심실로의 전파가 차단된다. 전기 전도는 오른심실과 왼심실을 나누는 벽인 심실중격을 따라 전달되어야 한다. 여기서 방실결절이라는 구조가 전도를 매우 느리게 한다. 이 일시적인 지연은 단지 잠깐 동안만 지속된다.

이 전도 과정의 생리학적 지연은 심방이 수축을 완료한 후에 심실이 수축을 시작할 수 있도록 하는 데 필수적이다. 이러한 똑똑한 전기 배선 덕분에 심방은 자신의 혈액을 완전히 심실로 비운 후 심실이 수축할 수 있다.

동방결절과 마찬가지로, 방실결절도 자율 신경계의 영향을 받는다. 미주신경자극은 전류를 더욱 느리게 하여 지연을 연장시키는 반면, 교감신경자극은 방실결절을 통한 전류를 가속화한다.

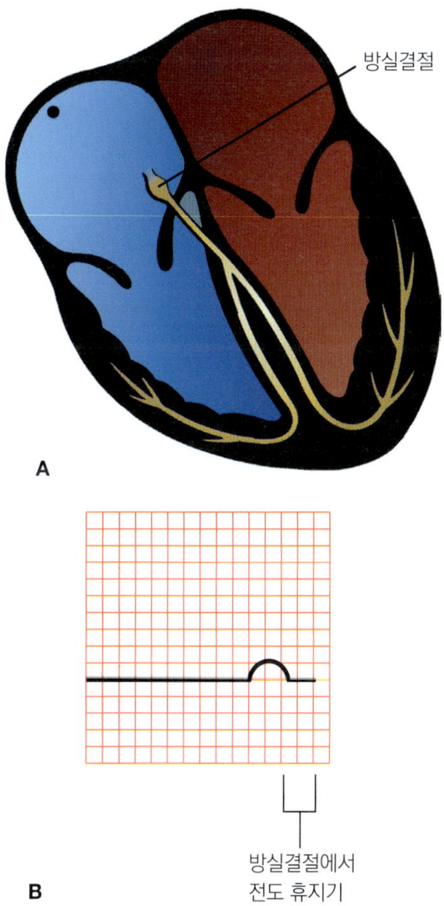

(A) 탈분극 파동이 방실결절에서 잠시 멈춘다.
(B) 이 일시 정지 동안 심전도는 전기 활동을 감지할 수 없어 조용해진다.

3) 심실 탈분극(Ventricular Depolarization)

약 0.1초 후, 탈분극 파동이 방실결절을 벗어나 심실을 따라 특수한 전기 전도 세포를 통해 빠르게 전달된다.

이 심실 전도계는 해부학적 구조가 복잡하지만, 기본적으로 세 부분으로 구성된다:

1. 히스다발
2. 다발갈래(각)
3. 푸르키네 섬유 말단

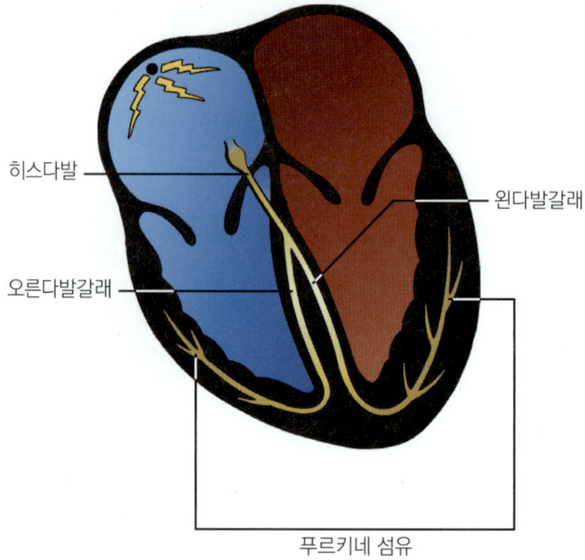

히스다발은 방실결절에서 나와 거의 즉시 오른다발갈래와 왼다발갈래로 나뉜다. 오른다발갈래는 전류를 심실중격의 오른쪽을 따라 내려가 오른심실의 심첨부로 전달한다. 왼다발갈래는 더 복잡하며, 세 개의 주요 섬유다발로 나뉜다:

1. 중격섬유다발(Septal Fascicle) : 좌우 방향으로 심실중격(오른심실과 왼심실을 나누는 근육벽)을 탈분극시킨다.
2. 왼앞섬유다발(Left Anterior Fascicle) : 왼심실의 전방벽을 따라 내려간다.
3. 왼뒤섬유다발(Left Posterior Fascicle) : 왼심실의 후방벽을 따라 내려간다.

오른다발갈래와 왼다발갈래, 그리고 그 섬유다발은 수많은 작은 푸르키네 섬유로 끝난다. 이 섬유들은 나뭇가지에서 나온 작은 잔가지처럼 보이며, 전류를 심실 근육으로 전달한다.

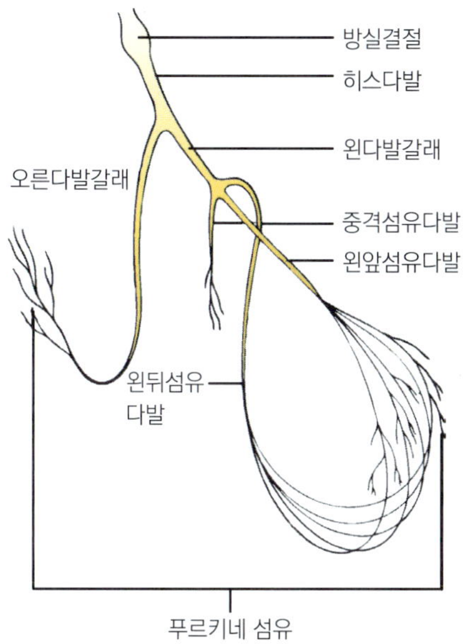

심실 전도계의 상세한 구조는 다음과 같다. 히스다발 아래에서 전도계는 오른다발갈래와 왼다발갈래로 나뉜다. 오른다발갈래는 그대로 유지되지만, 왼다발갈래는 세 개의 별도 섬유다발로 나뉜다.

심실 근육의 탈분극은 심실 수축을 일으킨다. 이는 심전도에서 QRS 복합체라고 불리는 큰 변위로 표시된다. QRS 복합체의 진폭은 심방의 P파보다 훨씬 크다. 이는 심실이 심방보다 훨씬 더 많은 근육량을 가지고 있기 때문이다. 또한, QRS 복합체는 P파보다 더 복잡하고 다양한 형태를 가지고 있는데, 이는 심실 탈분극 경로의 복잡성을 반영한다.

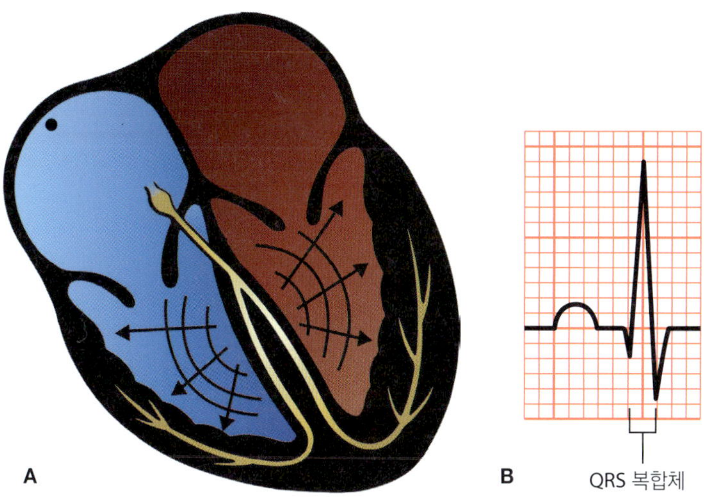

(A) 심실의 탈분극은 (B) QRS 복합체라고 불리는 크고 복잡한 파형을 생성한다.

4) QRS 복합체의 구성 요소(The Parts of the QRS Complex)

QRS 복합체는 각각 고유의 이름을 가진 여러 개의 뚜렷한 파로 구성된다. QRS 복합체의 정확한 구성은 매우 다양할 수 있기 때문에, 각 구성 요소를 명명하는 표준 형식이 마련되었다. 다음 설명은 약간 제멋대로인 듯이 보일 수 있지만 사실은 매우 타당하다.

1. 첫 번째 하향 변위 : QRS 복합체의 첫 번째 변위가 하향이면, 이 부분을 Q파라고 부른다.
2. 첫 번째 상향 변위 : 첫 번째 상향 변위는 R파라고 부른다.
3. 두 번째 상향 변위 : 두 번째 상향 변위가 있다면, 이를 R′(R-프라임)이라고 부른다.
4. 상향 변위 후 첫 번째 하향 변위 : 상향 변위 후 첫 번째 하향 변위는 S파라고 부른다. 따라서, 복합체의 첫 번째 파가 R파라면, 그 다음의 하향 변위는 S파라고 부르며, Q파라고 부르지 않는다. 하향 변위는 복합체의 첫 번째 파일 때만 Q파라고 부를 수 있다. 다른 모든 하향 변위는 S파라고 부른다.
5. 단일 하향 변위로 구성된 파형 : 전체 구성 요소가 단일 하향 변위로만 이루어져 있으면, 이를 QS파라고 부른다.

다음은 각각의 파형 구성 요소가 명명된 가장 일반적인 QRS 구성 몇 가지이다.

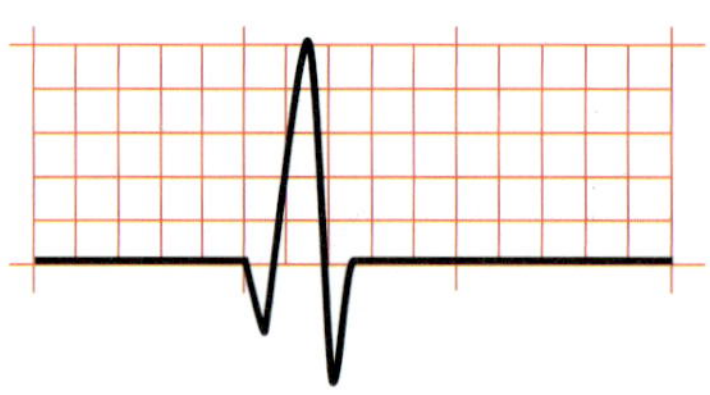

QRS

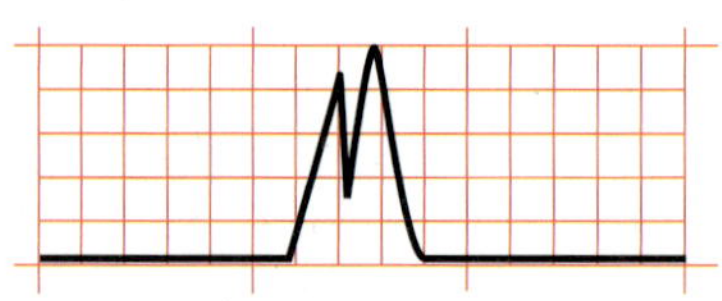

RSR′

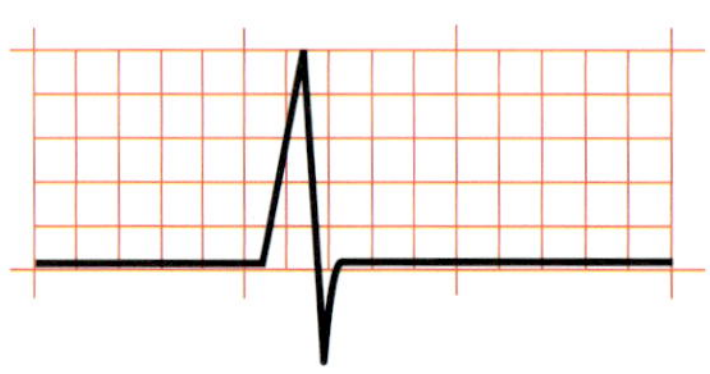

RS

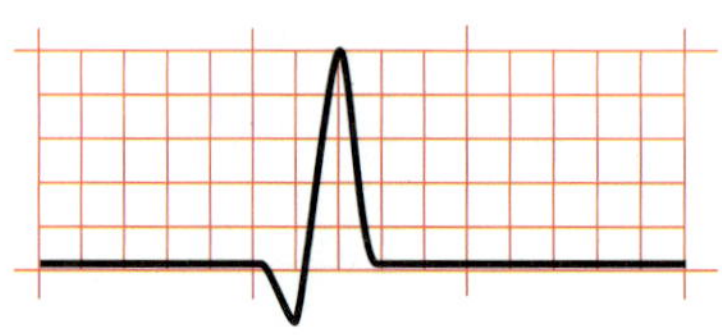

QR

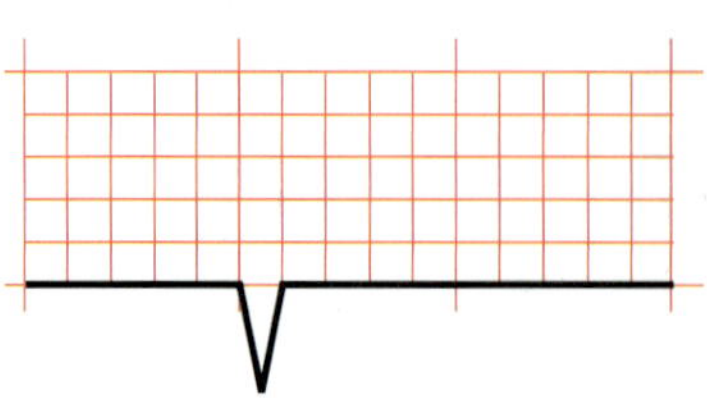

QS

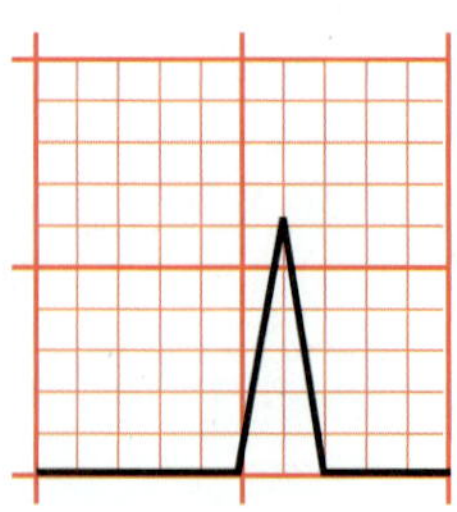

R

QRS 복합체의 가장 초기 부분은 왼다발갈래의 왼중격섬유다발에 의한 심실중격의 탈분극을 나타낸다. 그 후 오른심실과 왼심실은 거의 동시에 탈분극되지만, 심전도에서 우리가 주로 보는 것은 왼심실의 활동이다. 이는 정상적인 건강한 심장에서 왼심실의 근육량이 오른심실의 약 세 배 정도이기 때문이다.

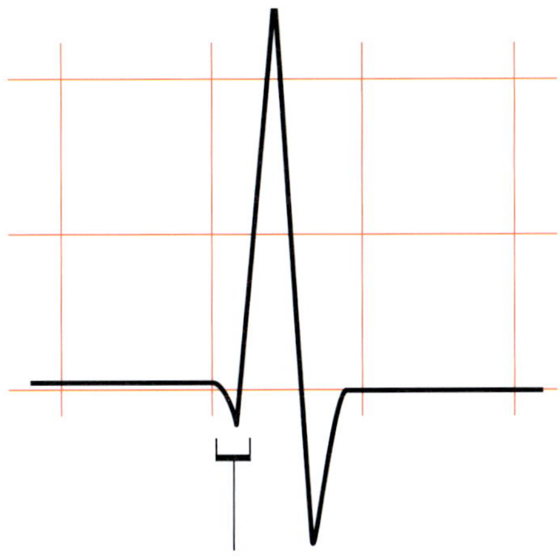

QRS 복합체의 초기 부분은 중격의 탈분극을 나타낸다. 때때로 이 중격의 탈분극은 작고, 뚜렷한 음성 변위인 Q파로 나타날 수 있다.

5) 재분극(Repolarization)

심근세포가 탈분극한 후에는 잠시 동안 추가 자극에 저항하는 불응기를 거친다. 이 기간 동안 세포는 새로운 자극에 반응하지 않는다. 그 후 재분극 과정이 진행되며, 이 과정에서 세포는 내부의 음전하를 회복해 다시 자극을 받을 수 있는 상태로 돌아간다.

탈분극 파동이 있는 것처럼 재분극 파동도 존재하며, 이는 심전도에서 볼 수 있다. 심실 재분극은 심전도에 세 번째 파형인 T파를 그린다.

참고 : 심방 재분극 파동도 있지만, 이는 심실 탈분극과 동시에 일어나고 훨씬 더 두드러진 QRS 복합체에 의해 가려져서 보이지 않는다.

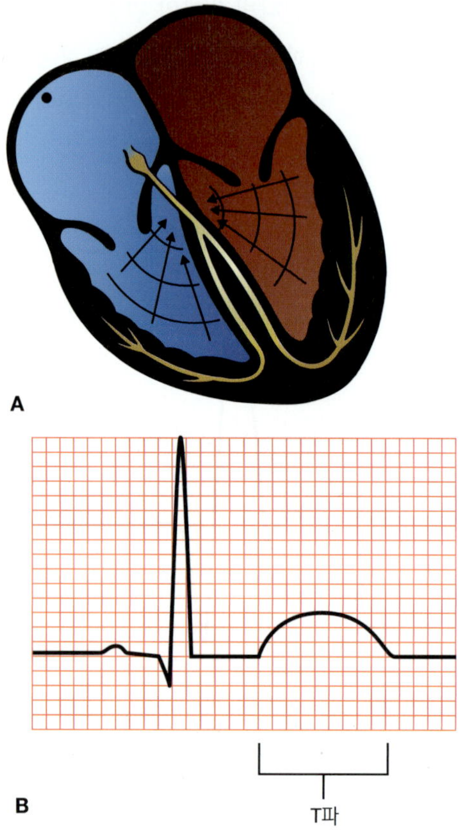

심실 재분극(A)은 심전도상(B)에 T파를 생성한다.

5 직선의 명명 Naming the Straight Lines

다양한 파형을 연결하는 직선들에도 이름이 주어졌다. 따라서 우리는 PR 간격, ST 분절, QT 간격 등으로 부른다. 분절(segment)과 간격(interval)의 차이는 무엇일까?

분절은 두 파형을 연결하는 직선인 반면, 간격은 적어도 하나의 파형과 대부분의 경우 이를 연결하는 직선을 포함한다. 즉, 분절은 순수한 직선 구간을 지칭하지만, 간격은 파형과 그 사이의 직선 구간을 모두 포함하는 더 넓은 범위를 의미한다.

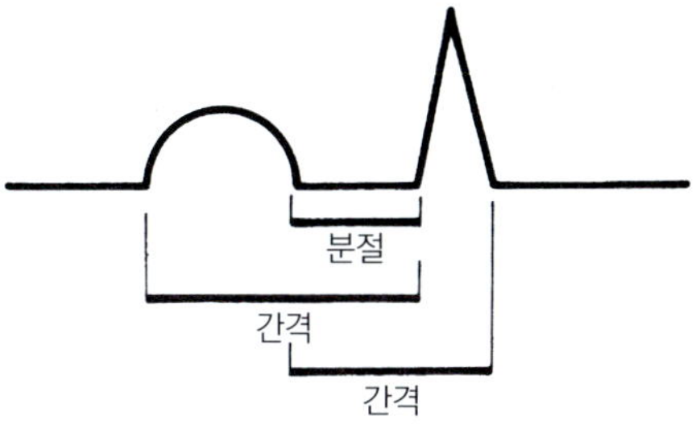

PR 간격은 P파와 이를 QRS 복합체와 연결하는 수평선을 포함한다. 따라서 이는 심방 탈분극의 시작부터 심실 탈분극의 시작까지의 시간을 측정한다.

PR 분절은 P파의 끝에서 QRS 복합체의 시작까지 이어지는 수평선이다. 따라서 이는 심방 탈분극의 끝에서 심실 탈분극의 시작까지의 시간을 측정한다.

궁금한 점 : QRS 복합체에 Q파가 있다면 PR 분절을 PQ 분절, PR 간격을 PQ 간격이라고 불러야 하지 않을까? 맞다, 하지만 그렇지 않다. 이러한 직선들은 QRS 복합체의 구성에 상관없이 항상 PR 분절과 PR 간격이라고 불린다.

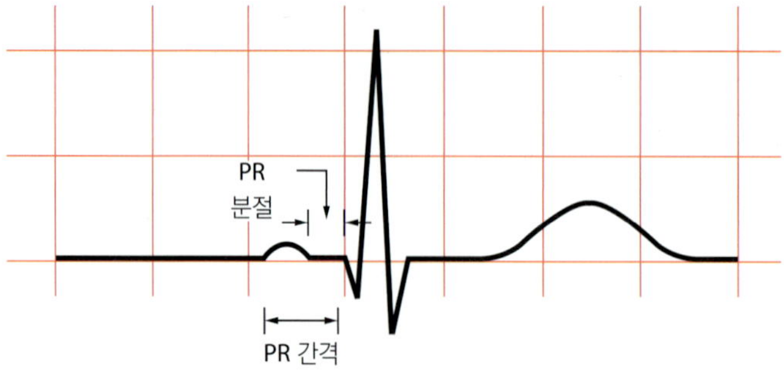

ST 분절은 QRS 복합체의 끝과 T파의 시작을 연결하는 직선이다. 이는 심실 탈분극의 끝에서 심실 재분극의 시작까지의 시간을 측정한다.

QT 간격은 QRS 복합체, ST 분절, T파를 포함한다. 따라서 이는 심실 탈분극의 시작부터 심실 재분극의 끝까지의 시간을 측정한다. 그리고 특정 QRS 복합체에 Q파가 없더라도 QT 간격이라는 용어를 사용한다.

QRS 간격은 QRS 복합체의 지속시간을 나타내기 위해 사용되며, 연결되는 분절 없이 QRS 복합체의 지속시간만을 측정한다. 이는 심실 탈분극의 지속시간을 측정한다.

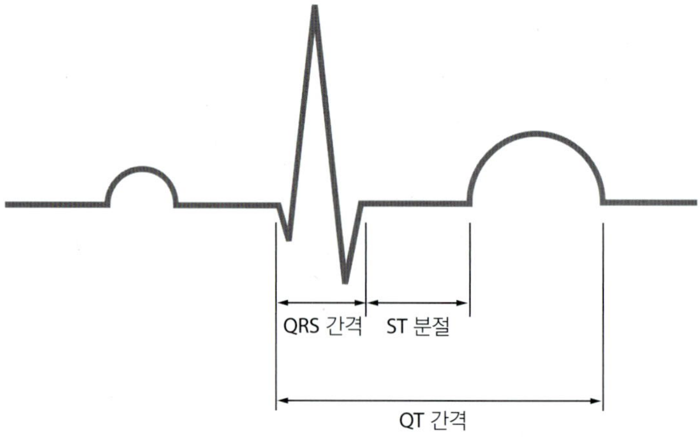

SUMMARY

▶ 심전도의 파형과 직선

1. 각 심장 수축과 이완 주기는 동방결절의 자발적 탈분극으로 시작된다. 이 이벤트는 심전도에서 보이지 않는다.
2. P파는 심방 탈분극과 수축을 기록한다. P파의 첫 번째 부분은 오른심방의 활동을 반영하고, 두 번째 부분은 왼심방의 활동을 반영한다.
3. 전기 신호가 방실결절에 도달하면 잠시 멈추고 심전도는 잠시 조용해진다(PR 분절).
4. 탈분극 파동은 심실 전도계(히스다발, 다발갈래, 푸르키네 섬유)를 따라 심실 근육으로 퍼진다. 탈분극되는 심실의 첫 번째 부분은 심실중격이다. 심실 탈분극은 QRS 복합체를 생성한다.
5. T파는 심실 재분극을 기록한다. 심방 재분극은 보이지 않는다.
6. 다양한 분절과 간격은 이러한 이벤트 사이의 시간을 설명한다:
   a. PR 간격은 심방 탈분극의 시작부터 심실 탈분극의 시작까지의 시간이다.
   b. PR 분절은 심방 탈분극의 끝에서 심실 탈분극의 시작까지의 시간이다.
   c. ST 분절은 심실 탈분극의 끝에서 심실 재분극의 시작까지의 시간이다.
   d. QT 간격은 심실 탈분극의 시작부터 심실 재분극의 끝까지의 시간이다.
   e. QRS 간격은 심실 탈분극의 시간을 나타낸다.

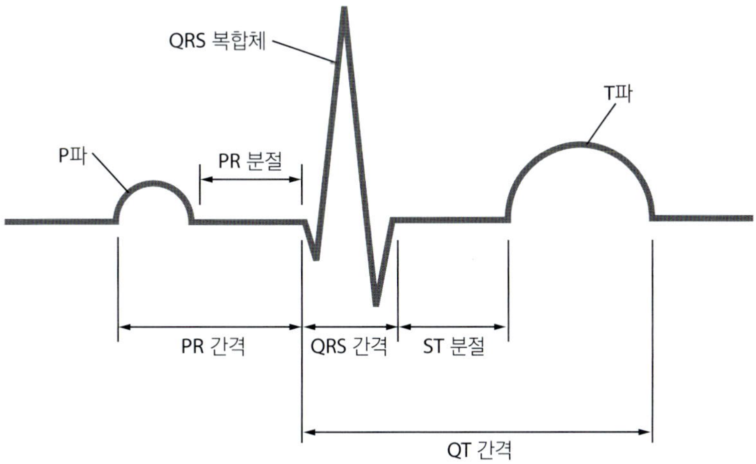

6 파형 만들기 Making Waves

전극은 심장의 전기적 활동을 기록하기 위해 신체 표면 어디에나 배치할 수 있다. 이렇게 하면 왼쪽 팔에 있는 양극 전극에서 기록된 파장이 오른쪽 팔(또는 오른쪽 다리, 왼쪽 다리 등)의 양극 전극에서 기록된 파장과 매우 다르게 보인다는 것을 알 수 있다.

이유는 간단하다. 탈분극 파장이 양극 전극을 향해 이동하면, 심전도에서 양성 변위를 일으킨다. 반대로, 탈분극 파장이 양극 전극에서 멀어지면 음성 변위를 일으킨다.

아래 그림을 보라. 탈분극 파장이 왼쪽에서 오른쪽으로 전극을 향해 이동하고 있기 때문에 심전도는 양성 변위를 기록한다.

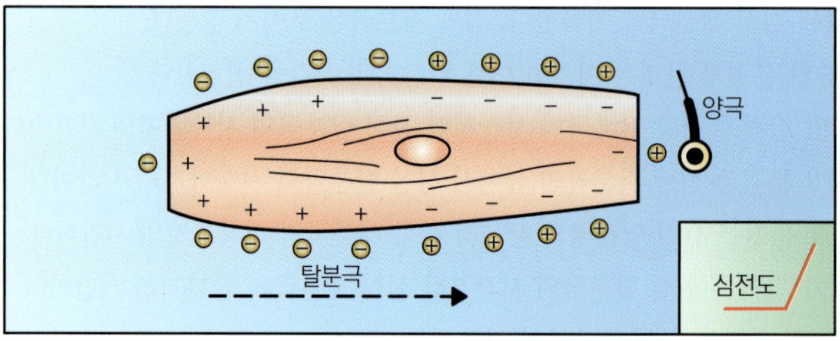

양극 전극을 향해 이동하는 탈분극 파장은 심전도에서 양성 변위를 기록한다.

다음 그림을 보자. 탈분극 파장은 오른쪽에서 왼쪽으로 전극에서 멀어지고 있다. 따라서 심전도는 음성 변위를 기록한다.

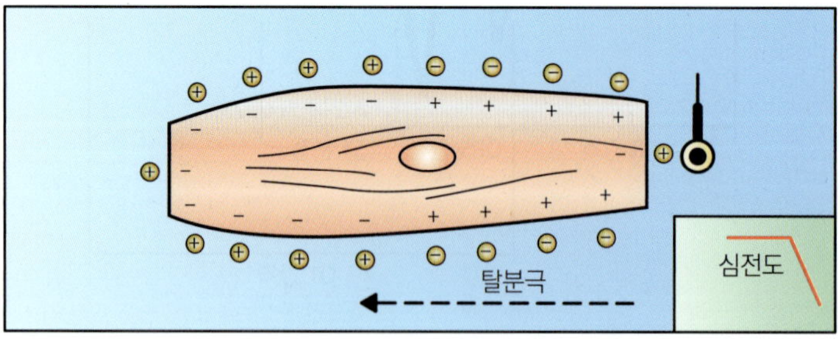

양극 전극에서 멀어지는 탈분극 파장은 심전도에서 음성 변위를 기록한다.

양극 전극이 세포의 중앙 근처에 배치되면 심전도는 무엇을 기록할까? 처음에 파형이 전극에 접근할 때 심전도는 양성 변위를 기록한다.

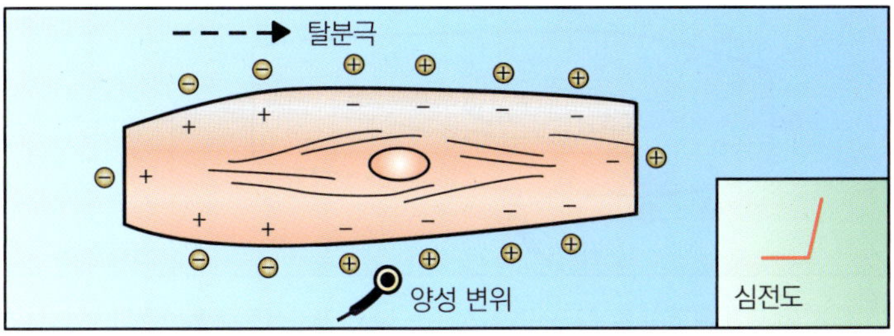

탈분극이 시작되면 심전도에서 양성 변위를 생성한다.

그러면 파형이 전극에 도달하는 순간, 양전하와 음전하가 균형을 이루며 서로를 상쇄한다. 심전도 기록은 기본선으로 돌아간다.

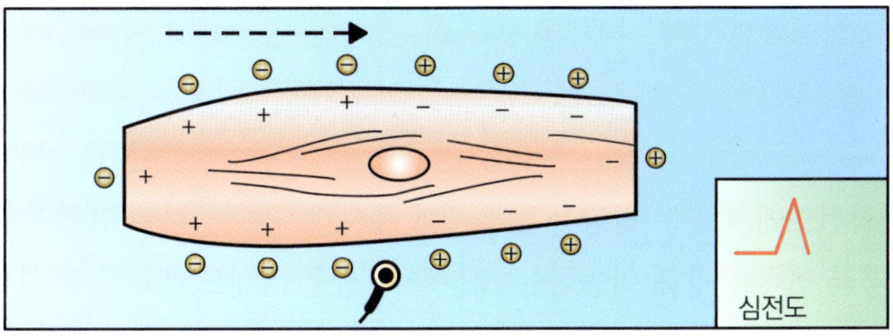

파형이 전극에 도달한다. 양전하와 음전하가 균형을 이루고, 심전도는 기본선으로 돌아간다.

탈분극 파형이 멀어지면서 음성 변위가 기록된다.

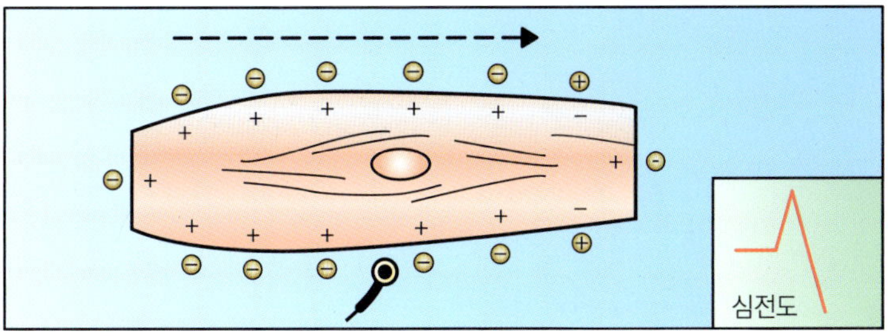

탈분극 파형이 전극에서 멀어지기 시작하면서 음성 변위를 생성한다.

탈분극이 완료되면 심전도는 다시 기본선으로 돌아간다.

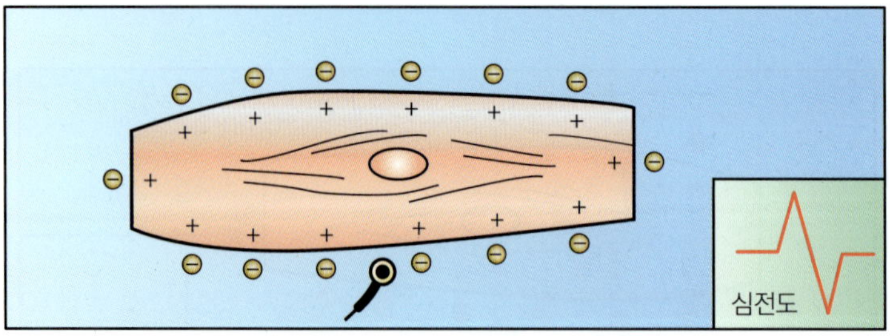

세포가 완전히 탈분극되면 심전도는 다시 기본선으로 돌아간다.

따라서 양극 전극에 수직으로 이동하는 탈분극 파장의 최종 기록은 이상성 파이다.

기록 전극이 심방의 박동조율기 세포가 위치한 영역에 배치되어 그 전류를 감지하게 되면, 기록된 파형은 어떻게 나타날까? 모든 전류가 기록 전극에서 멀어지는 방향으로 이동하기 때문에, 심전도의 추적 기록은 하향 음성 변위를 나타내게 될 것이다.

재분극이 심전도에 미치는 영향은 탈분극과 유사하지만, 전하의 방향이 반대라는 점이 다르다. 양극 전극을 향해 이동하는 재분극 파장은 심전도에서 음성 변위를 기록한다. 반면, 양극 전극에서 멀어지는 재분극 파장은 심전도에서 양성 변위를 생성한다. 만약 재분극 파장이 수직으로 이동하면, 심전도는 이상성 파를 생성하지만, 이 경우에는 음성 변위가 양성 변위보다 먼저 나타나는 특징이 있다.

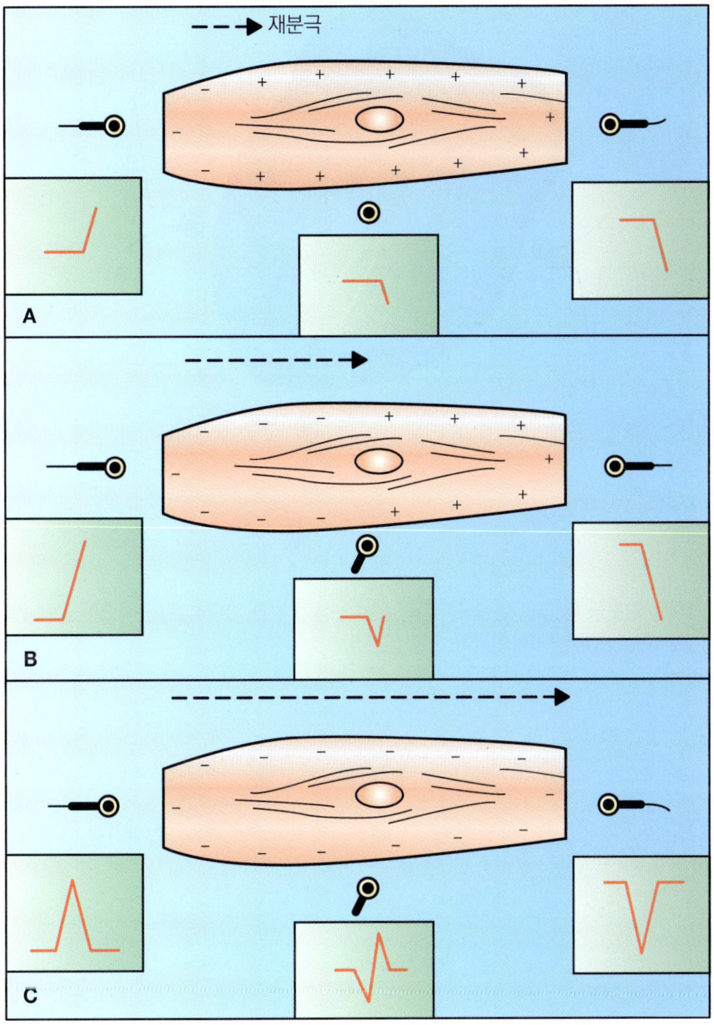

근육 조직을 통과하는 재분극 파장이 세 개의 서로 다른 양극 전극에 의해 기록된다. (A) 초기 재분극. (B) 후기 재분극. (C) 재분극 완료

이 개념들을 쉽게 전체 심장에 적용할 수 있다. 몸 표면에 배치된 전극들은 심장을 통과하는 탈분극과 재분극 파장을 기록할 것이다.

심장을 통과하는 탈분극 파장이 표면 전극을 향해 이동하면, 그 전극은 양성 변위를 기록한다(전극 A). 탈분극 파장이 전극에서 멀어지면, 전극은 음성 변위를 기록한다(전극 B). 탈분극 파장이 전극에 수직으로 이동하면, 전극은 이상성 파를 기록한다(전극 C). 재분극의 효과는 탈분극의 효과와 정확히 반대이다.

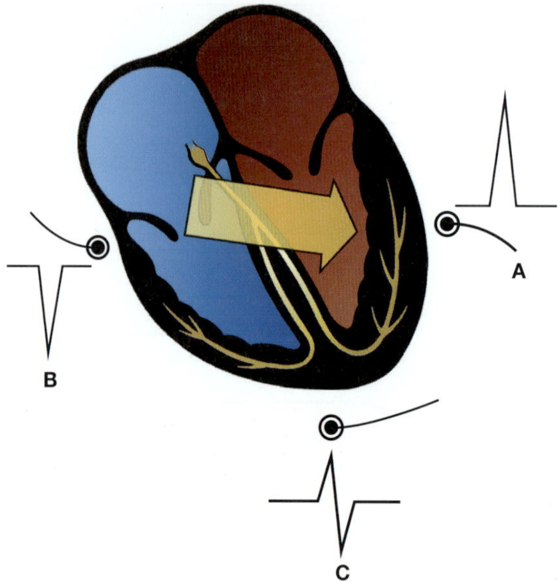

심장을 통과하는 탈분극 파장(큰 화살표). 전극 A는 양성 변위를 기록하고, 전극 B는 음성 변위를 기록하며, 전극 C는 이상성 파를 기록한다.

7 심장의 12가지 관점 The 12 Views of the Heart

심장이 단일 심근세포처럼 간단하다면, 몇 개의 기록 전극만으로도 심장의 전기적 활동에 대한 모든 정보를 얻을 수 있을 것이다. 그러나 이미 알고 있는 것처럼, 심장은 그렇게 간단하지 않다. 이는 여러분에게는 부담이지만, 심전도 책의 저자들에게는 축복이다.

심장은 3차원 기관이며, 그 전기적 활동도 3차원에서 이해해야 한다. 이 작업을 수행하는 데 두 개의 전극만으로는 충분하지 않다. 이는 처음으로 사지유도를 고안한 100여 년 전의 초기 전기 심전도학자들도 잘 알고 있었다. 오늘날 표준 심전도는 12개의 유도로 구성된다. 여기서 유도의 정의는 전극의 정의와 같지 않다. 오히려 유도는 여러 전극의 전기적 활동을 결합한 것(실제 결합 작업은 매우 스마트한 컴퓨터가 심전도 기기 내부에서 수행)이나 전체 신체와 비교한 단일 전극의 활동을 반영한다. 각 유도는 신체에 10개의 전극을 배치하고 방향을 설정하여 결정되며, 각각은 독특한 각도에서 심장을 바라보아 다른 부분보다 특정 심장 부위에 대한 감도를 높인다. 관점이 많을수록 제공되는 정보도 많아진다.

심전도를 읽고 최대한 많은 정보를 추출하려면 12 유도 시스템을 이해해야 한다.

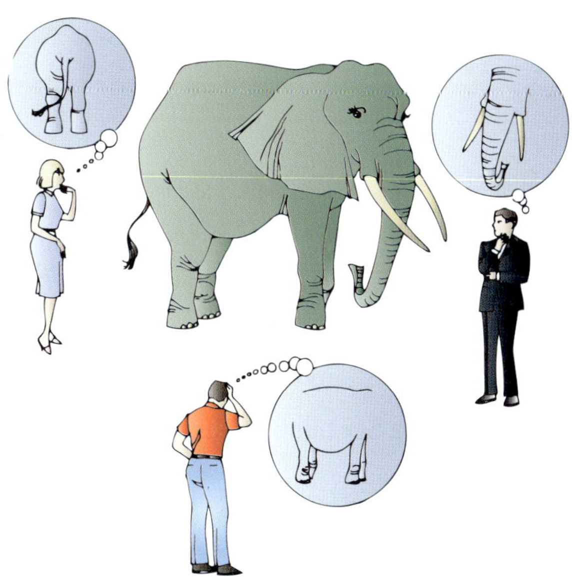

세 명의 호기심 많은 관찰자는 *Loxodonta africana*의 이 완벽한 예에 대해 세 가지 매우 다른 인상을 받는다. 한 관찰자는 코를 보고, 다른 한 명은 몸통을 보며, 세 번째는 꼬리를 본다. 코끼리에 대한 가장 좋은 설명을 원한다면 누구에게 물어보겠는가? 물론 세 명 모두에게 물어보아야 한다.

환자를 12 유도 심전도를 준비하기 위해, 두 개의 전극을 팔에, 두 개를 다리에 배치한다. 이 네 개의 전극은 세 개의 표준 유도와 세 개의 증폭 유도를 포함한 여섯 개의 사지유도의 기초를 제공한다(이 용어는 곧 이해가 될 것이다). 추가로 여섯 개의 전극이 가슴에 배치되어 여섯 개의 흉부유도를 형성한다.

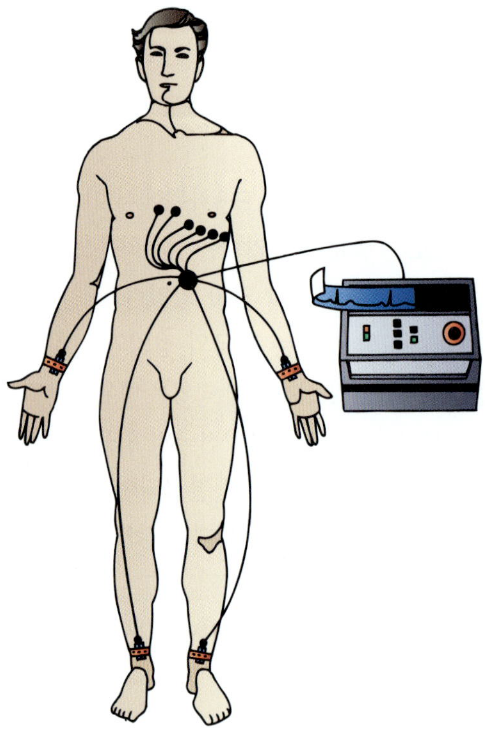

전극의 정확한 배치에 따라 전기 기록이 달라지기 때문에, 심전도를 비교할 때는 동일한 기준을 따르는 것이 중요하다. 따라서 다른 시간과 다른 환경에서 촬영된 심전도를 비교할 수 있도록 표준 배치 프로토콜을 준수하는 것이 매우 중요하다.

1) 여섯 개의 사지유도(The Six Limb Leads)

사지유도는 네 개의 팔다리에 전극을 부착하여 생성된다. 이 유도는 전면 평면(이마면)이라고 불리는 수직 평면에서 심장을 바라본다. 전면 평면은 환자의 몸에 겹쳐진 거대한 원으로 상상할 수 있다. 이 원은 각도로 표시된다. 사지유도는 이 원을 통해 위아래로, 그리고 좌우로 이동하는 전기적 힘(탈분극 및 재분극 파장)을 관찰한다.

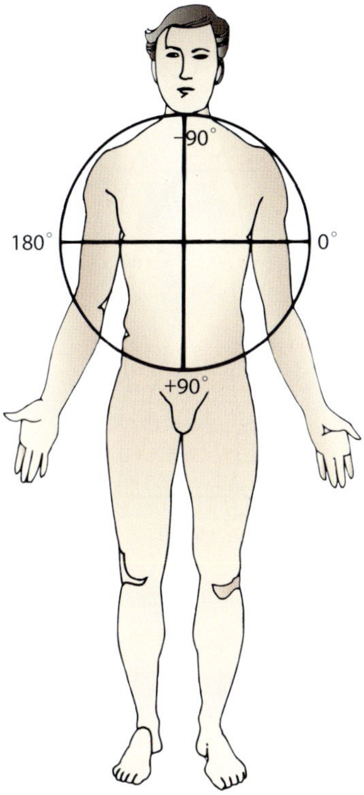

전면 평면은 이마면이다. 사지유도는 전면 평면에서 위아래와 좌우로 이동하는 전기적 힘을 관찰한다.

여섯 개의 전면 평면 유도를 생성하기 위해 각 전극은 양극 또는 음극으로 가변적으로 지정된다(이 작업은 심전도 기기 내부의 회로에 의해 자동으로 수행된다).

각 유도는 심장의 특정 관점이나 방향에서 바라본다. 각 유도의 각도는 음극 전극에서 양극 전극으로 선을 그어 결정할 수 있다. 그런 다음 결과 각도는 전면 평면의 360° 원에 겹쳐서 도로 표현된다. 이것은 생각보다 훨씬 간단하다. 각 사지유도를 개별적으로 살펴보자.

세 개의 표준 사지유도는 다음과 같이 정의된다:

1. I 유도는 왼팔을 양극, 오른팔을 음극으로 설정하여 생성된다. 이 유도의 방향각은 0°이다.
2. II 유도는 다리를 양극, 오른팔을 음극으로 설정하여 생성된다. 이 유도의 방향각은 60°이다.
3. III 유도는 다리를 양극, 왼팔을 음극으로 설정하여 생성된다. 이 유도의 방향각은 120°이다.

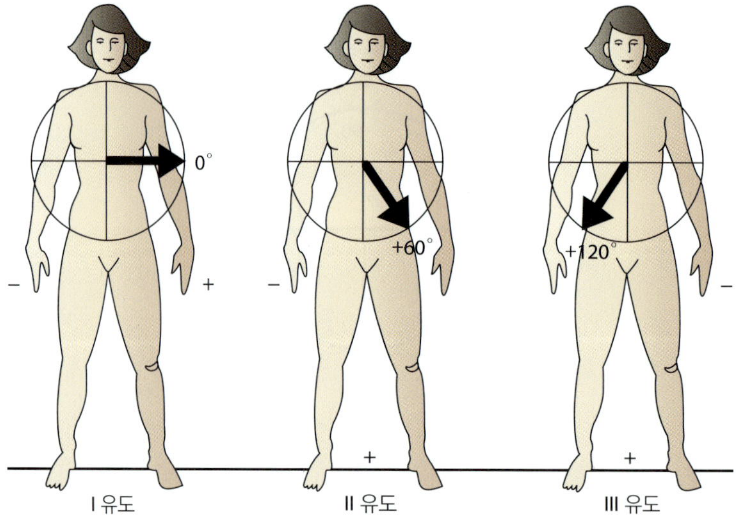

세 개의 증폭 사지유도는 약간 다르게 생성된다. 하나의 유도를 양극으로 선택하고, 나머지는 음극으로 설정하여 그 평균이 본질적으로 음극 전극(공통 접지) 역할을 한다. 이 유도들은 적절한 기록을 얻기 위해 심전도 기기가 추적을 증폭해야 하므로 증폭 유도라고 불린다.

1. aVL 유도는 왼팔을 양극, 다른 팔다리를 음극으로 설정하여 생성된다. 이 유도의 방향각은 -30°이다.
2. aVR 유도는 오른팔을 양극, 다른 팔다리를 음극으로 설정하여 생성된다. 이 유도의 방향각은 -150°이다.
3. aVF 유도는 다리를 양극, 다른 팔다리를 음극으로 설정하여 생성된다. 이 유도의 방향각은 +90°, 즉 발 쪽을 향한다.

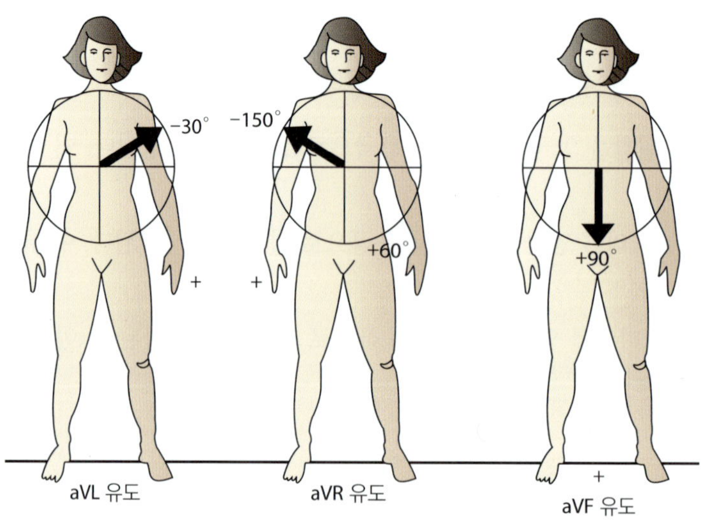

다음 그림에서는 전면 평면의 여섯 개 모든 유도가 각각의 방향각과 함께 표시되어 있다. 마치 세 명의 호기심 많은 관찰자가 각기 다른 시각으로 코끼리를 바라본 것처럼, 각 유도도 자신만의 고유한 관점에서 심장을 바라보고 인식한다.*

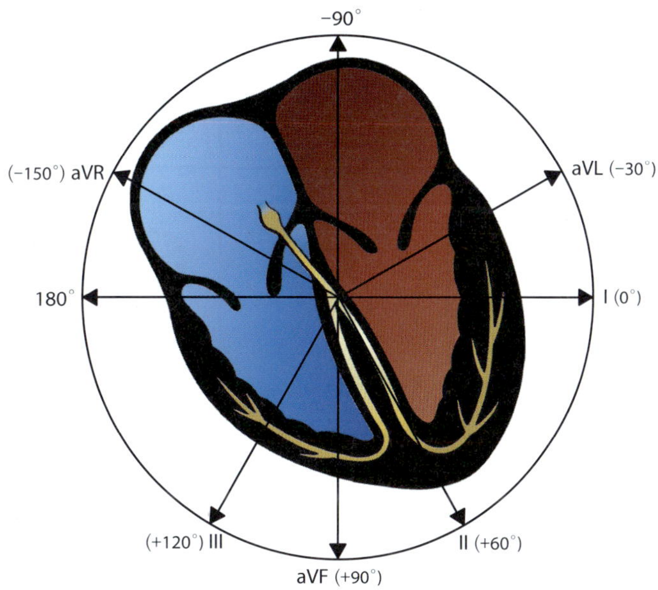

II, III, 그리고 aVF 유도는 하부유도라고 불린다. 이는 이 유도들이 심장의 하벽(아래벽)을 가장 효과적으로 관찰하기 때문이다. 심장의 하벽은 해부학적으로 심장의 아래쪽, 즉 횡격막에 놓인 부분을 의미한다.

I과 aVL 유도는 종종 좌측 측벽(왼가쪽벽) 유도라고 불린다. 이는 이 유도들이 심장의 좌측 측면을 가장 잘 관찰하기 때문이다.

---

* 전면 평면의 원이 상반부는 음극, 하반부는 양극으로 설계된 것을 아마 눈치챘을 것이다. 따라서 원의 상반부에 있는 aVR과 aVL의 각도는 음수이고, 하반부에 있는 유도는 양수이다(물론 I 유도는 0°이다). 이것이 우리가 원했던 방식은 아닐지 모르지만, 이것이 우리가 기대한 방식은 아닐지 모르지만, 심전도를 해석할 때는 이 방식을 사용하고 있으며, 어쩔 수 없이 따라야 한다.

유도	방향각	
전방 유도 II 유도 III 유도 aVF 유도	 +60° +120° +90°	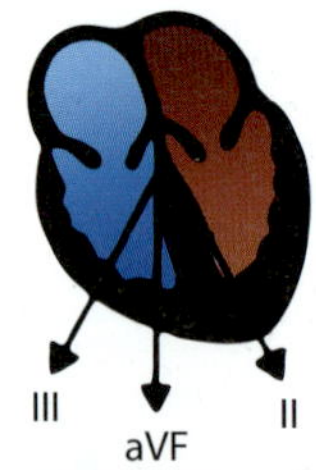
좌측 측면 유도 I 유도 aVL 유도	 +0° −30°	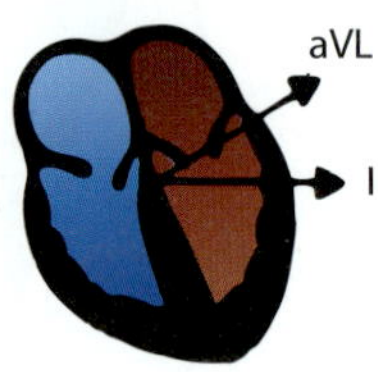
오른쪽 유도 aVR 유도	 −150°	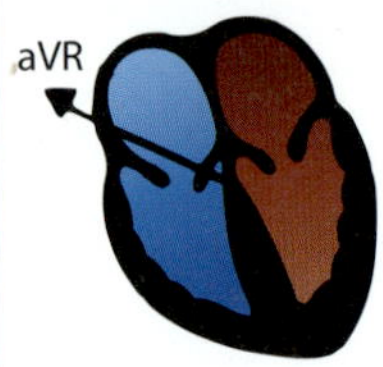

여섯 개의 사지유도 중 세 개는 표준 유도(I, II, III)이고, 세 개는 증폭 유도(aVR, aVL, aVF)이다. 각 유도는 자신의 특정한 방향각에서 심장을 바라본다.

2) 여섯 개의 흉부유도(The Six Precordial Leads)

여섯 개의 흉부유도는 이해하기 더 쉽다. 이들은 다음 그림과 같이 가슴에 수평 평면으로 배치된다. 전면 평면의 유도가 위아래 및 좌우로 이동하는 전기적 힘을 관찰하는 반면, 흉부유도는 전방과 후방으로 이동하는 힘을 기록한다.

여섯 개의 흉부유도를 생성하기 위해 각 흉부 전극을 순차적으로 양극으로 만들고, 전체 신체를 공통 접지로 사용한다. V1에서 V6까지의 흉부유도를 만드는 여섯 개의 양극 전극은 다음과 같이 위치한다:

- V1 유도는 복장뼈 오른쪽의 네 번째 늑간에 위치한다.
- V2 유도는 복장뼈 왼쪽의 네 번째 늑간에 위치한다.

- V3 유도는 V2와 V4 사이에 위치한다.
- V4 유도는 다섯 번째 늑간의 빗장뼈 중앙선에 위치한다.
- V5 유도는 다섯 번째 늑간의 앞겨드랑선(전액와선)에 위치한다.
- V6 유도는 다섯 번째 늑간의 중간 겨드랑선(중심액와선)에 위치한다.

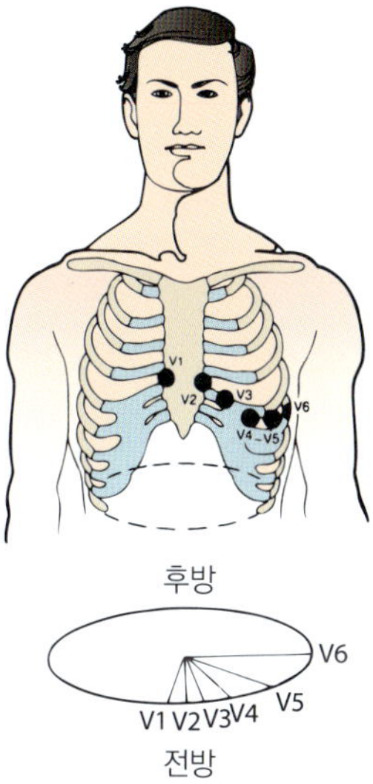

흉부유도는 수평 또는 횡단 평면을 정의하며, 전방과 후방으로 이동하는 전기적 힘을 관찰한다.

사지유도와 마찬가지로, 각 흉부유도도 자신만의 특정 시야와 가장 잘 관찰하는 심장 부위가 있다.

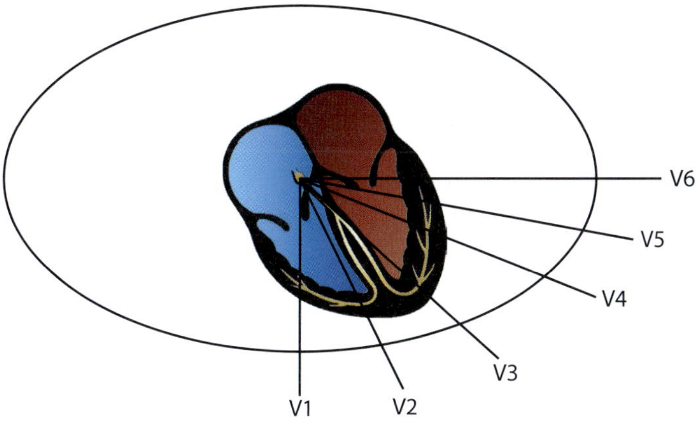

오른심실은 신체 내에서 전방과 중앙에 위치하고, 왼심실은 후방과 측면에 위치한다. V1 유도는 오른심실 바로 위에 위치하고, V2와 V3는 심실중격 위에, V4는 왼심실의 첨부에, V5와 V6는 왼심실의 측면에 위치한다.

V2부터 V4 유도는 종종 전방 유도로, V5와 V6는 I 및 aVL과 함께 좌측 측면 유도로, V1은 aVR과 함께 오른심실 유도로 분류된다.

유도	Group
V2, V3, V4	전방
I, aVL, V5, V6	좌측 측면
II, III, aVF	하방
aVR, V1	오른심실

3) 전극을 잘못 배치하면 어떻게 될까? (What Happens If You Misplace the Electrodes?)

아마도 이 질문에 대한 답을 이미 짐작할 수 있을 것이다. 사지 전극을 반대로 배치하면(가장 흔한 실수는 오른팔과 왼팔 전극을 뒤바꾸는 것이다), 심전도 기기는 당신이 잘못 배치한 것을 알 수 없다. 기기는 오류를 조정하거나 수정할 수 없다. 따라서 전류가 왼쪽에서 오른쪽으로 또는 오른쪽에서 왼쪽으로 이동하면 전기 기록이 180° 반전된다. 다시 말해, 원래는 큰 양성 파형을 보여주어야 할 유도가 깊은 음성 파형을 보여주게 되고 그 반대도 마찬가지이다. 심전도 해석이 심각하게 왜곡되어, 완전히 건강한 환자가 심각한 심장병을 가진 것처럼 보일 수 있다.

또한, V1부터 V6까지의 흉부유도를 가슴벽에 최대한 정확하게 배치해야 한다. 약간의 오차라도 심전도 해석에 오류를 가져올 수 있으며, 예를 들어 실제로 심장마비가 발생하지 않았음에도 발생했다고 잘못 해석할 수 있다. 특히 비만 환자나 큰 유방을 가진 환자에게 가슴벽 전극을 배치하는 것은 특히 어려울 수 있다. 또한, 털이 많은 환자의 경우 두꺼운 털을 피하기 위해 가슴벽 전극을 조금만 옮기고 싶은 유혹을 받을 수도 있다. 오늘날 사용되는 끈적한 심전도 전극 패드는 털이 많을 때 가슴벽에 잘 붙지 않는 경우가 많다. 이럴 때는 필요한 부위의 피부를 면도하여 전극을 정확하게 부착해야 한다.

모든 심전도의 최대 4%는 부주의하거나, 응급실이나 심장 집중 치료실처럼 긴급한 상황에서 의료 제공자가 서두르다 보니 유도 배치가 잘못되는 경우가 발생할 수 있다.

4) 환자가 반드시 누워 있어야 할까?
(Does My Patient Have to Be Lying Down?)

그렇다. 그리고 가능한 한 평평하게 누워 있어야 한다. 일부 환자들은 완전히 평평하게 누울 수 없을 것이다. 아마도 그들은 울혈성 심부전을 앓고 있어 누우면 숨이 차거나(기좌호흡), 혹은 목뼈 관절염이 있어 평평하게 누우면 목이 아플 수 있다. 이런 환자에게 베개를 주거나 침대나 진찰대의 머리를 높여준다. 하지만 필요한 만큼만 높이도록 한다. 왜 중요할까? 신체 자세의 변화는 몸 안에서 심장의 위치에 영향을 미치고, 이는 심전도의 전압 측정에 영향을 준다. 발생할 수 있는 미묘한 변화 중에는 ST 분절의 변동과 새로운 Q파의 출현이 있는데, 이 두 가지는 제6장에서 논의하겠지만 심근경색을 진단하는 데 매우 중요할 수 있다.

8 벡터에 대한 이야기 A Word About Vectors

각 심전도 전극은 주어진 순간에 평균 전류 흐름만을 기록한다는 점을 인식하는 것이 중요하다. 따라서 미세한 전류 소용돌이가 동시에 모든 방향으로 발생하더라도 각 유도는 이러한 힘의 순간 평균만을 기록한다. 이렇게 해서 혼돈 속에서도 매우 단순한 패턴이 나타난다. 이 개념은 실제로 매우 간단하며, 다음 비유를 통해 더 쉽게 이해할 수 있다.

예를 들어, 축구 경기 동안 골키퍼는 여러 번 공을 다양한 팀원에게 차거나 던질 수 있다(또는 골키퍼가 실력이 좋지 않다면 상대 팀에게 보낼 수도 있다). 일부 공은 왼쪽으로, 다른 공은 오른쪽으로, 또 다른 공은 필드 직선으로 갈 것이다. 그러나 경기 종료 시점에서 골키퍼의 모든 킥과 토스의 평균 방향은 아마도 상대 골대를 향한 직선이 될 가능성이 크다. 이 평균 방향은 단일 화살표, 즉 벡터로 표현될 수 있다.

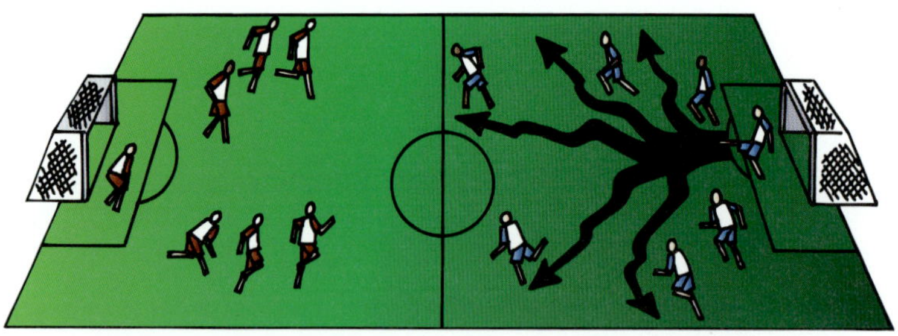

A

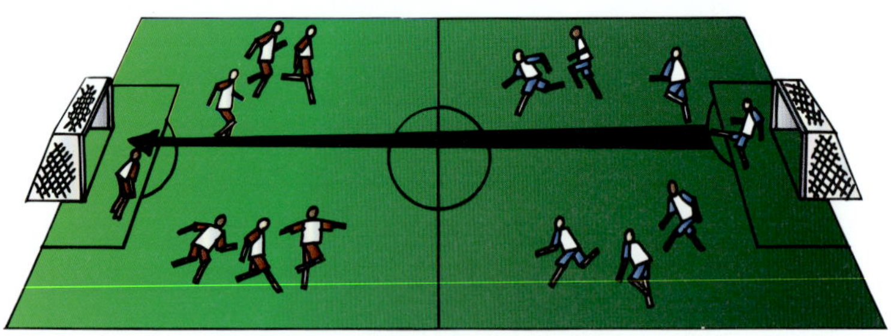

B

(A) 경기 동안 골키퍼의 각 킥 방향. (B) 모든 킥의 평균 방향과 거리를 나타내는 단일 벡터

이 벡터가 바로 심전도 전극이 심장 내 전기 흐름을 측정할 때 기록하는 것이다. 벡터의 방향각은 전류 흐름의 평균 방향을 나타내고, 길이는 기록된 전압(진폭)을 나타낸다.

주어진 순간에 심장 내에서 이동하는 전기적 힘은 단일 벡터로 표현될 수 있다. 더 나아가, 심장 주기의 특정 기간 동안(예: 심방 탈분극), 이 개별 벡터들은 하나의 벡터로 합산될 수 있는데, 이는 그 기간 동안 전류 흐름의 평균 방향과 크기를 설명한다(예: 심방 탈분극 동안, 이는 축구 경기 전반 동안의 골키퍼의 모든 킥에 해당한다). 따라서 어떤 파형(이 경우 심방 탈분극 파형)은 특정 방향과 크기를 가진 단일 벡터로 설명될 수 있다. 다음 절에서는 이것이 어떻게 작동하고 12 유도 심전도의 이해를 어떻게 단순화하는지 볼 수 있을 것이다.

9 정상적인 12 유도 심전도 The Normal 12-Lead EKG

이제 정상적인 12 유도 심전도를 도출하는 데 필요한 세 가지를 알게 되었다:

1. 심장 전기 활성화의 정상 경로와 생성되는 분절, 파형, 그리고 간격의 이름
2. 전면 평면의 6개 유도와 수평 평면의 6개 유도를 포함한 모든 12개 유도의 방향
3. 각 유도가 주어진 순간에 평균 전류 흐름을 기록한다는 개념

이제 우리가 해야 할 일은 이미 알고 있는 것을 바탕으로 각 유도에서 각 파형이 어떻게 보이는지를 파악하는 것이다.

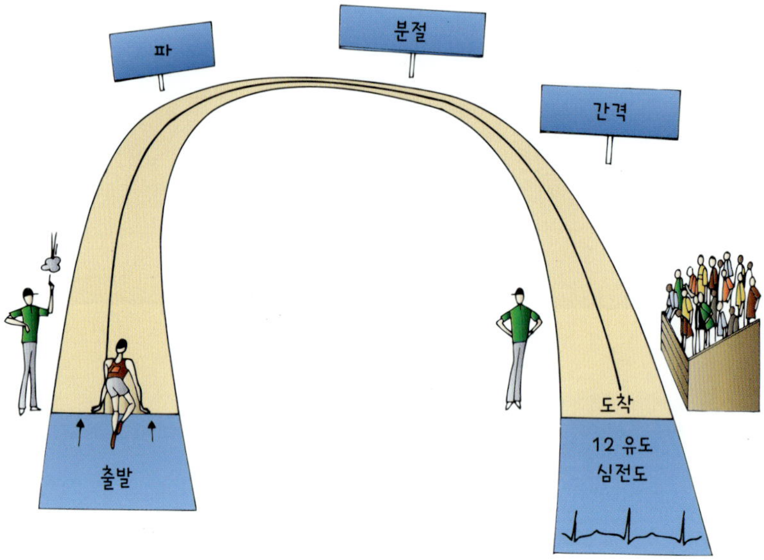

1) P파(The P Wave)

심방 탈분극은 오른심방 위쪽에 위치한 동방결절에서 시작된다. 먼저 오른심방이 탈분극되고 그다음 왼심방이 탈분극된다. 따라서 심방 탈분극의 전류 흐름 벡터는 오른쪽에서 왼쪽으로, 그리고 약간 아래쪽으로 향한다(다음 페이지에 큰 화살표로 표시됨).

심방 탈분극 파형이 자신을 향해 이동하는 것으로 보는 유도는 심전도 종이에 양성 변위를 기록할 것이다. 좌측 측면 유도와 하부유도가 이 설명에 잘 맞는다. 전면 평면

에서 이러한 유도는 좌측 측면 유도인 I과 aVL, 하부유도인 II와 aVF를 포함한다. 하부유도 중 하나인 III 유도는 약간 다른 위치에 있다.

III 유도는 하부유도 중 가장 오른쪽에 위치하며(방향각 +120°) 실제로 심방 전류에 거의 수직으로 놓여 있다. 예측 가능하게도, III 유도는 자주 이상성 P파를 기록한다.

전면 평면의 모든 유도 중 가장 오른쪽에 위치한 aVR 유도(방향각 -150°)는 전류가 멀어지는 것으로 보므로 순수한 음성 변위를 기록한다.

이를 요약하면:

- 좌측 측면 유도 : I, aVL
- 하부유도 : II, aVF(III는 자주 이상성 P파)
- 오른쪽 유도 : aVR(음성 변위)

이제 각 유도가 P파를 어떻게 기록하는지 알고 있으므로, P파의 모양과 방향을 이해하는 데 도움이 될 것이다.

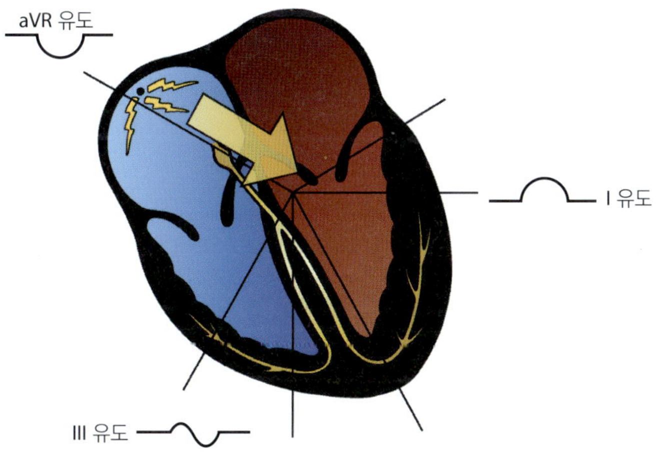

심방 탈분극의 벡터는 왼쪽과 아래쪽을 향한다. 따라서 I 유도는 양성 파형을 기록하고, aVR은 음성 파형을 기록하며, III 유도는 이상성 파형을 기록한다.

수평 평면에서, 좌측 측면 V5와 V6 유도는 전면 평면에서 I과 aVL 유도가 했던 것처럼 양성 변위를 기록한다. 오른심방 위에 위치한 V1 유도는 전류 흐름 방향에 수직으로 놓여 있으며, III 유도와 마찬가지로 양성 파형을 기록한다. V2에서 V4 유도는 변동이 있다.

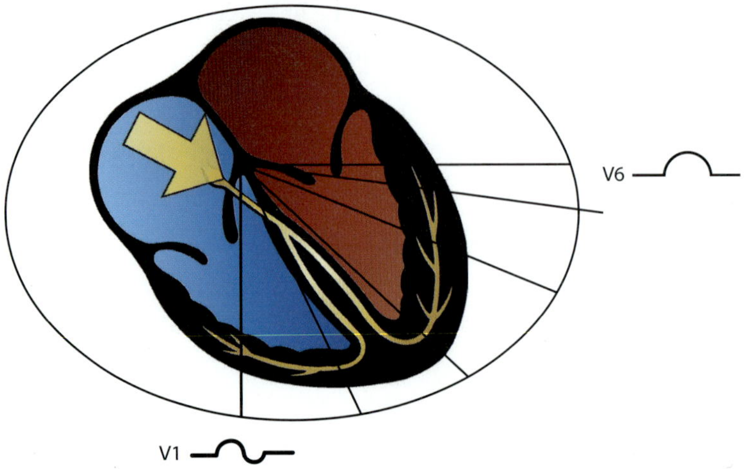

수평 평면에서의 심방 탈분극. V1은 이상성 파형을 기록하고, V6은 양성 파형을 기록한다.

심방은 작기 때문에 생성할 수 있는 전압도 작다. P파의 진폭은 보통 어떤 유도에서도 0.25 mV(2.5 mm, 즉 두 개 반의 작은 칸)을 초과하지 않는다. P파의 진폭은 보통 II 유도에서 가장 양성이고, aVR 유도에서 가장 음성이다.

2) 그러나 사람마다 다르다(But People Are Individuals)

주의할 점이 있다. 사람마다 해부학적 구조와 심장의 방향이 다르기 때문에 절대적인 규칙을 적용하는 것은 불가능하다. 예를 들어, III 유도의 P파는 보통 이상성이지만, 정상적인 심장에서 음성인 경우도 드물지 않다. 전류 흐름 벡터가 몇 도만 변화해도 이상성 파형이 음성 또는 양성 파형으로 변할 수 있다. 예를 들어, 환자의 심장이 흉강 내에서 약간 다르게 기울어져 있는 경우에 이런 일이 발생할 수 있다. 이러한 이유로, 전류 벡터의 정상적인 방향각은 정확한 숫자가 아니라 범위로 제공된다. 예를 들어, P파 벡터의 정상 범위는 0°~70°이다. 따라서 P파의 특성은 개인의 해부학적 차이에 따라 다양한 변동을 가질 수 있다.

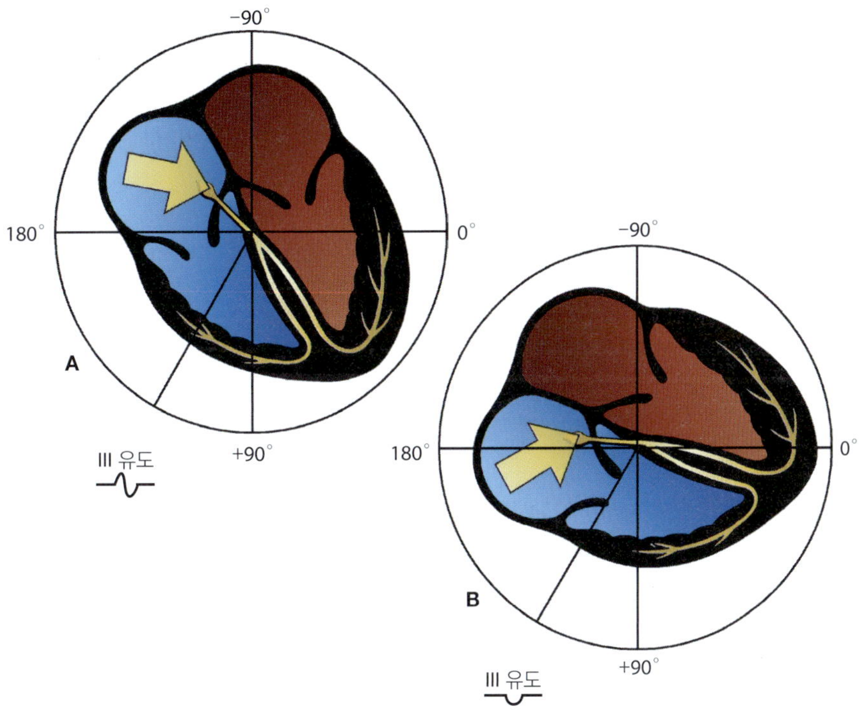

흉강 내에서 심장이 회전하면 전류 흐름의 인식 방향이 변경된다. III 유도는 보통 심방 탈분극에 수직으로 놓여 있다. 심장의 첨부가 왼쪽으로 향하면 III 유도는 심방 탈분극을 멀어지는 것으로 인식하여 주로 음성 파형을 기록하게 된다.

3) PR 간격(The PR Interval)

PR 간격은 심방 탈분극의 시작부터 심실 탈분극의 시작까지의 시간을 나타낸다. 여기에는 방실결절에서 발생하는 전도 지연이 포함된다. PR 간격은 보통 0.12~0.2초(3~5 mm의 심전도 종이에서) 동안 지속된다.

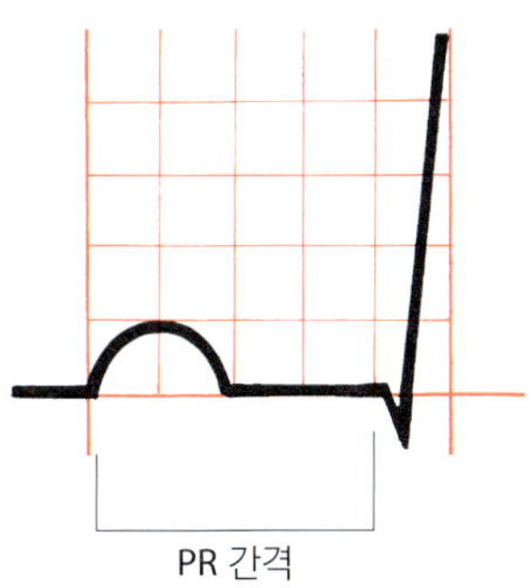

정상 PR 간격은 0.12~0.2초간 지속된다.

4) PR 분절(The PR Segment)

PR 분절은 심방 탈분극이 끝나는 시점부터 심실 탈분극이 시작되는 시점까지의 시간을 나타낸다. PR 분절은 보통 수평으로, P파 시작 지점과 동일한 기준선을 따라 이어진다.

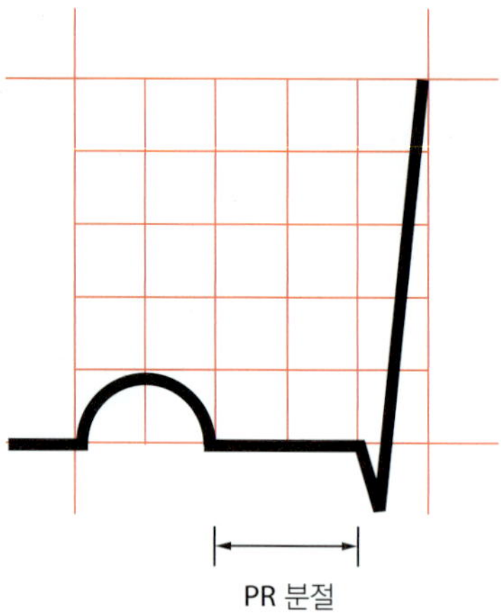

PR 분절은 수평적이다.

5) QRS 복합체는 복잡하지만 이해하기 어렵지 않다 (The QRS Complex Is Complex but Not Complicated)

방실결절에서 출발한 전기적 탈분극 파형이 이제 심실로 진입할 준비가 되었다.

6) 중격 Q파(Septal Q Waves)

오른심실과 왼심실을 분리하는 근육벽인 심실중격이 가장 먼저 탈분극된다. 탈분극은 왼쪽에서 오른쪽으로 진행된다. 왼다발갈래다발의 작은 중격 가지는 이 부위에 탈분극 파형을 빠르게 전달하는 역할을 한다.

중격 탈분극은 항상 심전도에서 보이지 않지만, 보일 때는 왼쪽에서 오른쪽으로 진행되는 이 작은 탈분극이 하나 또는 여러 좌측 측면 유도에서 작은 음성 변위를 기록한다. 이러한 초기 음성 변위, 즉 Q파는 I, aVL, V5, V6 유도에서 볼 수 있다. 때때로 작은 Q파는 하부유도와 V3, V4에서도 볼 수 있다.

정상 중격 Q파의 진폭은 0.1 mV를 초과하지 않는다.

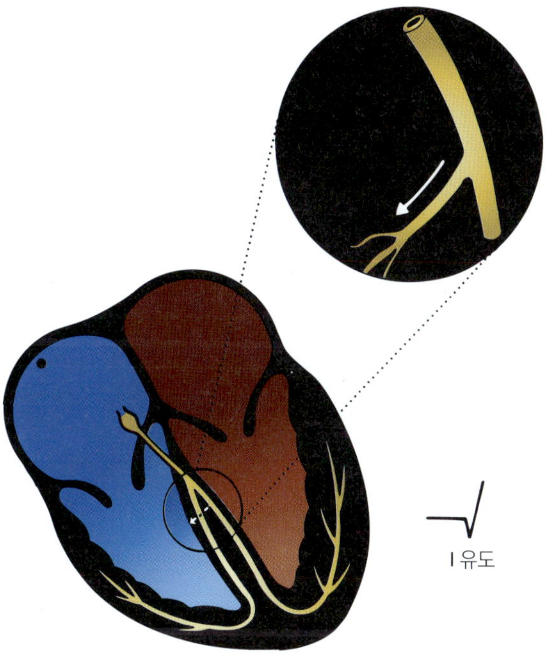

좌측 측면 유도는 좌에서 우로 진행되는 중격 탈분극을 멀어지는 것으로 보기 때문에, 초기 작은 음성 변위, 즉 Q파를 기록한다. 작은 Q파는 때때로 하부유도에서도 보이는데, 이는 정상이다.

7) 나머지 심실 근육의 탈분극
(The Rest of the Ventricular Myocardium Depolarizes)

나머지 심실, 즉 심근의 대부분이 다음으로 탈분극된다. 왼심실이 오른심실보다 훨씬 더 크기 때문에 QRS 복합체의 나머지 부분에서 왼심실이 주도하게 되고, 전류 흐름의 평균 벡터가 왼쪽으로 향하게 된다. 보통 이 벡터는 0°에서 +90° 사이를 가리킨다. 따라서 전면 평면에서 많은 좌측 측면 유도와 하부유도에서 큰 양성 변위(R파)가 나타날 수 있다. 오른쪽에 위치한 aVR 유도는 깊은 음성 변위(S파)를 기록한다.

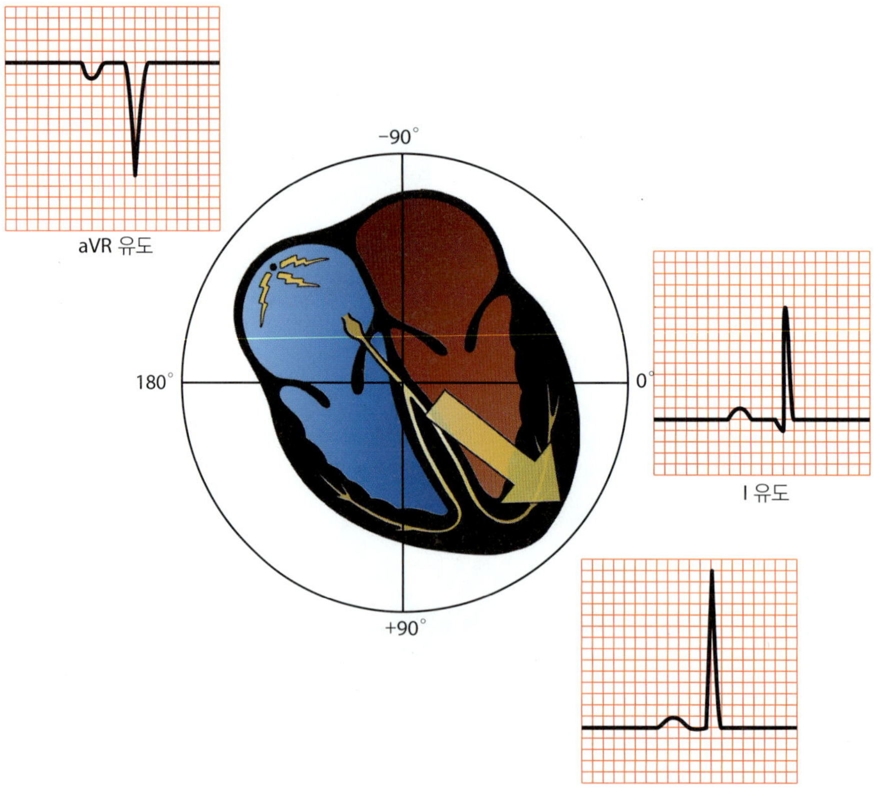

I, II, aVR 유도에서 본 심실 탈분극. I 유도: 중격 탈분극으로 인한 작은 Q파가 기록되고, 그 뒤를 이어 큰 R파가 기록된다. II 유도: 큰 R파가 기록되며, 드물게 작은 Q파가 나타날 수 있다. aVR 유도: QRS 복합체는 깊은 음성으로 나타나며, 이는 QS파로 표시된다.

수평 평면에서 V1 유도: 오른심실 위에 위치하며, 작은 R파 뒤에 깊은 S파를 기록한다. 이는 중격을 가로질러 좌에서 우로 이동하는 작은 전류를 기록한 후, 전류가 좌측으로 이동하여 멀어지기 때문이다. V5와 V6 유도: 왼심실 위에 위치하며, 큰 양의 R파를 기록한다. V3와 V4 유도: 전이 구역을 나타내며, 일반적으로 이들 중 하나는 거의 같은 진폭의 R파와 S파를 기록하는 이상성 파를 기록한다.

이렇게 흉부유도에서 오른쪽에서 왼쪽으로 이동하면서 R파의 진폭이 점진적으로 증가하는 패턴을 R파 진행이라고 한다. V1 유도는 가장 작은 R파를 가지고 있으며, V5 유도는 가장 큰 R파를 가진다(V6의 R파는 보통 V5보다 약간 작다).

QRS 복합체의 진폭은 P파보다 훨씬 크다. 이는 심실이 심방보다 훨씬 더 많은 근육량을 가지고 있어 훨씬 더 큰 전기적 잠재력을 생성할 수 있기 때문이다.

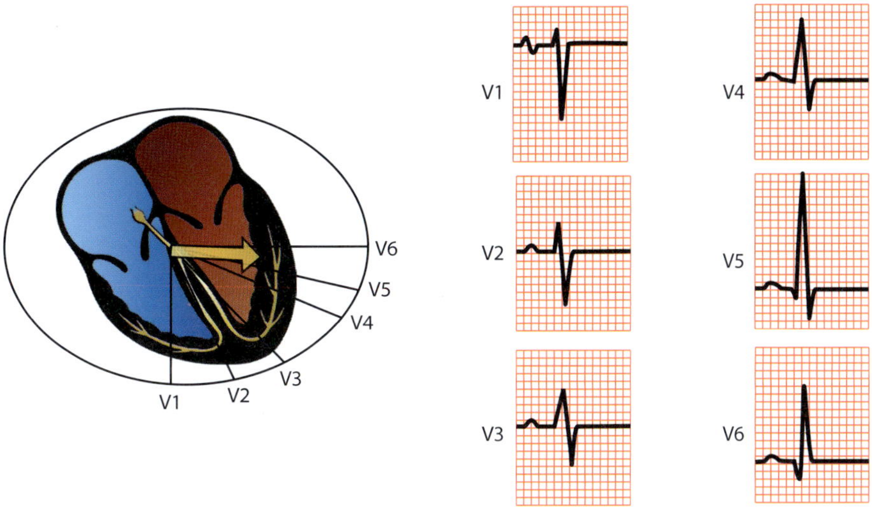

흉부유도에서의 심실 탈분극. 흉부유도에서 정상적인 R파 진행 패턴을 주목하라. V3 유도의 파형은 이상성 파이다.

8) QRS 간격(The QRS Interval)

정상적인 QRS 간격은 QRS 복합체의 지속시간을 나타내며, 0.06~0.1초이다.

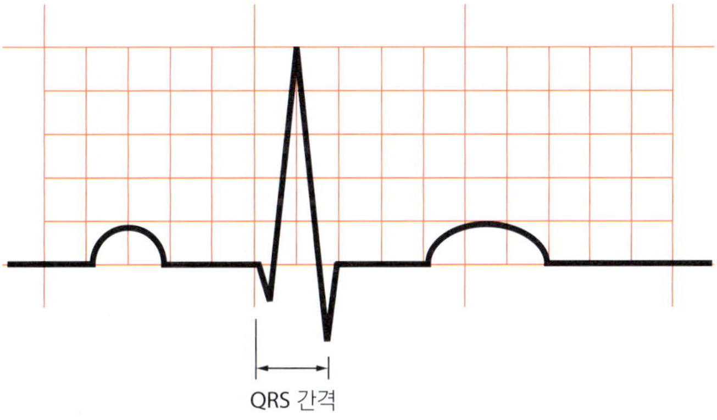

9) ST 분절(The ST Segment)

ST 분절은 보통 모든 유도에서 수평 또는 완만하게 상승하는 경향이 있다. 이는 심실 탈분극이 끝나고 심실 재분극이 시작되는 시점을 나타낸다.

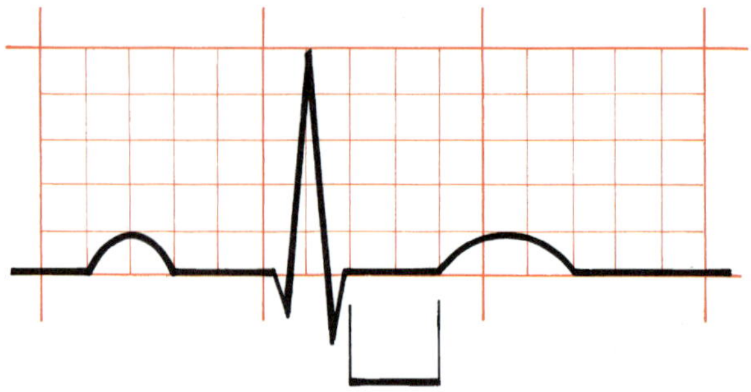

10) T파(The T Wave)

T파는 심실 재분극을 나타낸다.

탈분극과 달리 재분극은 많은 세포 에너지를 소비하는 과정이다(막 펌프를 기억하라). 따라서 T파는 심장 및 비심장적 요인(예: 호르몬, 신경학적 요인) 모두에 매우 민감하며 그 모양이 다양하다.

그럼에도 불구하고 몇 가지 일반적인 원칙을 제시할 수 있다. 정상적인 심장에서 재분극은 보통 가장 마지막에 탈분극된 부위에서 시작하여 탈분극 파형과 반대 방향으로 진행한다(큰 화살표). 탈분극 파형이 접근하는 것과 재분극 파형이 멀어지는 것이 모두 심전도에서 양성 변위를 생성하기 때문에, 탈분극 동안 양성 변위(R파)를 기록한 동일한 전극이 재분극 동안에도 양성 변위(T파)를 기록한다. 따라서 큰 R파가 나타나는 유도에서 양의 T파를 찾는 것이 일반적이고 정상적이다.

정상적인 T파의 진폭 또는 높이는 해당 R파의 3분의 1에서 3분의 2 정도이다.

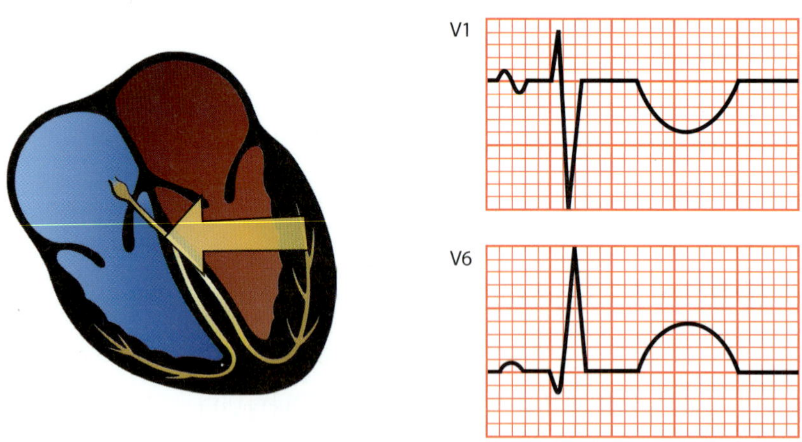

심실 재분극과 T파. 심실 재분극은 심전도에서 T파를 생성한다. T파는 일반적으로 큰 R파가 있는 유도에서 양성이다.

11) QT 간격(The QT Interval)

QT 간격은 심실 탈분극의 시작부터 심실 재분극의 끝까지의 시간을 포함한다. 따라서 심실에서 발생하는 모든 전기적 사건을 포함한다. 시간의 관점에서 보면, QT 간격의 대부분은 심실 탈분극보다 재분극에 할애된다(즉, T파는 QRS 복합체보다 넓다).

QT 간격의 길이는 심박수에 비례한다. 심장이 빨리 뛰면, 다음 수축을 준비하기 위해 더 빨리 재분극해야 하므로 QT 간격이 짧아진다. 반대로 심장이 천천히 뛰면 재분극을 서두를 필요가 없으므로 QT 간격이 길어진다. 일반적으로 QT 간격은 정상 심장 주기의 약 40%를 차지하며, 이는 하나의 R파에서 다음 R파까지 측정된다.

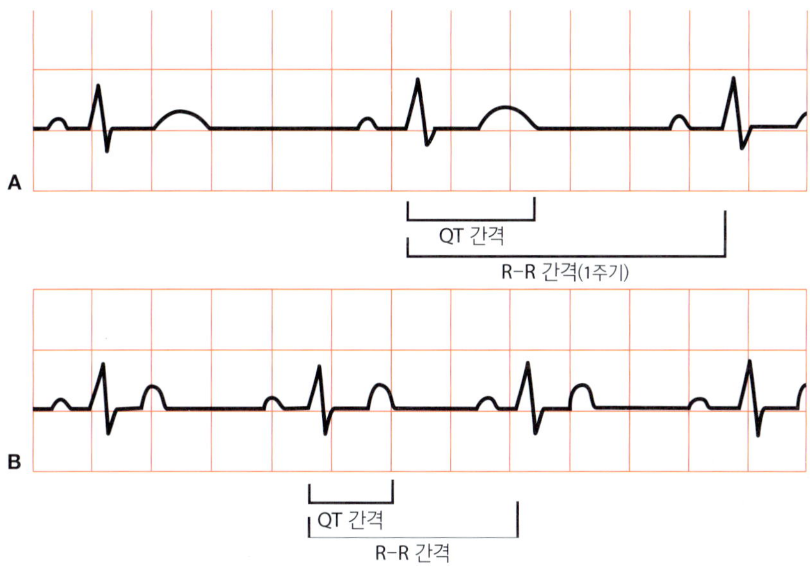

QT 간격은 각 심장 주기(R-R 간격)의 약 40%를 차지한다. 심장이 더 빨리 뛸수록 QT 간격은 더 짧아진다. 예를 들어, B의 심박수는 A보다 상당히 빠르고, 그에 따라 QT 간격도 훨씬 짧다(A의 경우 두 개의 칸보다 짧고, B의 경우 한 개 반의 칸보다 짧다). QT 간격이 정상인지 확인하는 간단한 방법은 R-R 간격, 즉 하나의 심장 주기를 보는 것이다. T파는 중간점 이전에 끝나야 한다.

SUMMARY

▶ 정상 심전도의 파형 방향

1. P파 : 작고 보통 좌측 측면 및 하부유도에서 양성이다. III와 V1 유도에서는 종종 이상성 파로 나타난다. II 유도에서 가장 양성이며, aVR 유도에서 가장 음성이다.
2. QRS 복합체 : 크고, 대부분의 좌측 측면 및 하부유도에서 큰 R파(양성 변위)가 보인다. R파 진행은 흉부유도에서 V1부터 V5까지 진행하면서 R파가 순차적으로 커지는 것을 말한다. 중격 탈분극을 나타내는 초기 작은 Q파는 종종 하나 또는 여러 좌측 측면 유도에서, 때때로 하부유도에서도 볼 수 있다.
3. T파 : 다양하지만, 보통 큰 R파가 있는 유도에서 양성이다.
4. 이제 다음 심전도를 잘 살펴보자. 익숙해 보이는가?

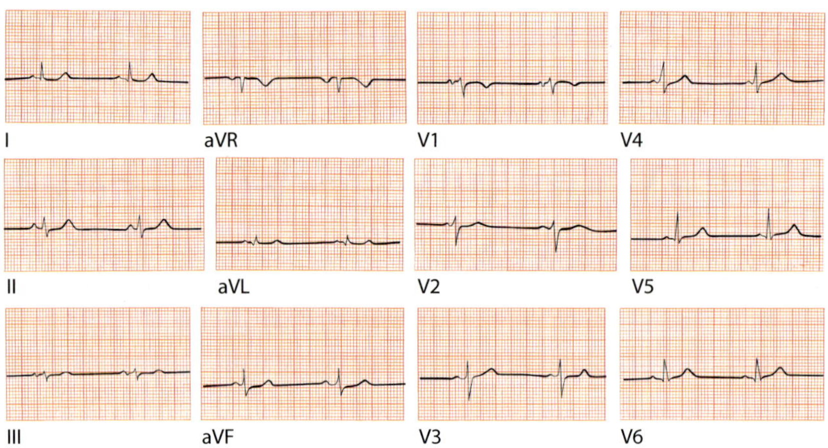

물론 익숙해 보일 것이다. 이것은 책의 처음에 나왔던 것과 동일한 정상적인 12 유도 심전도이다.

SUMMARY

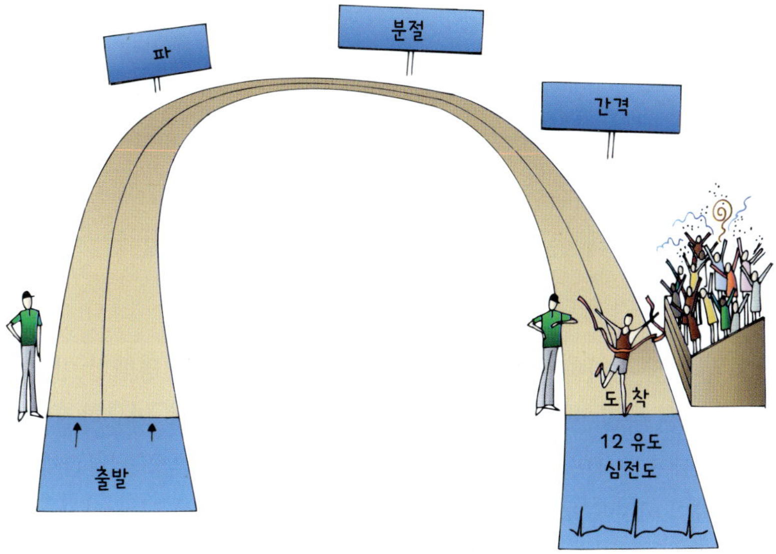

축하한다! 당신은 이 책에서 가장 어려운 부분을 성공적으로 통과했다. 이제부터는 지금까지 배운 기본 원칙들을 바탕으로 더 쉽게 따라갈 수 있을 것이다.

10 정말 중요한 사항들: Part 1: 왜 컴퓨터에게 맡기지 않을까? Some Really Important Stuff That You May Be Wondering: Part 1: Why Not Just Let the Computer Do It?

정상 심전도의 편안한 영역을 떠나기 전에, 중요한 이슈를 직면해 보자. 현대의 심전도 기기를 사용할 때, 단순한 기록뿐만 아니라 컴퓨터의 해석도 제공된다. 그렇다면 컴퓨터가 점점 더 똑똑해지는 시대에 왜 심전도 판독을 배워야 할까?

두 가지 주요 이유가 있다:

1. 컴퓨터는 항상 정확하지 않다: 컴퓨터는 간격을 측정하고 명백한 이상을 식별하는 것과 같은 특정 작업을 매우 잘 수행한다. 그러나 종종 미묘하지만 정상적인 소견을 과대평가하여 혼란을 야기하기도 한다. 반대로 중요한 결과를 초래할 수 있는 약간의 이상을 놓치기도 한다. 그리고 때때로 가능성 있는 이상 소견을 언급하면서, 전혀 도움이 되지 않는 애매한 해석을 내리기도 한다.
2. 당신에게는 컴퓨터가 없는 중요한 것이 있다–임상적 맥락: 당신은 환자의 상태, 외모와 느낌, 과거 병력과 약물 복용, 심장병의 위험 등을 알고 있다. 또한 전극이 올바르게 배치되었는지도 확인할 수 있다. 최상의 심전도 해석은 이러한 임상적 정보를 고려한 해석이다. 심전도에서 경계선 소견은 흔하며, 심전도를 전체 평가 도구 중 하나로 고려함으로써 불필요한 걱정이나 추가 검사, 응급실 방문을 피할 수 있다. 반면, 기계가 '특이 소견 없음'이라고 판단한 심전도 소견도 환자가 가슴통증을 호소하고, 숨이 차며, 어지러워서 일어설 수 없는 상황에서는 매우 다르게 보일 수 있다.

고대 그리스 극작가 에우리피데스(Euripides)의 말을 인용하자면: "많은 노력, 많은 번영." 다음 장에서는 가장 정교한 심전도 기기조차도 능가하는 방법을 배우게 될 것이다.

11 정말 중요한 사항들: Part 2: 심전도가 끝난 후 환자의 가슴에서 젤을 어떻게 제거할까? Some Really Important Stuff That You May Be Wondering: Part 2: How Do I Get the Goop Off My Patient's Chest Once the EKG Is Finished?

대부분의 심전도 전극은 접착제가 포함된 특수 패드로 몸에 부착된다. 이 패드를 떼어낼 때 특히 털이 패드와 피부 사이에 끼면 고통스러울 수 있다. 보통 빠르게 잡아당기는 것이(환자에게 미안하지만) 불편함을 최소화하는 가장 좋은 방법이다. 그러나 패드를 붙였던 자리에 접착제 잔여물이 남아 있을 수 있다. 다행히도 이를 제거하는 여러 가지 방법이 있다. 알코올 패드, 바셀린, 베이비 오일, 미네랄 오일 등을 사용하면 접착제를 제거할 수 있다. 젤을 제거한 후에도 전극 패드가 붙었던 자리에 빨간 자국이 남을 수 있다. 이러한 자국은 빠르게 사라질 것이며, 보통 몇 시간 내지 며칠 내에 없어질 것이라고 환자에게 안심시켜라. 만약 이러한 자국이 참을 수 없이 가려운 경우, 약국에서 구입할 수 있는 약한 히드로코르티손 크림을 사용하면 빠르게 호전될 것이다.

12 다음 내용 Coming Attractions

이제 심전도를 사용하여 다양한 심장병 및 비심장병을 진단할 준비가 되었다. 우리는 이러한 질환들을 다섯 가지 범주로 나눌 것이다.

비대 및 확장(제2장)

심전도는 특정 심방이나 심실이 확장되거나 비대해졌는지를 밝혀낼 수 있다. 판막 질환, 지속적인 고혈압, 유전 및 후천적인 심장 근육 질환이 심장에 이러한 영향을 미칠 수 있으며, 심전도를 통해 이러한 질환을 인식하고 평가할 수 있다.

리듬의 이상(제3장)

심장은 너무 빠르거나 느리게 뛰거나, 혼란스럽게 세동하거나, 갑자기 멈출 수 있다. 심전도는 이러한 리듬 이상을 평가하는 데 여전히 가장 좋은 수단이며, 이러한 리듬 이상은 심각할 경우 갑작스런 사망으로 이어질 수 있다.

전도의 이상(제4장, 제5장)

심장의 정상적인 전기 전도 경로가 차단되면 심박수가 급격히 떨어질 수 있다. 그 결과 심박출량이 갑자기 감소하여 실신할 수 있다. 실신은 병원 입원의 주요 원인 중 하나이다. 전도는 또한 방실결절의 정상적인 지연을 우회하는 단락 회로를 따라 가속될 수 있다. 이러한 경우도 살펴볼 것이다.

심근 허혈 및 경색(제6장)

심근 허혈 및 경색 진단은 심전도의 가장 중요한 역할 중 하나이다. 환자가 가슴 불편을 느끼는 이유는 다양하며, 심전도는 이를 분류하는 데 도움을 줄 수 있다.

전해질 이상, 약물 효과 및 기타 질환(제7장)

심장의 모든 전기적 사건은 전해질에 의존하기 때문에, 다양한 전해질 장애가 심장 전도에 영향을 미치고 치료되지 않으면 갑작스러운 사망을 초래할 수 있다. 디기탈리스, 항우울제, 항부정맥제 및 심지어 항생제와 같은 약물은 심전도를 심각하게 변화시킬 수 있다. 또한 여러 심장병 및 비심장병도 심전도에 극적인 변화를 일으킬 수 있다. 이러한 경우마다 적시에 심전도를 확인하면 진단적 정보를 제공하거나 때로는 생명을 구할 수 있다. 또한 운동에 참여하기 전에 젊은 운동선수를 선별하거나 수술 전에 환자의 위험을 평가하는 데 심전도의 논란이 되는 역할도 살펴볼 것이다.

제 2 장

심장의 비대 및 확장

Hypertrophy and Enlargement of the Heart

학습 목표

1. 심방이 확장되거나 심실이 비대될 때 심전도에 발생하는 파형(wave)의 변화를 살펴보자.
2. 비대와 확장 분석에 있어 전기적 축(axis)의 의미와 중요성을 이해하자.
3. 심전도에서 오른심방확장과 왼심방확장을 진단하는 방법을 배우자.
4. 심전도에서 오른심실비대와 왼심실비대를 진단하는 방법을 알아보자.
5. Mildred W.와 Tom L.의 사례로 비대와 확장에서 나타나는 심전도를 분석하는 능력과 그 진단이 중요한 이유를 알아보자.

1 몇 가지 소개말 A Few Introductory Remarks

심전도는 심장의 중요하고 긴급한 문제를 진단할 수 있다. 하지만 솔직히 말하자면, 비대와 확장은 특별한 경우를 제외하고는 나의 심장을 두근거리게 만드는 주제가 아니다. 그렇다고 오해하지는 말자. 심방확장과 심실비대를 찾아내는 것은 환자에게 중요한 임상적 의미를 가지며(이 장에서 일부를 확인할 수 있을 것이다), 이는 매우 중요한 정보이다. 그러나 심장마비나 잠재적으로 생명을 위협하는 심장문제를 진단하는 흥분과는 비교할 수 없다.

그렇다면 왜 여기서부터 비대와 확장부터 시작하는 것인가? 첫째, 비대와 확장은 이해하기가 쉽다. 둘째, 논리적으로 앞서 학습한 것들이 심전도에서 비대와 확장으로 이어진다. 셋째, 좋은 책은 재미있는 이야기를 읽듯이 서서히 흥미진진해지는 구성을 가져야 한다. 이 책이 끝날 때면 "실제 환자를 살려보고 싶다!"라는 생각이 들도록 온몸이 짜릿해질 것이다.

자! 심전도를 이용해서 심장의 비정상 소견을 찾아내는 첫 시도를 해보자.

2 정의 Definitions

'비대(hypertrophy)'와 '확장(enlargement)'이라는 용어는 종종 혼용되지만, 실제로는 서로 다른 의미를 가진다.

비대는 근육량의 증가를 말한다. 비대해진 심실의 벽은 두껍고 강하다. 대부분의 비대는 압력 과부하에 의해 발생하는데, 이는 심장이 증가된 저항을 상대로 심장에서 혈액을 분출해야 하는 상황, 즉 전신 고혈압이나 대동맥 협착증이 있는 환자들에게 발생할 수 있다. 역도 선수들이 점점 무거운 중량을 들어 올리면서 강력한 가슴 근육을 발달시키는 것처럼, 심장 근육도 증가하는 저항에 맞서 혈액을 밀어내야 할 때 (적어도 한동안은) 더 두꺼워지고 강해진다.

확장은 특정 심장의 방(chambers)의 확장을 말한다. 확대된 심실은 정상 심실보다 더 많은 혈액을 담을 수 있다. 확장은 대체로 용적 과부하 때문에 발생하는데; 심장의 방은 증가된 혈액의 양을 수용하기 위해 확장된다. 확장은 특정 심장 판막 질환에서 자주 보인다. 예를 들어, 대동맥 기능부전은 왼심실확장을 승모판 부전은 왼심방확장을 일으킬 수 있다.

확장과 비대는 보통 함께 발생한다. 왜냐하면 둘 다 심장이 심장의 방(chambers) 벽에 정상적인 긴장을 유지하거나 심장 박출량을 증가시키려는 방법이기 때문이다.

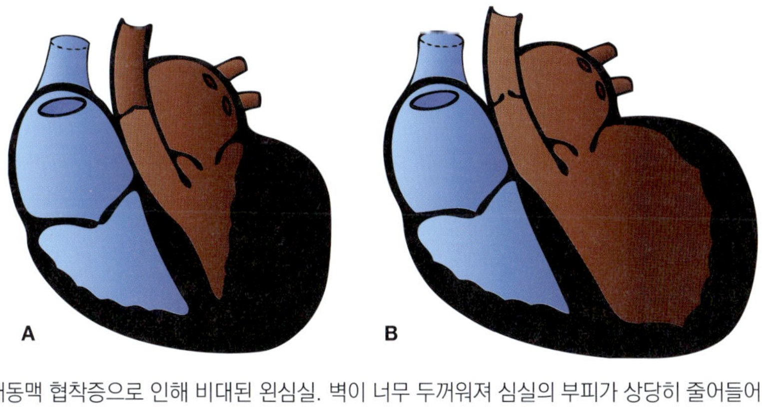

(A) 대동맥 협착증으로 인해 비대된 왼심실. 벽이 너무 두꺼워져 심실의 부피가 상당히 줄어들어 있다.
(B) 확장된 왼심실. 심실의 부피는 더 커졌지만, 벽의 두께는 정상이다.

심전도는 심장의 비대와 확장을 잘 구분하지 못한다. 그러나 심전도를 분석할 때 보통은 심방의 확장과 심실의 비대를 이야기한다.

심방확장이라는 용어는 심방 비정상이라는 용어로 사용되기도 한다. 이것은 심방의 확장과 함께 특징적으로 나타나는 심전도의 변화가 여러 가지 다른 전기적 문제들 때문일 수도 있다는 것을 반영하는 것이다. 하지만 심방확장이라는 용어가 전통적으로 계속 사용되어 왔기 때문에 이 책에서는 심방확장이라는 용어를 계속 사용할 것이다. 그리고 P파 변화의 대부분은 심방의 확장이기 때문이다.

P파는 심방의 탈분극을 나타내기 때문에 P파를 보고 심방의 확장을 평가할 수 있다. 마찬가지로, QRS 복합체로 심실비대가 있는지를 확인할 수 있다.

비대와 확장은 스트레스 상황에서 적응하기 위해서 정상적으로 나타날 수도 있지만, 심장에 영향을 미치는 심각한 기저질환도 반영하기 때문에 심전도에서 비대와 확장을 찾아내는 것을 배우는 것은 매우 중요하다. 또한, 시간이 지남에 따라 근육 두께나 크기가 증가하면 신체가 휴식하고 있는 중에도 심장이 혈액을 잘 분출하지 못하게 되어 결국 심부전(Heart Failure)의 원인이 된다. 비대해진 심장근육은 심장근육이 커진 만큼 혈액공급을 더 많이 필요로 하지만 모세혈관의 밀도가 낮아지고 정상 심장근육보다 허혈(즉, 산소요구량에 미치지 못함)에 더 영향을 받기 쉬워진다.

1) 심전도의 변화(How the EKG Can Change)

심장의 방이 비대해지거나 확장될 때 심전도의 파형은 3가지 변화가 발생한다.

1. 심장의 방은 탈분극하는데 시간이 더 오래 걸릴 수 있다. 따라서 심전도의 파형에서 지속시간이 증가된다.
2. 심장의 방은 더 많은 전류와 더 큰 전압이 발생할 수 있다. 따라서 파형의 진폭이 증가된다.
3. 전체 전류에서 대부분의 전류가 확장된 심장의 방쪽으로 이동할 수 있다. 이 말의 의미는 전기적 벡터(vector), 즉 전기적 축(axis)의 방향이 변할 수 있다는 것이다.

축(axis)의 개념은 비대와 확장을 진단하는데 매우 중요하기 때문에, 이 개념을 자세히 살펴볼 필요가 있다.

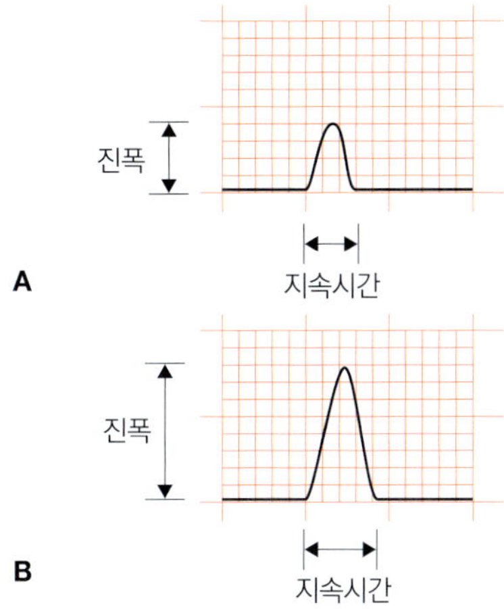

(A) 정상파형. (B) 심장의 방이 확장되거나 비대되었을 때의 파형. 파형의 진폭과 지속시간은 증가된다. 세 번째 심전도의 변화인 전기적 축(axis)의 변화는 다음 페이지에서 설명할 것이다.

진폭의 증가는 심장의 방이 확장될 때 나타나는 가장 눈에 띄는 변화이며, 확장과 비대를 진단하는 모든 기준에 중요하다. 그러나 매우 마른 사람, 특히 앞가슴벽(anterior thoracic wall)의 흔한 선천적 기형인 오목가슴(pectus excavatum)을 가진 사람들은 심전도에서 비정상적으로 파형이 크게 나타날 수 있다. 왜냐하면 심전도 유도가 심장에 더 가깝고, 피부 아래에 있는 조직들(overlying tissue)이 많지 않아 파형이 감소되지 않기 때문이다.

3 축 Axis

앞에서 심전도가 특정 순간에 전기적 힘이 동시에 일어나는 벡터를 기록한다는 것을 학습했다. 이것을 이용한다면, 연속된 순차적 벡터를 그려 심장의 완전한 탈분극(또는 재분극)을 나타낼 수 있으며, 각 벡터는 주어진 순간의 모든 전기적 힘의 합을 나타낸다.

심방 탈분극(P파)과 심실 재분극(T파)을 보기 전에 심실 탈분극(QRS 복합체)이 시각적으로 보기가 더 쉽기 때문에 먼저 볼 것이다.

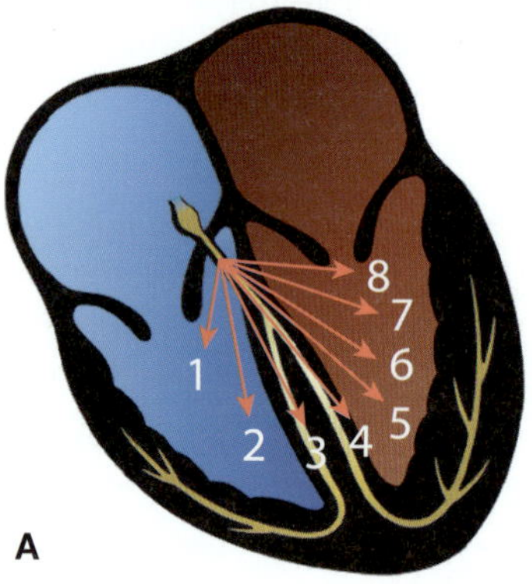

A

심실 탈분극은 8개의 순차적인 순간 벡터로 나타나며, 전기적 힘이 보통 왼쪽으로 점점 이동하는 것을 볼 수 있다. 쉽게 설명하기 위해 순간 벡터를 8개만 보여주었지만, 사실은 80개 또는 8,000개를 보여 줄 수도 있다.

위의 그림에서 첫 번째 벡터는 심실중격의 탈분극을 나타내고, 그다음 벡터들은 심실의 나머지 부분이 점진적으로 탈분극되는 것을 나타낸다. 훨씬 더 큰 왼심실의 전기적 활동이 심전도를 지배하기 때문에 벡터가 점진적으로 왼쪽으로 움직인다.

모든 순간 벡터의 평균을 나타내는 벡터는 평균 벡터(mean vector)라고 부른다.

평균 벡터의 방향은 평균 전기축(mean electrical axis)이라 부른다.

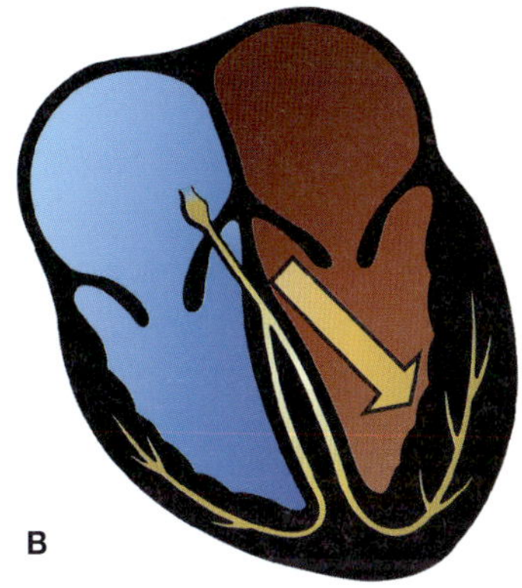

모든 순간 벡터들이 하나로 요약된 단일 벡터이다. 이 합산된 벡터를 평균 벡터(mean vector)라고 하며, 벡터의 방향은 심실 탈분극의 축이다. 축은 이마면(frontal plane)에서만 정의한다.

대부분의 QRS 벡터는 왼쪽 아래를 향해 있으며, 이것은 심실 탈분극 동안 전류가 흐르는 방향을 나타낸다. 따라서 이 평균 벡터의 방향인 정상 QRS 축은 +90°에서 0° 사이에 있다(실제로 대부분의 심장전문의는 정상 범위를 +90°에서 -30°까지 확장한다. 시간이 지나면서 축의 개념이 더 익숙해지면 이러한 세부 사항을 전기적 분석에 추가해야 하지만, 지금은 +90°에서 0°로 충분하다).

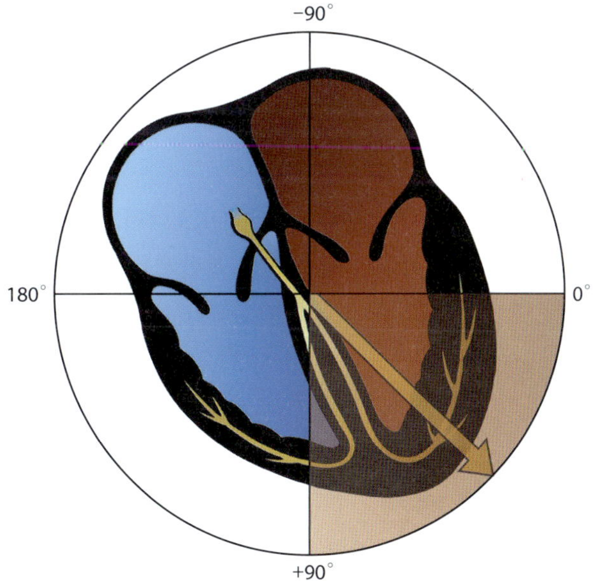

QRS 축이 0°와 90° 사이, 색칠된 사분면 내에 위치한다면, 그것은 정상이다.

심전도에서 I과 aVF 유도만 보면 QRS 축이 정상인지 빠르게 확인할 수 있다. I과 aVF 유도에서 QRS 복합체가 주로 양성이면 QRS 축은 정상이어야 한다(너무 단순해 보이지만 사실이다. 위에서 언급했듯이 정상 QRS 축은 실제로 90°에서 -30°까지 모두 가능하다. 자세한 내용은 69쪽 박스글을 참고하라). 왜 그럴까?

1) QRS 축의 정상 여부 판단(Determining Whether the QRS Axis Is Normal)

어떤 유도든지 탈분극의 파형이 다가온다면 양성 파형으로 기록된다는 것을 학습했다. I 유도는 0°를 향해간다. 따라서 평균 QRS 벡터가 -90°에서 +90° 사이 어디든지 향하고 있다면, I 유도는 주로 양성 QRS 복합체로 기록할 것이다.

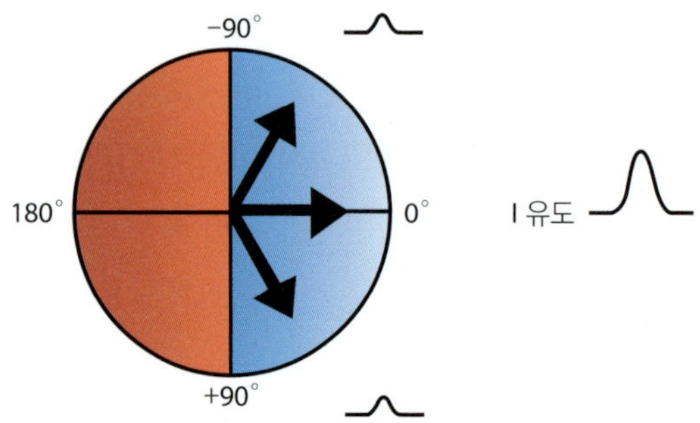

-90°와 +90° 사이의 평균 QRS 벡터는 I 유도에서 주로 양성 QRS 복합체가 생성된다. 3가지 다른 평균 QRS 벡터를 표시했다. 이 3가지 벡터는 모두 -90°에서 +90° 사이에 위치하여, 3가지 벡터 모두 주로 양성 QRS 복합체가 생성된다. I 유도에서 3가지 QRS 복합체가 각각 어떻게 기록될지 보여준다.

aVF 유도는 +90° 방향을 향한다. 따라서 평균 QRS 벡터가 0°에서 180° 사이 어디든지 향하고 있다면, aVF 유도는 주로 양성 QRS 복합체를 기록할 것이다.

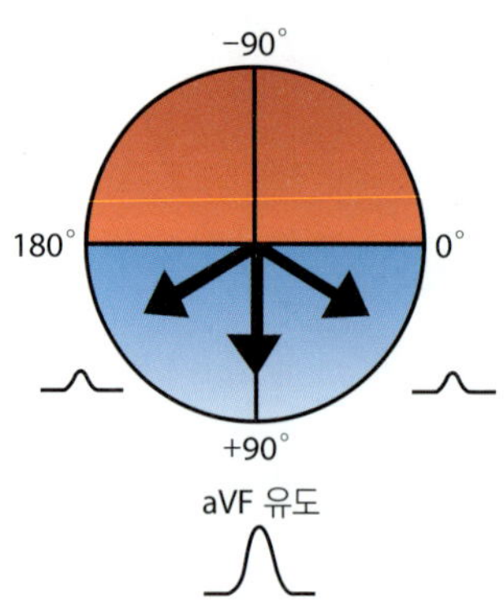

0°와 180° 사이의 평균 QRS 벡터는 aVF 유도에서 주로 양성 QRS 복합체가 생성된다. 3가지 다른 평균 QRS 벡터를 표시했다. 모든 aVF 유도가 주로 양의 방향으로 기록될 것이다.

우리는 어디로 향해 가는지 알 수 있다: QRS 복합체가 I과 aVF 유도 모두 주로 양성 파형이 우세하다면 QRS 축은 두 유도 모두 양성 사분면 즉, 0°에서 +90°사이에 있어야 한다. 이것이 정상적인 QRS 축이다.

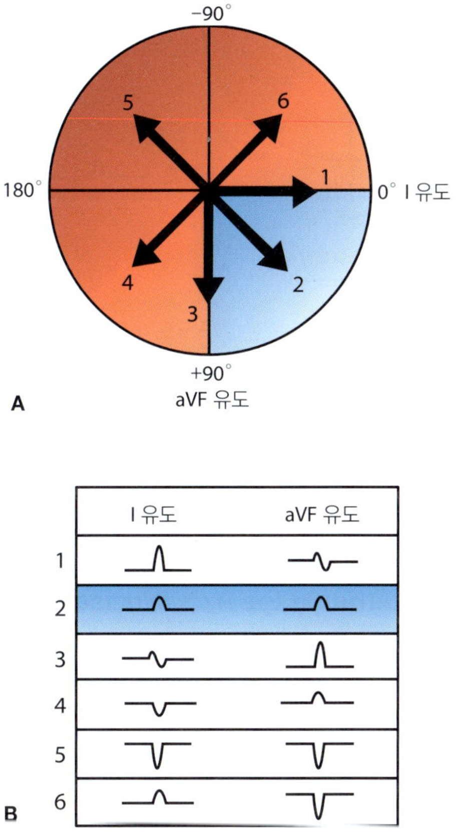

6개의 서로 다른 QRS 축이 나타난다. (A) 0°~+90°(파란색 사분면) 사이의 축에서만 I과 aVF 유도 모두에서 주로 양성 파형의 QRS 복합체가 나타난다. (B) 6개 각각의 축과 연관된 I과 aVF 유도의 QRS 복합체를 표시하였다. 심장전문의는 1번 축과 3번 축도 정상으로 간주하지만, 2번 축만 정상이고 I과 aVF 유도 모두 두드러진 양성 파형을 나타낸다.

많은 심전도 전문가는 정상 축이 +90°에서 0°를 넘어 -30°까지 확장될 수 있다고 생각한다. 이 기준을 사용하면, aVF 유도에서 주로 음성 파형의 QRS 복합체도 I과 II 유도의 QRS 복합체가 양성이면 정상으로 볼 수 있다. 이것이 직관적으로 이해되지 않는다면, 다음의 그림을 확인해보자. 축의 몇 도 차이로 임상적 결정이 달라지는 경우는 매우 드물기 때문에, 더 간단한 정의를 사용하는 것이 편하다면 그것도 좋은 방법이며 부끄럽다고 생각할 필요가 없다. 여기서부터는 더 간단한 정의를 사용할 것이다. 이 부분에 대해 융통성을 갖는 것이 좋을 것이다.

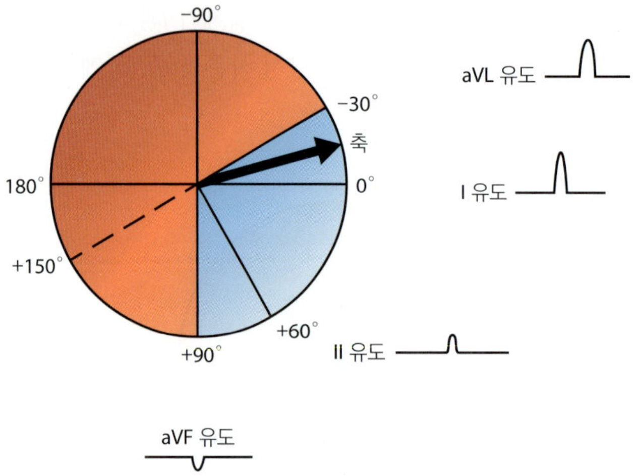

정상 축을 +90°에서 -30°로 재정의한다는 것은 aVF 유도가 음성 파형임에도 불구하고 위의 축이 정상이라는 것을 의미한다.
II 유도는 +60°에서 방향이 설정되어 있으며, 축이 -30°와 +150° 사이에 위치한다면 양성 파형으로 나타난다. 따라서 I과 II 유도 모두 양성 파형일 때, 축은 그림의 파란 영역처럼 -30°와 +90° 사이에 있어야 한다. 즉 "정상"에 대안적 정의이다.

2) 축의 정확한 정의(Defining the Axis Precisely)

일반적으로 축이 정상인지 아닌지를 확인하는 것으로 충분하지만, 축의 실제 각도를 정확하게 정의할 수 있다. 이를 위해 필요한 것은 사지유도의 QRS 복합체 중 가장 이상성(biphasic) 유도를 찾는 것이다. 즉, 양성 파형과 음성 파형이 기준선의 양쪽으로 동등하게 확장된 경우이다[때로는 파형이 매우 작아 평탄하게 보이거나 등전위(isoelectric)로 보일 수 있다]. 그러면 이 유도와 대략적으로 수직(perpendivular)인 방향으로 축이 향해간다. 왜냐하면 전류 흐름 방향에 수직으로 향하는 전극은 이상성 파형을 기록하기 때문이다.

예를 들어, III 유도(방향, +120°)에서 QRS 복합체가 이상성인 경우, 축은 이 유도에 대해 직각(90°)을 이루어야 하므로 +30° 또는 -150° 중 하나가 된다. 또한, 이미 축이 정상이라는 것을 알고 있다면–즉, I과 aVF 유도에서 QRS 복합체가 양성 파형이라면–축은 -150°가 될 수 없고 +30°가 된다.

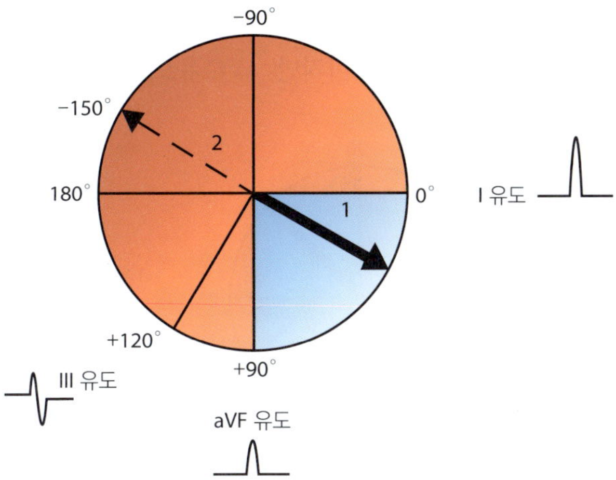

I, III, aVF 유도에 대한 QRS 복합체를 표시하였다. 축을 결정하는 것은 쉽다. III 유도에서 QRS 복합체가 이상성이다. 따라서 축은 +30° 또는 -150° 중 하나가 되어야 한다. 그러나 I과 aVF 유도에서 QRS 복합체가 양성 파형이기 때문에, 축은 정상이어야 한다. 즉 파란색 사분면 내에 위치해야 한다. 따라서 축은 +30°일 수밖에 없다.

3) 축 편위 : 비정상 축 정의에 대한 세부사항 (Axis Deviation: Getting More Specific About Defining Abnormal Axes)

정상 QRS 축은 0°와 90° 사이에 있다. 축이 90°와 180° 사이에 위치할 경우, 우축편위(right axis deviation)라고 한다. 우축편위를 가진 환자는 I과 aVF 유도의 QRS 복합체는 양성 파형일까? 음성 파형일까?

aVF 유도에서의 QRS 복합체는 여전히 양성 파형이지만, I 유도에서는 음성 파형이 될 것이다.

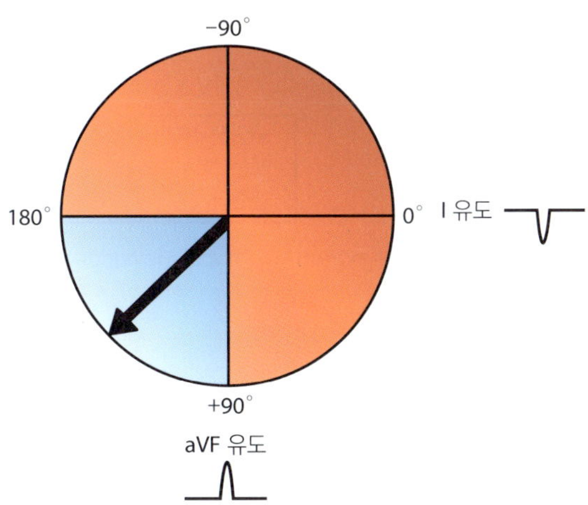

우축편위(right axis deviation, RAD). I 유도에서의 QRS 복합체는 음성 파형이고, aVF 유도에서는 양성 파형이다.

축이 0°와 -90° 사이에 위치할 경우, 좌축편위(left axis deviation)라고 한다. 이 경우, I 유도에서의 QRS 복합체는 양성 파형이지만, aVF 유도에서는 음성 파형이다.

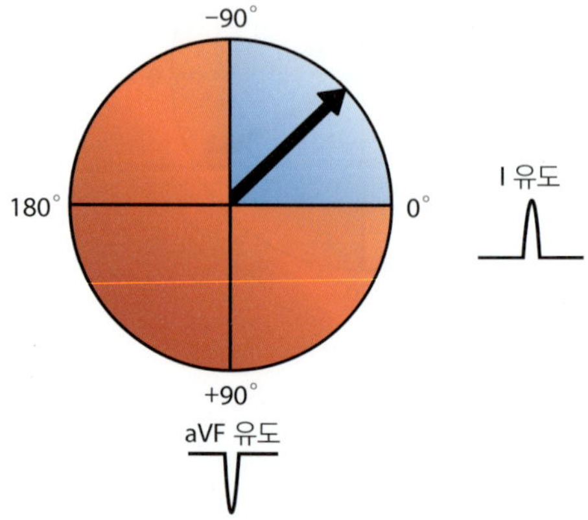

좌축편위(left axis deviation, LAD)

드물게는 축이 완전히 방향을 잃어 -90°와 180° 사이에 위치하게 된다. 이를 극단적우축편위(extreme right axis deviation)라고 한다. 이 경우 aVF와 I 유도에서의 QRS 복합체는 모두 음성 파형이 될 것이다.

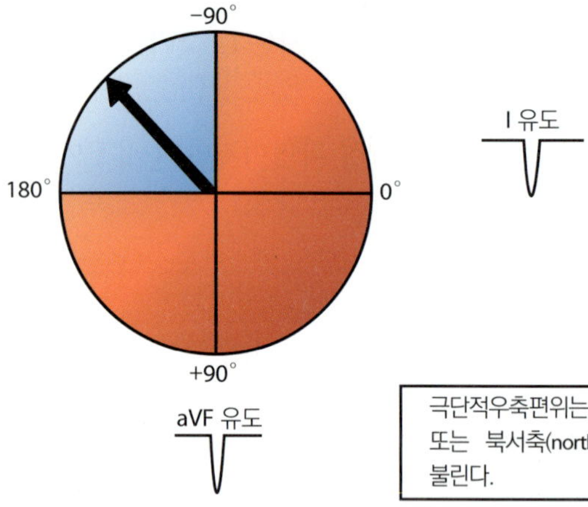

극단적우축편위는 상축(superior axis) 또는 북서축(northwest axis)이라고도 불린다.

극단적우축편위(extreme right axis deviation)

SUMMARY

▶ 축

1. '축'이라는 용어는 평균 전기 벡터의 방향을 나타내며, 전류 흐름의 평균방향을 표시한다. 이것은 이마면(frontal plane)에서만 정의된다.
2. 축을 결정하기 위해서는 QRS 복합체의 파형이 가장 이상성(biphasic)을 보이는 유도를 찾아야 한다. 축은 그 유도에 거의 수직 방향이다.
3. 축을 빠르게 찾기 위해서는 I과 aVF 유도를 살펴볼 수 있다.

축	I 유도	aVF 유도
정상축	양성	양성
좌축편위	양성	음성
우축편위	음성	양성
극단적우축편위	음성	음성

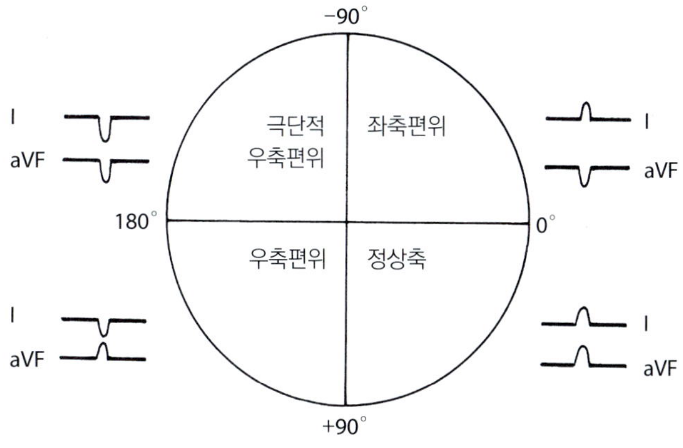

아래의 심전도에서는 보이는 것처럼, 이마면의 여섯 유도에서 기록된 파형들이 있다. QRS 축이 정상인가? 아니면 축 편위가 있는가?

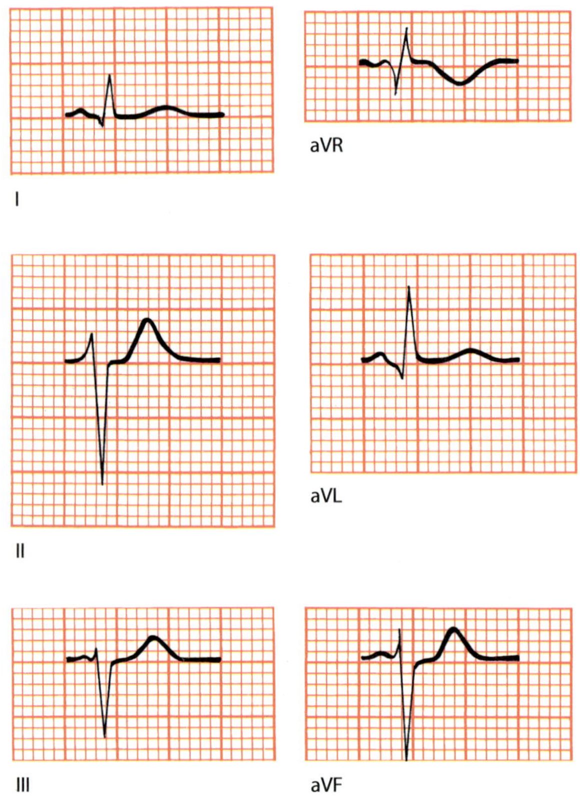

이 환자는 좌축편위를 가지고 있다; I 유도에서 QRS 복합체는 주로 양성 파형이고 aVF 유도에서는 음성 파형이다.

이제 이상성인 QRS 복합체가 있는 유도를 찾아 축을 더 정확하게 정의할 수 있는가?

aVR 유도에서의 QRS 복합체는 대략 이상성이다. 따라서 전기 축은 거의 수직으로 있어야 하며, -60° 또는 +120° 중 하나일 것이다. 이미 축이 좌축편위의 영역(즉, 0°와 -90° 사이)에 있다는 것을 알고 있기 때문에, 축은 -60°가 된다.

QRS 복합체에 대해 한 것처럼, 모든 심전도에서 P파와 T파의 축도 정의할 수 있다. 정상적인 P파 축은 성인에서 대략 0°에서 70° 사이에 있으며 (어린이에서는 0°에서 90° 사이), T파 축은 변동성이 있지만, QRS 축과 비슷해야 하며, QRS 축과 50°에서 60° 사이에 위치해야 한다.

다음 심전도에서 QRS 복합체, P파, 그리고 T파의 축을 식별할 수 있는가?

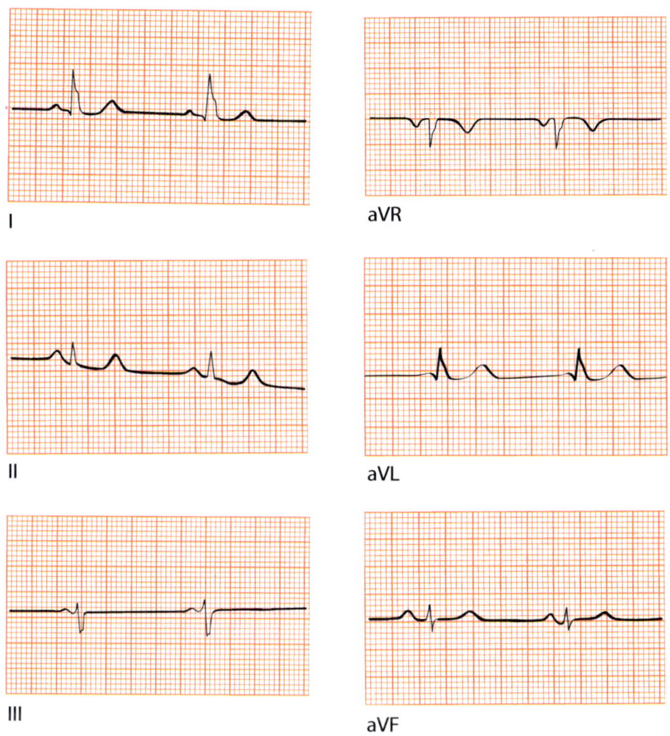

QRS 복합체 : QRS 축은 대략 0°이다. aVF 유도에서 거의 이상성을 보여, 축이 0° 또는 180°임을 시사한다. I 유도에서 R파가 높기 때문에 축은 반드시 0°이어야 한다.

P파 : aVL 유도에서 P파는 거의 보이지 않는다(등전위). 따라서 P파 축은 이 유도에 수직이어야 하며 60° 또는 −120° 중 하나가 될 수 있다. I과 aVF 유도에서 P파가 양성 파형이기 때문에 축은 반드시 60°이어야 한다.

T파 : R파가 높은 모든 유도에서 T파도 양성 파형이다. III 유도에서 T파가 평탄하여, 이 유도에 수직인 축을 나타내며(+30° 또는 −150°), I 유도에서 T파가 높기 때문에 축은 대략 +30°이어야 한다.

4 축 편위, 비대, 확장 Axis Deviation, Hypertrophy, and Enlargement

이제 축의 개념을 충분히 파헤쳤으니, 축 편위가 비대 및 확장과 무슨 관련이 있는지 궁금해하는 것이 당연하다. 축 편위 개념은 특히 심실비대에 가장 잘 적용되므로, 심실이 비대해질 때 전기 흐름에 무슨 일이 일어나는지 보자.

정상적인 심장에서 QRS 축은 0°와 +90° 사이에 위치하며, 이는 오른심실보다 훨씬 큰 왼심실의 전기적 우위를 반영한다. 65세 환자를 상상해 보자. 이 환자는 수년 동안 고혈압을 치료받지 않고 방치했으며, 현재 두통과 숨가쁨으로 당신을 찾아왔다. 이 환자의 혈압은 190/115 mmHg로 매우 높게 나타났다. 이 지속적이고 심각한 고혈압은 왼심실이 너무 오랫동안 너무 과도하게 일하게 만들었고, 결과적으로 비대해졌다. 따라서 왼심실에 대한 전기적 우성은 더욱 강해졌다. 평균 전기 벡터는 더욱 왼쪽으로 끌려가고, 결과적으로 좌축편위가 나타났다.

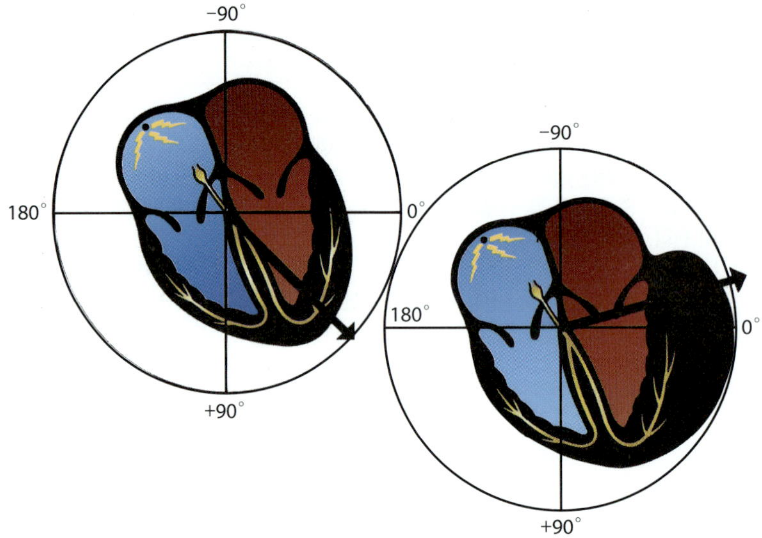

왼심실비대가 발생하면, 전기 축이 더욱 왼쪽으로 이동하여 좌축편위가 나타난다.

오른심실비대는 훨씬 드물며, 정상적으로 우세한 왼심실에 의해 생성된 전기적 힘을 극복하기 위해 오른심실의 전기적 힘 비율에 큰 변화가 필요하다. 그러나 만성폐쇄폐질환으로 인한 폐동맥 고혈압이 심각하거나, 교정되지 않은 선천성 심장병으로 인해 오른심실에 심각한 용적이나 압력 부하가 발생하는 환자에서 나타날 수 있다. 오른심실이 크게 비대해지면, 심전도에서 QRS 축의 변화로 감지될 수 있다. 전류의 평균 전기 축은 오른쪽으로 그려지고, 결과적으로 우축편위가 나타난다.

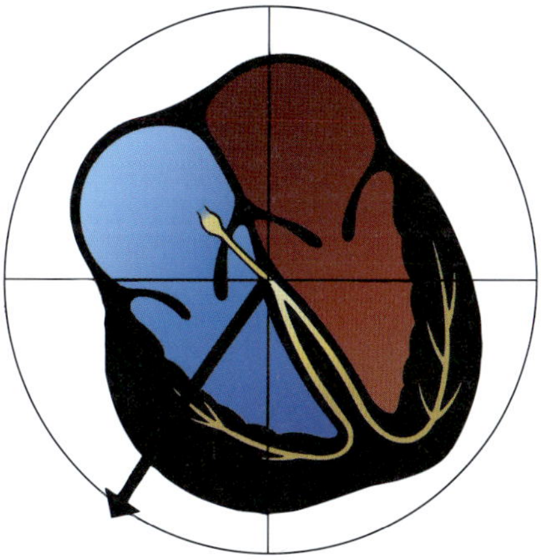

오른심실비대가 발생하면 전기 축이 오른쪽으로 이동하여 우축편위가 나타난다.

이제 심장의 확장이나 비대가 있을 때 심전도에서 나타날 수 있는 3가지 변화를 다시 언급해 보자.

1. 파형의 지속시간이 길어질 수 있다.
2. 파형의 진폭이 커질 수 있다.
3. 파형의 전기 축이 정상에서 벗어날 수 있다.

심방확장과 심실비대 진단을 위한 구체적인 심전도 기준이 마련되었으며, 이것은 다음 페이지에서 논의해 보자.

5 심방확장 Atrial Enlargement

정상적인 P파는 지속시간이 0.12초 미만이어야 하며, 가장 큰 변위 즉 전위(양성이든 음성이든)는 2.5 mm를 초과하지 않아야 한다. P파의 첫 부분은 오른심방의 탈분극을 나타내고, 두 번째 부분은 왼심방의 탈분극을 나타낸다.

심방확장을 평가하는 데 필요한 거의 모든 정보는 II와 V1 유도에서 찾을 수 있다. II 유도는 심방을 통한 전류 흐름(즉, 평균 P파 벡터와 평행)과 거의 평행하게 설정되어 있기 때문에 유용하다. 따라서 가장 큰 양성 변위를 기록하며 심방 탈분극의 다른 어떠한 교란에 매우 민감하게 나타난다. V1 유도는 전기 흐름에 수직으로 설정되어 있어 이상성이 되므로 유용하며, 오른심방과 왼심방 요소를 쉽게 구분할 수 있다.

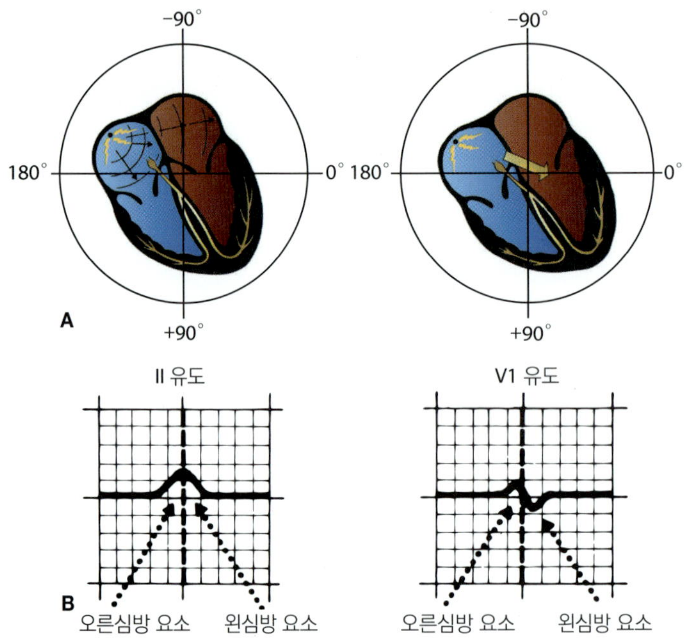

(A) 정상적인 심방 탈분극. (B) II와 V1 유도에서의 정상 P파. P파의 첫 부분은 오른심방의 탈분극을 나타내며, 두 번째 부분은 왼심방의 탈분극을 나타낸다.

1) 오른심방확장(Right Atrial Enlargement)

오른심방확장 시, P파의 첫 부분의 진폭이 증가한다. P파의 마지막 부분은 왼심방에서 기원하기 때문에 너비는 변하지 않고 그대로 유지된다.

오른심방의 확장은 오른심방이 왼심방보다 전기적으로 우세하게 되도록 할 수도 있다. 심방 탈분극의 벡터가 우측으로 휘어질 수 있으며, P파 축도 우측으로 +90°를 향하거나 그 이상으로 이동할 수 있다. 따라서 가장 높은 P파는 더 이상 II 유도에서 나타나지 않고 aVF나 III 유도에서 나타날 수 있다.

오른심방확장의 전형적인 모습은 II와 V1 유도에서 나타나며, 심각한 폐 질환에 의해 종종 발생하기 때문에 폐성 P파(P-pulmonale)로 불린다.

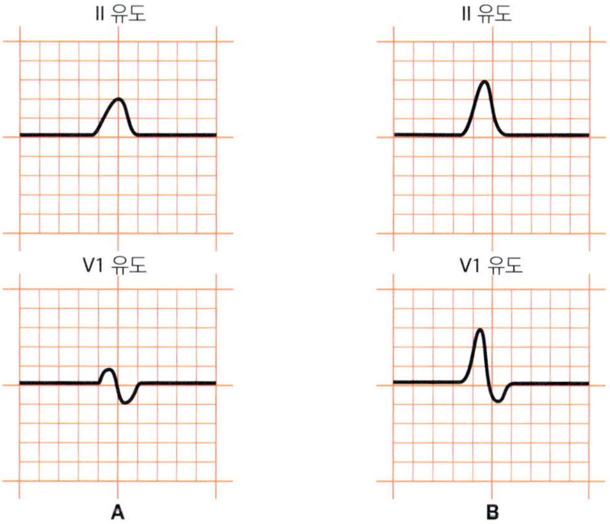

(A) II와 V1 유도에서의 정상 P파. (B) 오른심방확장. 초기 오른심방 요소인 P파의 증가된 진폭에 주목하라. 하지만 종말 왼심방 요소와 P파의 전체 지속시간은 본질적으로 변하지 않는다.

오른심방확장은 II, III, aVF 유도 중 적어도 하나에서 P파의 진폭이 2.5 mm를 초과하는 경우 진단할 수 있다.

2) 왼심방확장(Left Atrial Enlargement)

왼심방확장 시, P파의 두 번째 부분인 왼심방 요소의 진폭이 증가할 수 있다. 왼심방확장의 진단은 V1 유도에서 P파의 말단(왼심방) 부분이 등전위선보다 아래로 1 mm 이상 떨어져야 한다(V1 유도가 우측심장 위에 놓여 있으므로, 확장된 왼심방이 탈분극될 때 V1 유도에서 더 큰 음성 변위가 발생한다는 것을 기억하라).

그러나 P파에서 더 두드러진 변화는 지속시간의 증가이다. 이는 왼심방 탈분극이 P파의 말단 부분을 나타내기 때문에, 탈분극이 길어지는 것이 쉽게 관찰될 수 있다(오른심방확장 시에는 오른심방의 길어진 탈분극이 왼심방 부분의 P파에 의해 숨겨진다). 따라서 왼심방확장의 진단은 P파의 말단 부분이 최소한 1개의 작은 블록(0.04초) 이상이 되어야 한다.

왼심방확장의 심전도 모습은 승모판성 P파(P mitrale)로 불리는데, 이는 승모판 질환이 왼심방확장의 흔한 원인이기 때문이다.

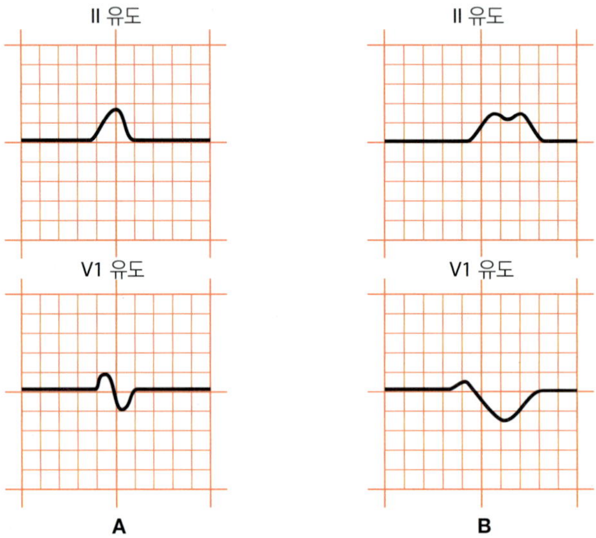

(A) 다시 한번, II와 V1 유도에서의 정상 P파
(B) 왼심방확장. P파의 왼심방 요소인 말단부분의 진폭과 지속시간이 증가한 것을 주목하라.

SUMMARY

▶ 심방확장

심방확장을 진단하려면 II와 V1 유도를 살펴보라.

오른심방확장은 다음과 같은 특징이 나타난다.

1. 하부유도(inferior leads)에서 진폭이 2.5 mm를 초과하는 P파
2. P파의 지속시간에 변화 없음
3. P파의 우축편위 가능성

왼심방확장은 다음과 같은 특징이 나타난다.

1. 말단(음성) 요소의 P파 진폭이 증가하며, V1 유도에서 등전위선보다 최소 1 mm 아래로 내려가야 한다.
2. P파의 지속시간이 증가하며, 말단(음성) 부분은 최소한 작은 블록 하나(0.04초)의 너비가 되어야 한다.
3. 왼심방이 일반적으로 전기적으로 우세하기 때문에 뚜렷한 축편위는 보이지 않는다.

심방확장(특히 왼심방확장)의 심전도 증거가 때때로 명확한 병리학적 상관성이 없는 경우가 있으며, 이러한 경우에는 단지 비특이적 전도 이상을 반영할 수 있다는 점을 강조해야 한다 P파 축의 이상은 동방결절이 아닌 다른 곳에서 심장 리듬이 발생할 때도 볼 수 있다는 점을 나중에 논의할 것이다. 따라서 심전도에서 심방확장의 해석은 임상 상황에 대한 지식을 통해 신중하게 이루어져야 한다(어떠한 상황에서도 훌륭하게 판단하자!).

6 심실비대 Ventricular Hypertrophy

심실비대의 진단은 여러 유도에서 QRS 복합체에 대한 신중한 평가가 필요하다.

1) 오른심실비대(Right Ventricular Hypertrophy)

(1) 사지유도(Limb Leads) 살펴보기

사지유도에서 오른심실비대와 가장 흔히 관련된 특징은 우축편위다; 즉, 0°와 +90° 사이의 정상적인 QRS 복합체의 전기 축이 +90°에서 +180° 사이로 벗어난다. 이것은 오른심실에 새로운 전기적 우위가 반영되는 것이다.

많은 심장 전문의는 오른심실비대 진단을 내리기 위해서는 QRS 축이 +100°를 초과해야 한다고 생각한다. 그래서 I 유도(0°에서 방향이 설정됨)에서의 QRS 복합체는 적어도 양성보다 약간 더 음성이어야 한다.

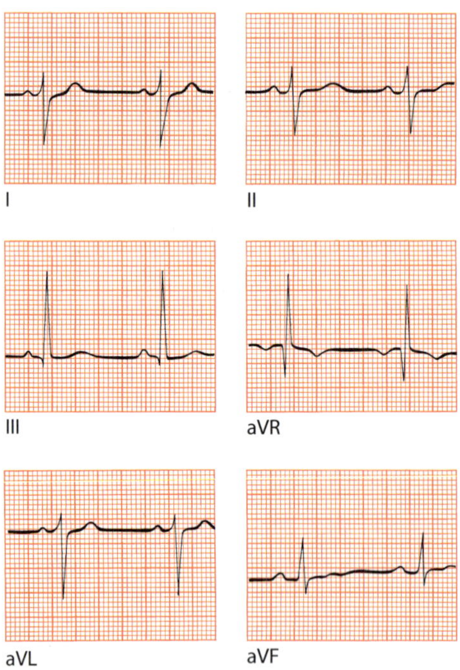

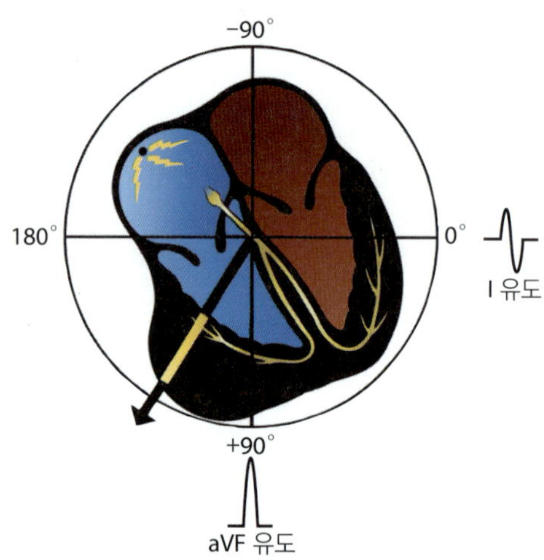

오른심실비대는 QRS 복합체의 축을 오른쪽으로 이동시킨다. 심전도 기록에서 우축편위가 보인다. 또한, I 유도에서의 QRS 복합체가 약간 음성인데, 많은 전문가들이 이를 오른심실비대 진단을 제대로 확립하는 데 필수적인 기준으로 여긴다.

(2) 흉부유도(Precordial Leads) 살펴보기

흉부유도도 오른심실비대 진단에 도움이 될 수 있다. 예상할 수 있듯이, 정상적인 R파 진행 패턴인 V1에서 V5로 왼쪽으로 진행하면서 R파 진폭이 커지는 현상이 방해받는다. 유도가 왼심실에 가까워질수록 R파 진폭이 증가해야 하는데, 반대 현상이 일어날 수 있다. 오른심실비대가 있는 부위 위에 위치한 V1 유도에서 큰 R파가 나타나고, 정상적인 왼심실 위에 위치한 V5와 V6 유도에서는 전기적으로 약한 작은 R파가 나타날 수 있다. 마찬가지로, V1 유도에서 S파는 작지만, V6 유도에서 S파는 크다.

이 기준들은 가능한 한 가장 간단한 수학으로 표현할 수 있다:

- V1 유도에서 R파는 S파보다 크다.
- V6 유도에서 S파는 R파보다 크다.

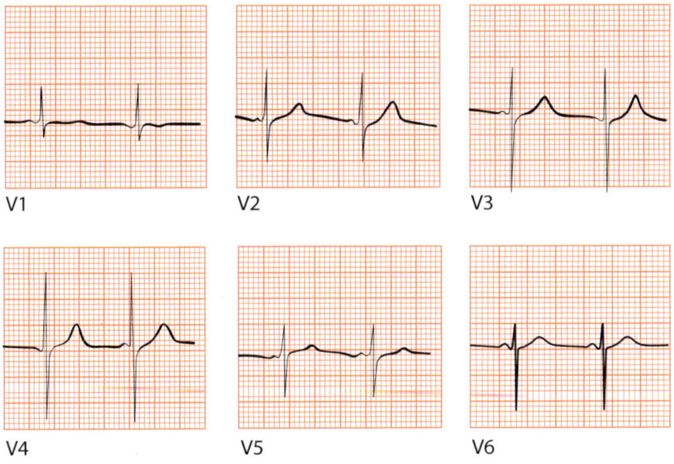

V1 유도에서 R파는 S파보다 크다. V6 유도에서 S파는 R파보다 크다.

오른심실비대의 가장 흔한 원인은 폐 질환과 선천성 심장병이다.

2) 왼심실비대(Left Ventricular Hypertrophy)

안타깝게도 왼심실비대의 진단은 좀 더 복잡하다. -15°를 넘어서는 좌축편위가 자주 보이지만, 대체로 이는 유용한 진단 특징이 아니다. 대신, 왼심실을 덮고 있는 유도에서 R파의 진폭이 증가하는 것이 왼심실비대의 심전도 진단을 위한 기반이 된다.

불행히도, 심전도에서 왼심실비대를 진단하는 기준은 심전도에 관한 책만큼이나 다양하다. 그럼에도 불구하고, 모든 기준은 공통된 주제를 반영한다: 왼심실을 덮고 있는 유도에서 R파의 진폭이 증가하고, 오른심실을 덮고 있는 유도에서 S파의 진폭이 증가해야 한다. 각각의 기준은 민감도와 특이도에서 차이가 있다. 여기 나열된 기준들이 유일한 것은 아니지만, 당신에게 많은 도움이 될 것이다.

(1) 흉부유도(Precordial Leads) 살펴보기

일반적으로 흉부유도는 사지유도보다 왼심실비대 진단에 더 민감하다. 흉부유도에서 가장 유용한 기준은 다음과 같다:

1. V5 또는 V6 유도의 R파 진폭과 V1 또는 V2 유도의 S파 진폭의 합이 35 mm를 초과한다.
2. V5 유도의 R파 진폭이 26 mm를 초과한다.
3. V6 유도의 R파 진폭이 20 mm를 초과한다.

긍정적인 기준이 많을수록 환자가 왼심실비대를 가질 가능성이 더 높다.

안타깝게도 이 기준들을 모두 외우는 것이 유익할 수 있지만, 선택적으로 접근하고자 한다면 가장 좋은 예측 가치를 가진 첫 번째 기준을 선택하는 것이 좋다.

참고 : 이 기준들은 상대적으로 가슴벽이 얇기 때문에 전압이 증가하는 35세 미만의 사람에서는 유용성이 떨어진다. 특히 어린 아이들에서는 신뢰성이 매우 낮다.

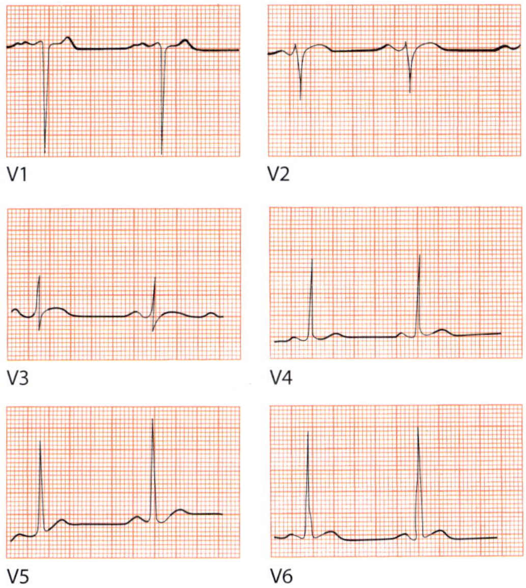

흉부유도에서의 왼심실비대. 세 가지 기준 중 두 가지가 충족된다. V5 유도의 R파 진폭과 V1 유도의 S파 진폭의 합이 35 mm를 초과하며, V6 유도의 R파 진폭이 20 mm를 초과한다. 충족되지 않은 유일한 기준은 V5 유도에서 R파 진폭이 26 mm를 초과하는 것이다.

(2) 사지유도(Limb Leads) 살펴보기

사지유도에서 가장 유용한 기준은 다음과 같다:

1. aVL 유도에서 R파 진폭이 11 mm를 초과한다.
2. aVF 유도에서 R파 진폭이 20 mm를 초과한다.
3. I 유도에서 R파 진폭이 13 mm를 초과한다.
4. I 유도의 R파 진폭과 III 유도의 S파 진폭의 합이 25 mm를 초과한다.

다시 한번, 심전도적 열반(nirvana)*을 추구한다면 모든 기준을 학습하라. 하나만 선택해야 한다면 첫 번째를 선택하라; 이것은 왼심실비대에 가장 특이적이다. 즉, 이 기준이 존재하면 환자가 왼심실비대를 가질 가능성이 높지만, 이 기준만을 의존하면 때때로 진단을 놓칠 수 있다(즉, 매우 민감하지 않다).

* 열반(nirvana) : 깨우침의 지혜를 완성하고 완전한 정신의 평안함에 놓인 상태

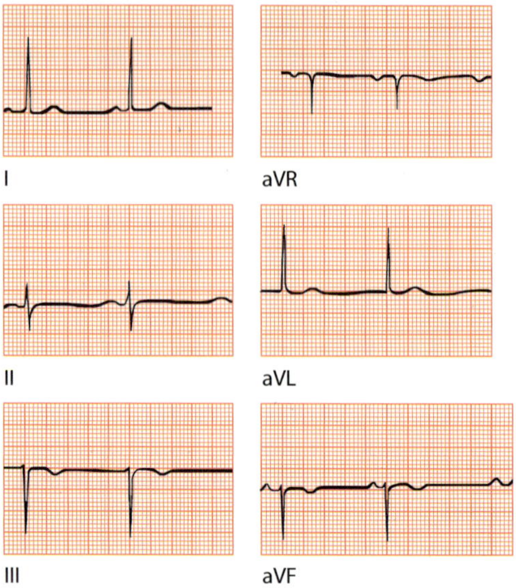

사지유도에서의 왼심실비대. 기준 1, 3, 4가 충족되며, 오직 기준 2인 aVF 유도에서의 R파 진폭에 관한 기준만 충족되지 않는다.

다른 전문가들에 의해 가장 정확하다고 여겨지는 또 다른 기준이 있는데, 이는 하나의 사지유도와 하나의 흉부유도를 결합하는 것이다.

여성의 경우 aVL 유도에서의 R파 진폭과 V3 유도에서의 S파 진폭의 합이 20 mm를 초과하고, 남성의 경우 28 mm를 초과한다.

우리가 심실비대에 대해 논의하는 동안, 심방확장과는 달리, QRS 복합체의 지속시간에 대한 언급이 없었다는 것을 알고 있는가. 오른심실 및 왼심실 비대는 QRS 복합체를 약간 연장할 수 있지만, 거의 0.1초를 넘지는 않는다. 다른 기준이 존재하는 경우, 약간 넓어진 QRS 복합체는 왼심실비대 진단을 가장 잘 뒷받침할 수 있다.

왼심실비대의 주요 원인은 전신성 고혈압과 판막 질환이다.

3) 양쪽 심실이 비대할 때(When Both Ventricles Are Hypertrophied)

오른심실과 왼심실이 모두 비대해지면 어떻게 될까? 예상할 수 있듯이, 특징들의 조합이 나타날 수 있다(예를 들어, 흉부유도에서 왼심실비대 기준과 사지유도에서 우축편위). 그러나 대부분의 경우, 보통 우세한 왼심실의 영향이 오른심실의 영향을 가려 모호하게 한다.

4) 이제 자신을 시험해 보자 : 아래의 심전도에는 심실비대가 있는가? 환자는 50세 여성이다(Now Test Yourself: Is There Ventricular Hypertrophy in the Tracing Below? The Patient Is a 50-Year-Old Female)

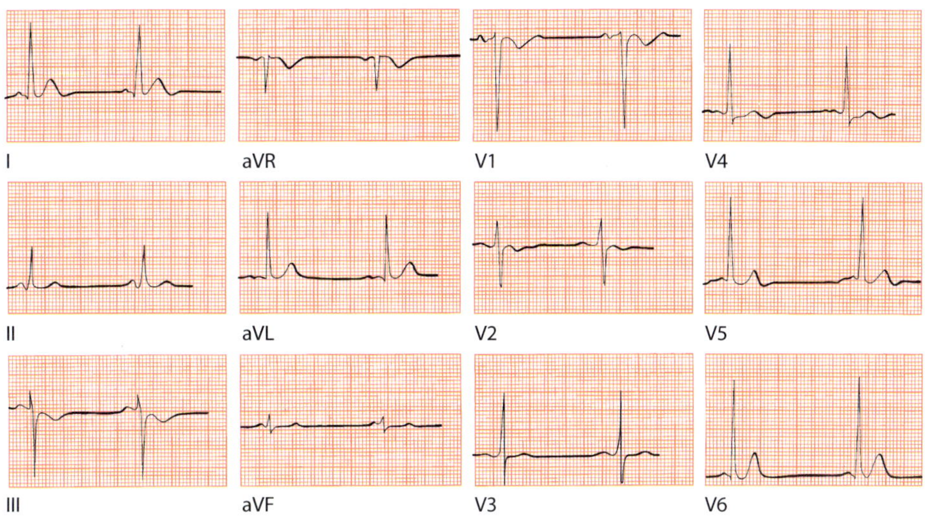

이 환자는 대동맥 협착증이 있으며 심전도에서 왼심실비대가 나타난다. 흉부유도와 사지유도에서의 기준을 모두 충족한다.

7 심실비대의 이차 재분극 이상
Secondary Repolarization Abnormalities of Ventricular Hypertrophy

아직 심실비대에 대해 다루지 않은 것이 더 있다. 심실의 비대가 있을 때 심전도에서, 특히 ST 분절과 T파에 극적인 변화를 일으킬 수 있는 현상이 발생할 수 있다. 알다시피, ST 분절과 T파는 심실 탈분극의 끝부터 심실 재분극의 끝까지의 시간을 나타낸다. 따라서 이러한 변화들은 이차 재분극 이상이라고 불리며 다음을 포함한다:

1. 내림 경사 ST 분절 하강
2. T파 역위(즉, T파의 축이 변하여 더 이상 QRS 축과 일치하지 않음)

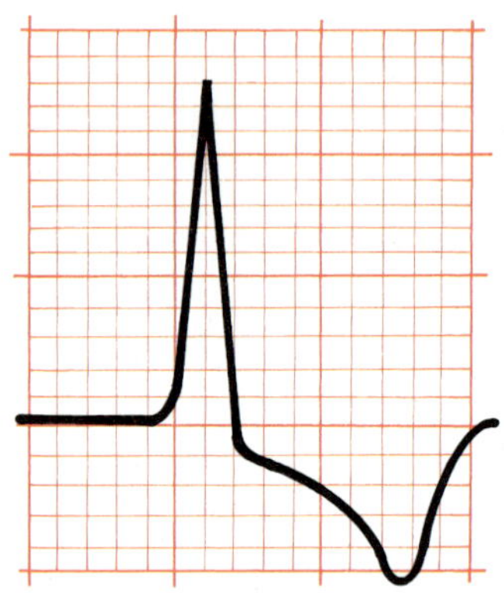

내림 경사의 ST 분절 하강과 역위된 T파가 함께 어우러져 하나의 비대칭 파형을 형성하는 것을 주목하라. 하강 기울기는 점진적이고, 상승 기울기는 급격하다.

이러한 이상의 원인을 설명하기 위해 여러 이론이 발전했는데, 심내막의 모세혈관층(심실의 심내막 바로 아래에 놓여 있는 심근의 내층)에서의 부적절한 혈류로부터 두꺼워진 근육의 영역에서 탈분극과 재분극이 겹치는 것에 이르기까지 매우 다양하다. 확실하게 알려진 것은 없다. 이러한 변화는 한때 긴장(strain)으로 불렸지만 이러한 변화들이 반드시 과부하되고 산소 결핍을 겪는 근육의 긴장을 반영한다는 것은 사실보다 단순한 해석이었다는 것이 입증되어, 이 용어는 폐기되었다.

재분극 이상은 흔하다. 이러한 이상은 특히 R파가 큰 유도에서 가장 명확하게 나타난다(당연히, 이 유도들이 비대해진 심실의 전기적 힘을 가장 직접적으로 반영하고 있기 때문이다). 따라서 오른심실의 재분극 이상은 V1과 V2 유도에서 관찰될 것이며, 왼심실의 재분극 이상은 I, aVL, V5, V6 유도에서 가장 명확하게 나타날 것이다. 왼심실의 이차 재분극 이상이 오른심실의 이상보다 훨씬 더 흔하다.

재분극 이상은 일반적으로 심각한 비대를 동반하며 심실 확장(dilatation)의 시작을 예고할 수 있다. 예를 들어, 대동맥 협착증이 있는 환자가 임상 증상 없이도 수년 동안 왼심실비대의 안정된 패턴을 보일 수 있다. 그러나 결국에는 왼심실이 기능을 상실하게 되고, 환자는 호흡 곤란과 기타 울혈성 심부전 증상이 나타날 수 있다. 그때 심전도는 왼심실비대와 이차 재분극 이상을 보여줄 수 있다. 이러한 진행 과정은 아래 두 개의 심전도에서 보여진다.

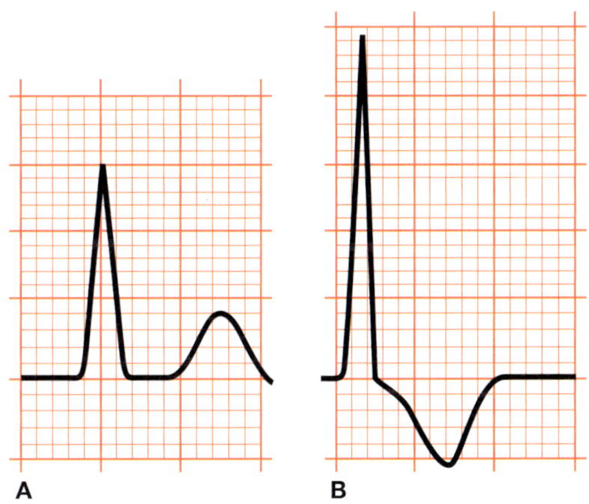

(A) 대동맥 협착증 및 왼심실비대가 있는 환자의 aVL 유도. 왼심실비대 기준을 충족하는 높은 R파에 주목하라. ST 분절은 평평하고, T파는 정상적으로 세워져 있다.
(B) 1년 후, 같은 유도에서 왼심실 부전의 시작을 반영하는 이차 재분극 이상의 발달이 나타난다. ST 분절은 하강되어 있고, T파는 역위되어 있다. 또한 R파의 진폭이 증가한 것도 주목하라.

이차 재분극 이상이 발생할 때 나타나는 ST 분절과 T파 변화의 비대칭적인 윤곽을 인식하는 것이 중요하다. 하강은 점진적이며, 그 후에 더 급격한 상승이 따른다. 제6장에서 우리는 ST 분절 하강과 T파 역위가 심장 허혈의 특징이기도 하며, 이차 재분극과 허혈을 구분하는 주요 방법 중 하나가 그들의 다른 구성-즉, 이차 재분극 이상에서는 비대칭적이고, 심장 허혈에서는 대칭적인 것을 통해 이루어진다는 것을 볼 것이다. 그러나 모든 규칙과 마찬가지로 이 규칙도 완벽하지 않으며, ST 분절과 T파의 변화를 해석하는 임상 상태가 매우 중요하다.

SUMMARY

▶ 심실비대

오른심실비대는 다음과 같은 특징으로 특징지어진다:

1. 우축편위가 있으며, QRS 축이 +100°를 초과한다.
2. V1에서 R파가 S파보다 크며, V6에서는 S파가 R파보다 크다.

왼심실비대는 전압 기준으로 특징지어지며, 종종 이차 재분극 이상도 나타난다. 가장 유용한 기준은 다음과 같다:

1. V5 또는 V6의 R파와 V1 또는 V2의 S파의 합이 35 mm를 초과한다.
2. aVL의 R파가 11 mm이다.
3. 여성의 경우 aVL의 R파와 V3의 S파의 합이 20 mm를 초과하고, 남성의 경우 28 mm를 초과한다.
4. 종종 -15°를 초과하는 좌축편위가 있으며, QRS 복합체가 약간 연장될 수 있다.

이차 재분극 이상에는 비대칭적인 T파 역위와 내림 경사 ST 분절 하강이 포함된다.

왼심실비대의 심전도 패턴은 쉽게 인식되지만, 왼심실이 두꺼워진 것을 심초음파영상에서 확인되는 환자 중 약 50%에서만 나타난다(왼심실이 두꺼워진 환자들 중 심전도에서 변화를 감지하지 못하는 경우가 많다). 따라서 왼심실비대의 심전도 기준의 민감도(sensitivity)는 상당히 낮다. 그러나 왼심실비대의 심전도 패턴이 나타나면, 심초음파영상에서 두꺼운 심실이 관찰될 가능성이 90%이다. 따라서 왼심실비대의 심전도 기준의 특이도(specificity)는 매우 높다.

사례 1

53세의 과부인 Mildred W.가 (그녀의 남편은 왼심실비대에 대한 모든 심전도 기준을 외우려다 뇌산소 결핍으로 사망했다) 일상 검진을 위해 당신의 진료소를 방문했다. 그녀는 당신의 진료소를 처음 방문했으며, 마지막으로 아이를 낳은 이후 20년 이상 의사를 만나지 않았다. 그녀는 가끔 두통 외에 특별한 불만은 없다. 일반적인 신체 검진상에서는 특별한 이상이 없었으나, 그녀의 혈압이 170/110 mmHg로 높게 나왔다. 그녀는 자신이 고혈압인 것을 알지 못했다. 당신은 그녀의 고혈압이 오래된 것인지, 최근 발생한 것인지 알고 싶어 한다. 그녀의 심전도 결과가 아래에 나와 있다. 심전도가 도움이 될까?

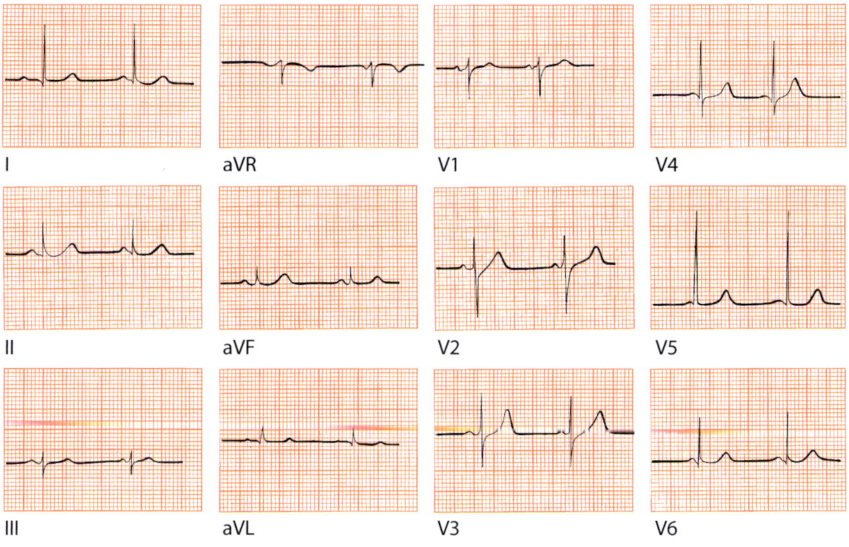

Mildred의 심전도는 기본적으로 정상이며, 이는 전혀 놀라운 일이 아니다. 고혈압을 가진 대부분의 환자는 정상적인 심전도를 가지고 있다(이 심전도가 정상임을 알아차렸기를 바란다!). 그러나 왼심실비대를 발견했다면, 재분극 이상이 있든 없든, 그녀의 고혈압이 오래된 것일 수 있다는 증거를 적어도 하나 가지고 있었을 것이다. 이 특정 경우에는 심초음파영상을 통해 비대를 배제할 수 있지만, Mildred의 고혈압을 치료해야 한다는 결정을 내리는 데 꼭 필요한 것은 아니다.

사례 2

Tom L.은 23세의 마라톤 선수다. 뉴욕시 마라톤 20마일 지점에서 센트럴 파크에 가까워질 때, 갑자기 얼굴이 창백해지고 가슴을 움켜쥐며 땅에 쓰러졌다. 개인 최고 기록을 경신할 기세였던 다른 선수가 멈춰서 도움을 주기 시작했다. Tom이 맥박이 없고 호흡이 없는 것을 발견한 그는 즉시 심폐소생술을 시작했다. 제때 이루어진 응급처치는 생명을 구하는데 성공했다. Tom은 반응을 보였고, 잠시 후 가장 가까운 병원으로 신속하게 이송되면서 다음과 같은 심전도가 찍혔다. Tom이 왜 쓰러졌을까?

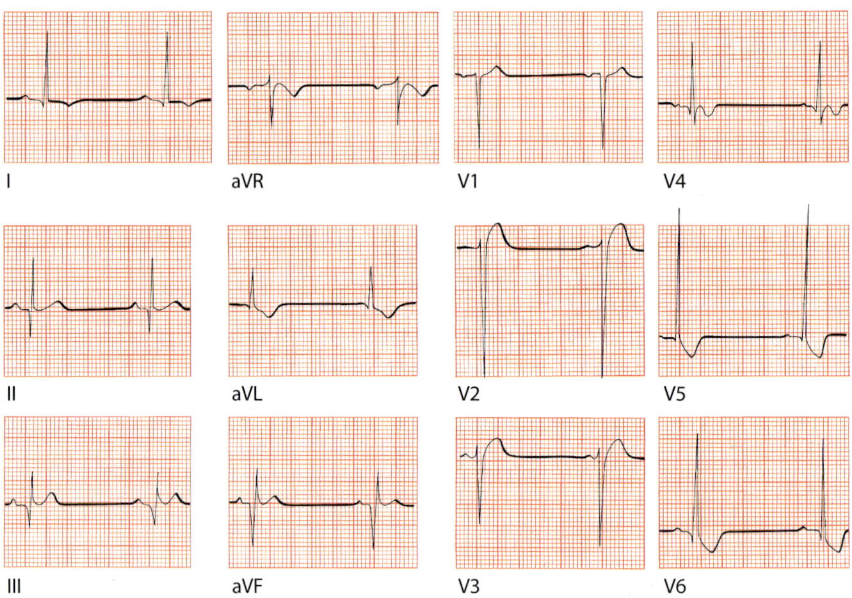

힌트 : 이것을 알고 있다면, 이미 너무 많은 것을 알고 있는 것이다.

Tom L.은 심장 근육의 비대성 질환으로 인해 쓰러졌다. 젊은 운동선수들 사이에서 갑작스러운 사망의 주요 원인 중 하나는 비대심근병증(hypertrophic cardiomyopathy)이며, 그 변형 중 하나는 비대성폐쇄성심근병증(hypertrophic obstructive cardiomyopathy, HOCM)[특발성비대성대동맥판하협착증(idiopathic hypertrophic subaortic stenosis, IHSS)이라고도 함]이다. 이 질환의 절반 이상이 가족력이 있고, 남성이 여성보다 보통 약간 더 영향을 받는다. 약 500명 중 1명꼴로 영향을 받으며, 미국에서 젊은 성인의 갑작스러운 심장 사망의 주요 원인이다(갑작스러운 사망의 다양한 원인을 식별하기 위해 심전도를 사용하는 방법에 대해서는 제7장 참고). 이 질환에서는 심실중격에서 근육 섬유의 무질서한 증식이 상당한 중격 비대를 일으킬 수 있다. 그 결과로 나타나는 임상적 영향은 심각하고 생명을 위협하는 것에서 전혀 발생하지 않는 것까지 다양할 수 있다. 사망은 (1) 비대해진 근육에 의한 왼심실 유출로의 폐색, (2) 이완기 동안 딱딱해지고 비대해진 왼심실의 충전 장애, 또는 (3) 비정상적인 심실 리듬으로 인해 발생할 수 있다(다음 장 참고).

비대성폐쇄성심근병증을 가진 환자의 최대 95%에서 심전도 이상이 나타난다. 안정 시 심전도에서의 전형적인 특징은 다음과 같다:

1. 심실비대
2. 가장 높은 R파를 보이는 유도에서의 재분극 이상
3. 원인이 불확실한 좁고 깊은 Q파, 대부분 하부 및 측면 유도에서 자주 관찰됨 (Tom의 심전도에서 II, III, aVF 유도에서 적절한 예를 볼 수 있다)

이 사례가 명백히 적절하지 않지만, 이 장에서 우리가 논의한 몇 가지 특징을 알아차렸을 수 있다. 특히 흉부유도에서 왼심실비대의 기준이 나타나며, 좌측 측면 유도(I, aVL, V5, V6)에서 재분극 이상이 분명하게 나타난다.

동료 선수의 적절한 응급처치는 Tom의 생명을 구했다. 알고 보니 Tom은 과거에도 비슷한 경험을 했었는데, 비록 심각하지는 않았지만 어지러움과 가슴통증이 있었다. 그는 이후 격렬하고 경쟁적인 운동을 피하고(가벼운 운동에서 중간 강도의 유산소 운동은 괜찮음) 심장 수축력 줄이고 심각한 부정맥의 위험을 감소시키는 약물을 복용하도록 권고받았다. 급성 심정지에서 회복된 비대성폐쇄성심근병증 환자는 삽입심장충격기(Implantable-cardioverter defibrillator, ICD)를 이식하는 것을 고려해야 한다.

제 3 장

부정맥

Arrhythmias

학습 목표

1. 부정맥이란 무엇이며, 왜 중요한지 알아보자.
2. 심조율기록지와 이동식모니터에 대해 살펴보자.
3. 심전도에서 심박수를 어떻게 결정하는지 알아보자.
4. 부정맥의 다섯 가지 기본 유형을 살펴보자.
5. 네 가지 흔한 동부정맥을 인지하는 방법을 학습하자.
6. 부정맥이 처음에 어떻게 발생하는지 알아보자.
7. 동방결절, 심방, 방실결절, 심실에서 발생하는 흔한 부정맥을 인식하고 진단할 수 있도록 해주는 네 가지 질문을 알아보자.
8. 임상적으로나 심전도를 통해 심실위부정맥(supraventricular arrhythmia)과 심실부정맥(ventricular arrhythmia)을 어떻게 구분하는지 살펴보자.
9. 특정 부정맥의 진단과 치료에 혁신을 일으킨 전기자극 및 다른 기술이 어떻게 계획되어 있는지 이해하자.
10. 복잡하고 어렵게 느껴졌던 것들을 얼마나 쉽게 분석했는지에 대해 놀라게 될 증례를 살펴보자.

안정 시 심장은 보통 분당 60~100회의 속도로 규칙적으로 박동한다. 각 심장박동은 보통 동방결절의 탈분극에서 시작되기 때문에, 평소의 일상적인 심장리듬은 정상동리듬(normal sinus rhythm, NSR)이라고 불린다. 이외의 리듬은 부정맥(arrhythmia)이라고 부른다(또는 더 정확하게 리듬 장애라고 부르지만, 이후의 논의에서 일반적인 용어를 사용할 것이다). 부정맥이란 용어는 심장 전기 자극의 속도, 규칙성, 발생지, 또는 전도에 관한 장애를 의미한다. 부정맥은 단일이상박동(또는 박동 간의 긴 정지)이거나, 또는 환자의 평생에 걸쳐 지속되는 리듬 장애일 수 있다.

모든 부정맥이 비정상이거나 위험한 것은 아니다. 예를 들어, 잘 훈련된 운동선수들에게 분당 35~40회의 낮은 심박수가 흔하고 정상적일 수 있다. 동방결절 이외의 심장 부위에서 발생하는 단일이상박동은 건강한 다수에서 흔히 나타난다.

그러나 일부 부정맥은 위험할 수 있으며 급사를 예방하기 위해 즉각적인 치료가 필요할 수도 있다. 부정맥의 진단은 심전도가 할 수 있는 가장 중요한 일 중 하나이다.

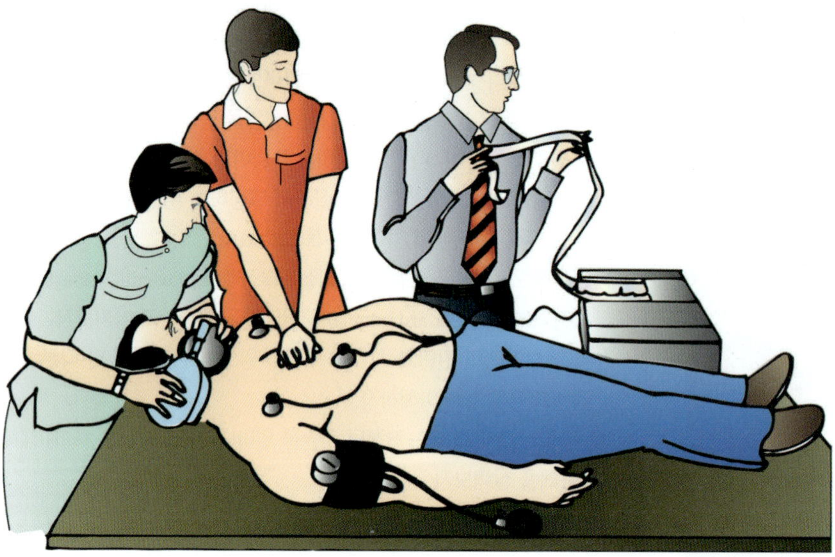

1 부정맥의 임상적 증상 The Clinical Manifestations of Arrhythmias

부정맥이 의심되는 경우는 언제일까?

많은 부정맥은 환자가 인지하지 못하고 일상적인 신체검사 또는 심전도 검사에서 우연히 발견된다. 그러나 부정맥은 종종 몇 가지 특징적인 증상을 유발한다.

가장 먼저 발생하는 것은 두근거림, 즉 자신의 심박동을 인지하는 것이다. 환자는 심박동의 간헐적인 가속 또는 감속, 심박동 간의 긴 정지, 규칙적이거나 불규칙적일 수 있는 지속적인 빠른 심박동을 설명한다. 이 느낌은 경우에 따라 약간 성가신 정도일 수도 있고, 다른 경우에는 정말 무서울 수도 있다.

더 심각한 증상은 부정맥으로 인해 심장의 펌프 기능이 저하될 때 발생하는 심박출량의 감소이다. 이러한 증상 중에는 어지러움과 실신(갑작스러운 기절)이 있다.

빠른부정맥(tachyarrhythmia)은 심근의 산소 요구량을 증가시키고 협심증(가슴불편감)을 유발할 수 있다. 기존 심장병을 가진 환자에서 부정맥의 갑작스러운 발생은 울혈성 심부전을 촉진할 수 있다.

때때로, 부정맥의 첫 임상 증상은 심장마비 또는 급사일 수 있다. 급성심근경색 환자는 부정맥으로 인한 급사 위험이 크게 증가하므로, 심박동 및 리듬을 지속적으로 모니터링하고 즉시 중재가 가능한 심장집중치료실에 입원하게 된다.

심전도는 악성 부정맥과 급사를 유발할 수 있는 상태를 식별하는데 점점 더 유용해지고 있으며, 이를 통해 치명적인 사건이 발생하기 전에 생명을 구하는 중재를 시작할 수 있게 도움을 줄 수 있다. 부정맥은 유전적이거나 후천적이다. 이 중에서 가장 일반적인 것은 QT 간격을 연장시키는 재분극 이상으로, 잠재적으로 치명적인 부정맥의 위험한 기질이다(이 장의 후반부와 제7장에서 더 자세히 설명한다).

2 부정맥이 발생하는 이유 Why Arrhythmias Happen

부정맥의 근본적인 원인을 파악하는 것은 간혹 불가능하지만, 치료 가능한 유발 요인에 대해 항상 주의 깊게 조사해야 한다. 'HIS BEDS'는 부정맥 환자를 만났을 때 고려해야 할 부정맥 유발 요인들을 기억하는 데 도움이 될 것이다.

- H-Hypoxia(저산소증) : 산소가 부족한 심근은 자극을 받기 쉬운 심근이다. 따라서, 중증 만성 폐질환 또는 급성 폐색전증과 같은 폐질환은 심장부정맥의 주요 원인이 된다.
- I-Ischemia and irritability(허혈과 과민성) : 이미 언급했듯이 심근경색은 부정맥이 흔히 발생하는 상황이다. 실제 심근세포의 사망이 발생하는 경색과는 별개로, 협심증도 주요한 유발 요인이다. 가끔은 일반적인 바이러스 감염으로 인해 발생하는 심장근육의 염증인 심근염도 부정맥을 유발할 수 있다.
- S-Sympathetic stimulation(교감신경자극) : 어떤 원인으로 인한 교감신경의 증가(예: 갑상샘항진증, 울혈성 심부전, 신경과민, 운동)는 부정맥을 유발할 수 있다.
- B-Bradycardia(서맥) : 매우 느린 심박수는 부정맥을 유발할 수 있다. 이 카테고리에는 서맥-빈맥 증후군(동기능부전증후군[sick sinus syndrome]이라는 범주에 속하는 부정맥 중 하나)을 포함한다.
- E-Electrolyte disturbances(전해질 장애) : 저칼륨혈증과 고칼륨혈증은 부정맥을 유발하는 것으로 악명 높다. 칼슘과 마그네슘의 불균형도 원인일 수 있다.
- D-Drug(약) : 많은 약물은 다양한 기전을 통해 부정맥을 유발할 수 있다. 아이러니하게도 항부정맥제가 주요 원인 중 하나이다.
- S-Stretch(늘임, 신전) : 심방과 심실의 확장 및 비대는 부정맥을 유발할 수 있다. 이는 울혈성 심부전, 심근병증, 판막 질환이 부정맥을 유발할 수 있게 한다.

3 심조율기록지 Rhythm strips

부정맥을 정확하게 확인하기 위해서 표준 12 유도 심전도에 나타나는 몇 개의 심장 주기보다 오랜 시간 동안 심장리듬을 관찰해야 할 필요가 있다. 임상적으로나 심전도 상으로 부정맥이 의심되는 경우, 단일 유도 또는 여러 개의 유도에서 긴 기록의 심조율기록지(rhythm stripe)를 찍는 것이 표준 관행이다. 어떤 유도나 선택할 수 있지만, 당신에게 가장 많은 정보를 제공하는 유도를 선택해야 한다. 최신 심전도 기기는 리듬 버튼을 누르면 하나 이상의 유도가 자동으로 실행되도록 사전 프로그래밍되어 있다. 심조율기록지를 사용하면 비정상적인 전기활동의 불규칙성이나 간헐적인 문제를 쉽게 확인할 수 있다.

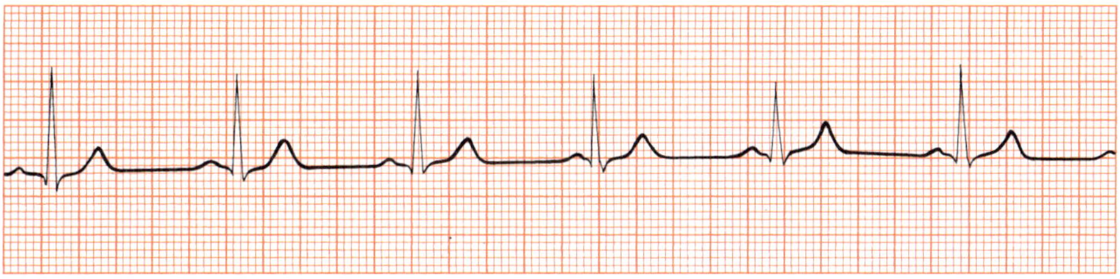

일반적인 심조율기록지의 짧은 샘플이다. 리듬을 판독하기 위해 필요한 만큼 오래 출력할 수 있다. 이 특정 기록지는 정상적인 심장박동인 정상동리듬을 가진 환자의 II 유도의 연속적인 기록을 나타낸다.

1) 이동식 모니터와 이벤트 모니터 (Ambulatory Monitors and Event Monitors)

이동식 모니터는 근본적인 심조율기록지를 제공하며, 기본적으로 메모리가 있는 착용 가능하거나 이식 가능한 작은 심전도 기록기이다. 최초의 이동식 모니터인 홀터 모니터(Holter monitor)는 기록계가 들어 있는 작은 상자로, 환자의 벨트에 걸고 가슴벽에 부착된 전극 패치와 전선으로 연결된다. 이는 24~48시간 동안 착용하게 된다. 오늘날 더 인기 있는 형태는 모든 기록 기술이 패치 안에 포함된 패치형 모니터이다. 이 패치는 접착제로 가슴벽에 부착되어 최대 2주 동안 착용할 수 있다. 환자들은 일상적인 활동을 하면서(일하고, 샤워하고, 운동하고, 잠을 자면서) 모니터가 모든 심장박동을 기록한다.* 이 기록은 나중에 부정맥 활동을 분석하기 위해 저장된다.

부정맥이 드물게 발생하고, 단 10초 동안 측정되는 12 유도 심전도로는 포착하기 어려울 때 이동식 모니터링이 특히 중요하다. 환자를 더 오래 모니터링할수록 부정맥이 감지될 가능성이 높아진다. 환자가 증상을 경험하는 시간을 기록하도록 지시받으면 추가적인 정보를 얻을 수 있으며, 이를 이동식 모니터 기록과 비교해 증상과 부정맥 사이에 상관관계가 있는지 확인할 수 있다. 패치형 모니터에는 환자가 두근거림을 느낄 때 누를 수 있는 버튼이 있어서 증상 발생 시간을 기록할 수 있으며, 일부 장치에는 휴대폰을 사용해 증상을 입력할 수 있는 기능도 포함되어 있다.

일부 리듬 장애나 부정맥은 매우 드물게 발생해 2주간의 이동식 모니터링으로도 포착되지 않을 수 있다. 이런 경우에는 이벤트 모니터(Event monitor)가 해결책을 제공한다. 이벤트 모니터는 환자가 두근거림을 느낄 때마다 직접 활성화할 수 있는 장치이다. 일부 이벤트 모니터는 지속적으로 작동하며, 환자가 활성화하기 직전부터 몇 분간의 리듬을 기록할 수 있다. 이 기록들은 전화선을 통해 평가를 위해 전송된다. 환자가 모니터를 몇 달 동안 대여해 여러 차례 기록할 수 있다. 또 다른 유형의 모니터는 증상이 발생했을 때, 환자가 가슴에 모니터를 대고 활성화하는 방식으로만 작동하며, 휴대폰에 부착해 사용하는 저렴한 모니터도 있다.

다른 비정상적인 리듬은 너무 단기간에 발생하거나 드물어서 환자가 직접 활성화하는 방식으로 포착되지 않을 수 있다. 이 경우, 이식 가능한 이벤트 레코더가 작은 절개(1인치)를 통해 피부 아래에 삽입될 수 있다. 이 레코더는 1년 이상 자리를 유지하며, 빠르거나 느린 심박수를 자동으로 기록하고 메모리에 저장한다. 환자는 증상이 발생할 때

---

* 패치는 상당히 무해하며 환자가 하고자 하는 어떤 활동에도 방해가 되지 않는다. 그러나 접착제가 가려움을 유발할 수 있다.

레코더를 활성화할 수도 있다. 기록된 데이터는 몇 달마다 원격 통신으로 다운로드할 수 있다. 이러한 이식형 이벤트 모니터는 무증상 환자에게도 자주 사용되며, 예를 들어 색전성 뇌졸중을 겪은 환자에서 무증상 심방세동과 같은 잠재적인 색전 원인을 배제하는 데 사용된다(129~130쪽 참고).

마지막으로, 심박수와 리듬을 모니터링할 수 있는 스마트 워치와 같은 소비자 중심의 웨어러블 기기 사용이 증가하고 있다는 점도 언급할 수 있다. 이러한 기기들은 유용할 수 있지만, 결과를 잘못 해석할 위험이 있다. 특히 거짓 양성 결과는 심방세동이 실제로 존재하지 않음에도 불구하고 오진을 초래해 불안을 야기하고 불필요한 추가 평가로 이어질 수 있다. 더 미묘한 문제는 과잉진단일 수 있다. 예를 들어, 임상적으로 중요하지 않은 심실위부정맥(supraventricular arrhythmia)의 짧은 연속을 발견하게 되면, 치료적 개입이 필요하지 않은 경우에도 환자와 의료 제공자가 치료의 적절성을 고민하게 만들 수 있다.

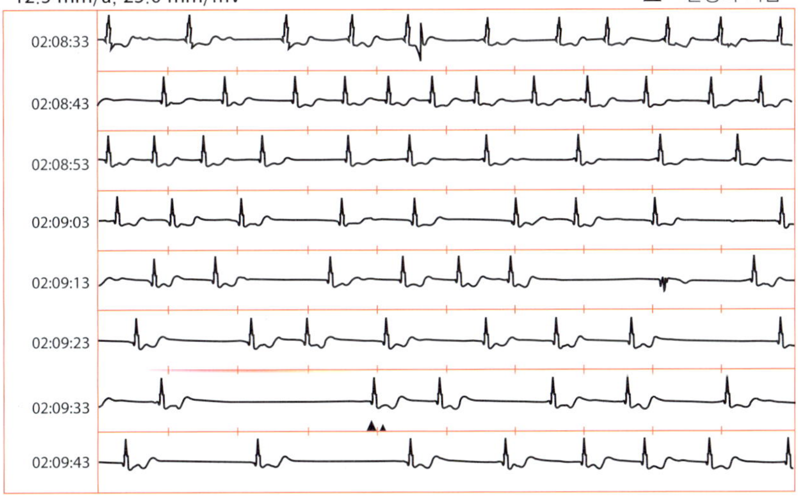

수술적으로 이식된 이벤트 모니터가 실신을 겪은 환자에서 기록을 한다. 수직으로 표시된 작은 파선은 1초의 간격을 표시한 것이다. 기록지 하단의 3초 휴지는 모니터를 활성화시키며, 이는 활성화 지점 전후 몇 분 동안의 심전도 추적을 저장한다. 저장된 기록은 나중에 다운로드된 후 출력된다. 이 환자의 경우, 긴 휴지는 거의 실신에 가까운 에피소드와 관련이 있다.

4 심전도에서 심박수를 결정하는 방법
How To Determine the Heart Rate From the EKG

심전도에서 심박수를 계산하는 것은 간단하다.

심전도의 가로축은 시간을 나타낸다. 각각의 가는 선(작은 정사각형 또는 1 mm) 사이의 거리는 0.04초이며, 각각의 굵은 선(큰 정사각형 또는 5 mm) 사이의 거리는 0.2초이다. 따라서 5개의 큰 정사각형은 1초를 구성한다. 5개의 큰 정사각형마다 반복되는 주기는 초당 1회의 박동을 나타내며, 이는 분당 60회의 심박수에 해당된다.

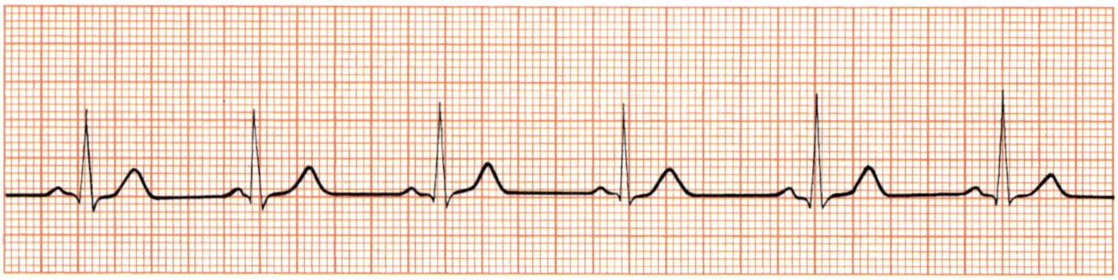

모든 QRS 복합체가 5개의 큰 정사각형(1초)으로 구분된다. 1초마다 일어나는 리듬은 1분에 60회 일어난다.

물론 모든 사람의 심장 박동수가 정확히 분당 60회인 것은 아니다. 다행히도, 어떤 심박수이든 계산하는 것은 쉽다.

1) 심박수를 계산하는 간단한 3단계 방법 (A Simple Three-Step Method for Calculating the Heart Rate)

1. 굵은 선 중 하나에 위치하거나 그 가까이에 위치한 R파를 찾는다.
2. 다음 R파가 나올 때까지 큰 정사각형의 숫자를 센다.
3. 다음과 같이 분당 박동수를 결정한다.
   - R파 사이에 1개의 큰 정사각형이 있다면, 각각의 R파가 0.2초마다 구분된다. 1초 동안에는 5주기의 심장활동이 있으며(1초/0.2초 = 5), 1분 동안에는 300주기(5주기×60초)가 될 것이다. 따라서 심박수는 분당 300회이다.

- R파 사이에 2개의 큰 정사각형이 있다면, 각각의 R파가 0.4초마다 구분된다. 1초 동안에는 2.5주기의 심장활동이 있으며(1초/0.4초 = 2.5), 1분 동안에는 150주기(2.5×60초)가 될 것이다. 따라서 심박동수는 분당 150회이다.

비슷한 논리로:

- 3개의 큰 정사각형 = 분당 100회
- 4개의 큰 정사각형 = 분당 75회
- 5개의 큰 정사각형 = 분당 60회
- 6개의 큰 정사각형 = 분당 50회

R파 사이의 큰 정사각형의 수로 300을 나눠서 같은 답을 얻을 수 있다는 사실을 기억하자(예: 300/4 = 75). 더 정확한 값은 R파 사이의 작은 정사각형의 총 수를 세어서 1,500을 나누어주면 얻을 수 있다.

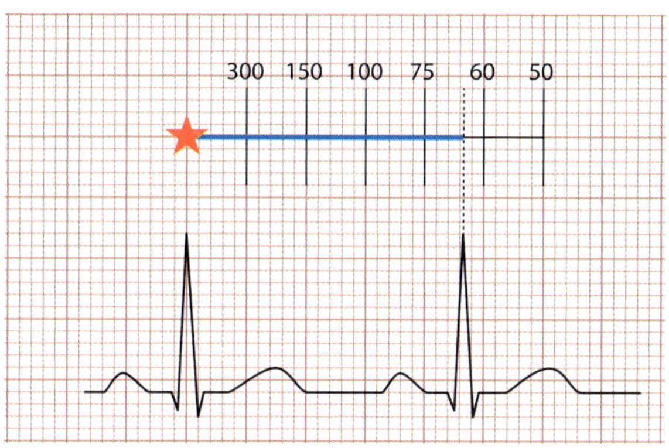

박동수는 대략 60~70회/분이다.

다음 심전도의 심박동수는?

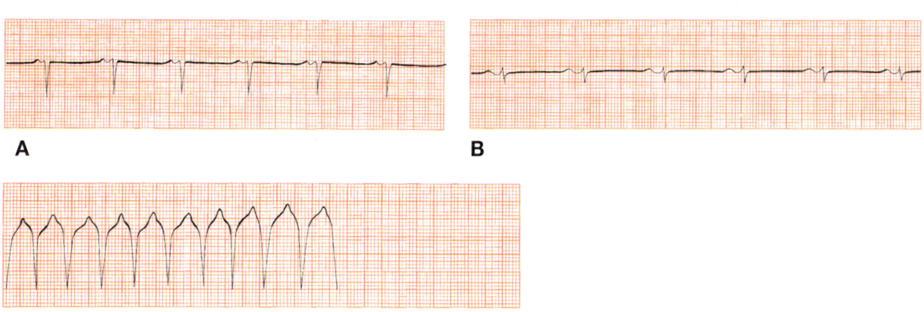

(A) 분당 약 75회. (B) 분당 약 60회. (C) 분당 약 150회

두 번째 R파가 굵은 선 사이에 위치한다면, 당신은 양쪽의 심박동수 사이로 심박동수를 추정할 수 있다.

다음의 심전도에서 심박동수는 얼마인가?

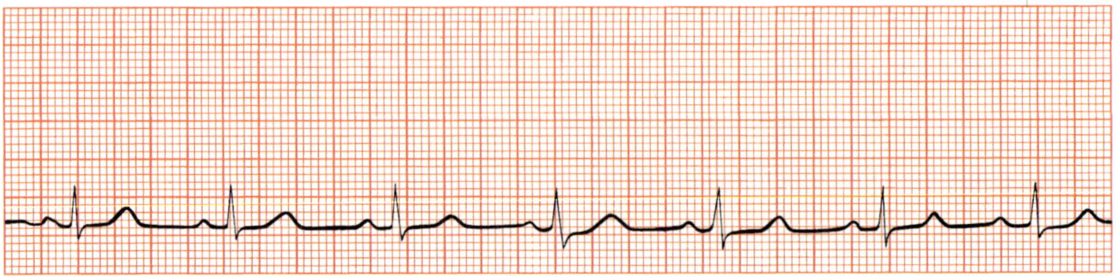

R파는 4개의 정사각형보다 조금 더 떨어져 있다: 4개와 1/4개라고 하자. 따라서 박동수는 분당 60~75회 사이가 된다. 또 다른 방법으로 300을 4와 1/4로 나누면 분당 68.2회의 심박동수를 구할 수 있다.

심박동수가 매우 느린 경우에도 이 시스템을 사용할 수 있다; 심박수를 구하려면 복합체 사이의 큰 정사각형의 수로 300을 나누어준다. 그러나 일부는 다른 방법을 선호한다. 전형적인 12 유도 심전도는 10초 동안 측정된다. 심전도에서 주기(즉, R-R간격)의 수를 세고(맨 아래쪽에 따라 흐르는 심조율기록지를 사용하는 것이 가장 좋다), 6을 곱하여(10초×6 = 60초) 분당 심박수를 구한다. 아래의 예에서 해당 방법을 시도해 보자.

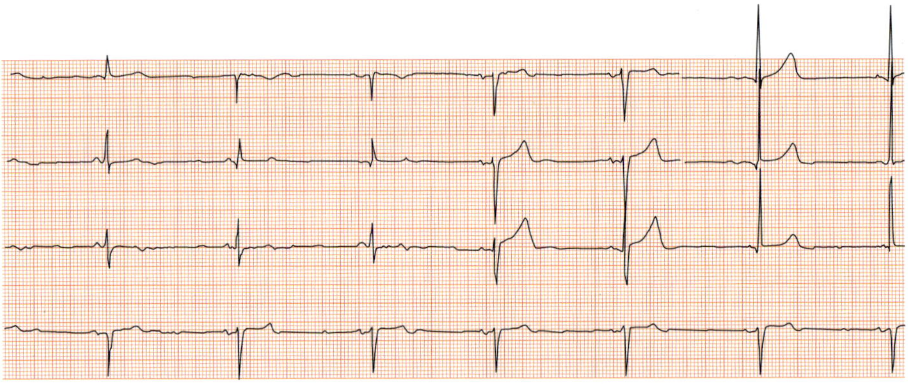

10초 동안 심전도에서 약 7개의 심장주기를 센다. 이 값에서 6을 곱하여 계산한 결과, 심박수는 분당 42회이다.

5 부정맥의 다섯 가지 기본 유형
The Five Basic Types of Arrhythmias

심전도에서 가장 불안감(그리고 두근거림)을 유발할 수 있는 주제는 아마도 부정맥에 관한 연구일 것이다. 이에 대해 불안해할 필요는 없다. 첫째, 기본적인 패턴을 인식하는 방법을 배우고 나면, 전형적인 부정맥을 인식하는 것은 그리 어렵지 않다. 둘째, 어려운 부정맥은 심전도 전문가를 포함하여 모두에게 어려운 것이다. 때로는 특정 리듬을 분석하는 것이 거의 불가능할 때도 있을 수 있다.

심장은 다음과 같은 5가지 기본적인 리듬 장애의 형태를 갖는다.

1. 전기 활동은 정상적인 전도경로를 따라 동방결절에서 탈분극으로 시작하지만, 너무 빠르거나 느리거나 불규칙할 수 있다. 이러한 부정맥은 동성 기원의 부정맥이라고 한다.
2. 전기 활동이 동방결절 이외의 곳에서 기원한다. 이를 이소성리듬(ectopic rhythm)이라 한다.
3. 전기 활동이 다양한 해부학적 또는 전기적인 심근의 특징에 의해 결정되는 모양과 경계선을 갖는 전기적 전달경로 내에 국한되어 있다. 이러한 부정맥을 회귀성 부정맥(reentrant arrhythmia)이라 불린다. 이것은 심장의 어느 곳에서나 발생할 수 있다.
4. 전기 활동이 동방결절에서 시작하고 평소의 경로를 따르지만 예상치 못하게 막히거나 지연될 수 있다. 이러한 전도차단(conduction block)은 제4장에서 논의될 것이다.
5. 전기 활동이 정상적인 전도경로를 우회하여 전기적 지름길 또는 단축 경로를 제공하는 변칙적인 부전도로(accessory pathway)를 따른다. 이러한 부정맥을 조기흥분증후군(preexcitation syndrome)으로 불리며, 제5장에서 논의될 것이다.

6 동성 기원의 부정맥 Arrhythmias of Sinus Origin

1) 동빈맥과 동서맥(Sinus Tachycardia and Sinus Bradycardia)

정상동리듬(normal sinus rhythm, NSR)은 심장의 정상 리듬이다. 탈분극은 동방결절 내에서 자발적으로 발생한다. 심박동은 규칙적이며 분당 60~100회이다. 리듬이 100회 이상으로 빨라지면 동빈맥(sinus tachycardia)이라 하고, 60회 이하로 느려지면 동서맥(sinus bradycardia)이라 한다.

동빈맥과 동서맥은 정상적일 수도 있고 병적일 수도 있다. 예를 들어, 격렬한 운동은 심박수가 분당 100회 이상으로 가속될 수 있으며, 잘 훈련된 운동선수의 휴식 중 심박수는 분당 60회 이하로 떨어지기도 한다. 그러나 동방결절이 박동수를 변화시키는 경우는 중대한 심장병과 관련될 수 있다. 동빈맥은 울혈성 심부전이나 심한 폐질환을 가진 환자에게 발생할 수 있으며, 노인에서는 갑상샘항진증의 유일한 징후일 수도 있다. 동서맥은 아편유사제와 같은 약물로 인해 발생할 수 있으며, 급성 심근경색의 초기 단계에서 가장 흔하게 나타나는 리듬 장애이다. 또한, 건강한 사람의 경우 미주신경 긴장이 증가하면 실신을 유발할 수 있다.

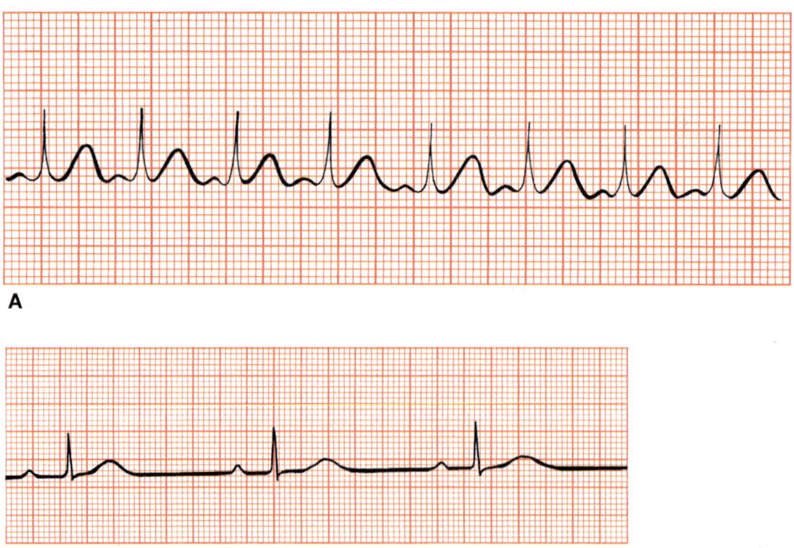

A

B

(A) 동빈맥. 큰 정사각형이 2.5개로 심박동은 분당 120회이다(또는 분당 100~150회).
(B) 동서맥. 큰 정사각형이 7개 이상으로, 심박동은 분당 40~45회이다.

서맥(bradycardia)의 감별진단을 위해 반드시 알아두어야 할 내용이다. 주요 원인은 다음과 같다:

- 미주신경긴장도 증가, 예를 들어 운동선수에서 볼 수 있다.
- 약물-베타 차단제, 칼슘 채널 차단제 등 다양한 약물
- 아편유사제
- 심근허혈
- 갑상샘저하증
- 고칼륨혈증
- 저체온증
- 뇌졸중 및 기타 중추신경계 문제
- 폐쇄성 수면무호흡(무호흡 기간 동안)
- 동방결절 기능이상(108쪽 동정지 참고)
- 기타 다양한 감염원인들

2) 동부정맥(Sinus Arrhythmia)

가끔, 심전도는 정상동리듬(normal sinus rhythm, NSR)으로 보이지만 약간의 불규칙적으로 나타나는 리듬을 종종 확인할 수 있다. 이것을 동부정맥(sinus arrhythmia)이라고 한다. 들숨과 날숨에 수반되는 심박수의 변화를 반영하는 것으로 정상적인 현상이다. 이 효과는 거의 눈치채지 못할 정도로 작거나, 드물게는 심각한 원인으로 인한 불규칙한 심박동으로 오해할 만큼 크게 나타날 수도 있다. 들숨 시 심박수가 빨라지고, 날숨 시 심박수가 느려진다. 동부정맥은 심박동을 늦추기 위해 천천히 숨을 내쉬는 요가와 명상 수련의 기본원리이기도 하다.

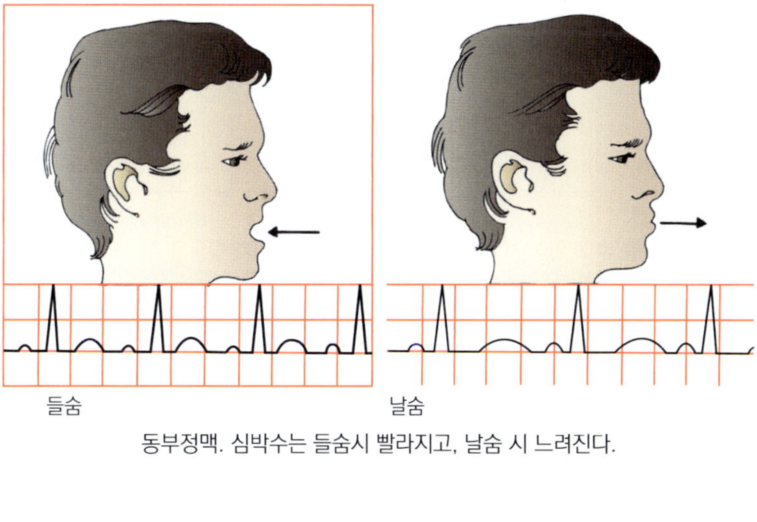

동부정맥. 심박수는 들숨시 빨라지고, 날숨 시 느려진다.

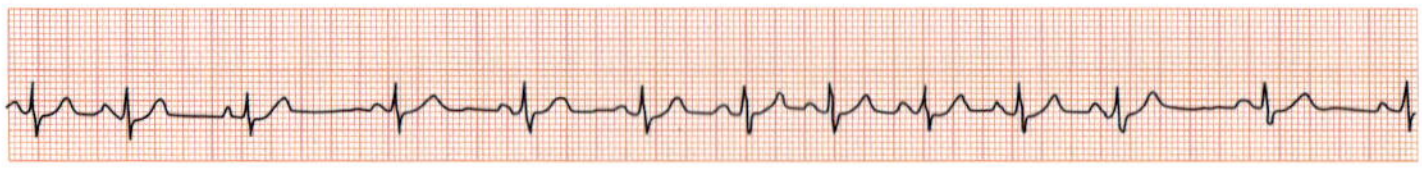

동부정맥의 예시. 리듬의 변화-빠르게-느리게-빠르게-느리게-는 숨을 들이쉬고 내쉬는 것과 일치한다.

기억하라 : 동부정맥은 정상적인 현상이다. 동부정맥의 감소는 동방결절에 대한 자율신경되먹임의 감소로 인해 발생할 수 있다. 이는 시간이 지나면서 자율신경병증을 일으킬 수 있는 당뇨병 환자들에게서 자주 나타난다. 또한, 동부정맥은 나이가 들거나, 비만, 그리고 오래된 고혈압 환자들에게서도 감소할 수 있다.

3) 동정지, 무수축, 그리고 이탈박동(Sinus Arrest, Asystole, and Escape Beats)

동정지(sinus arrest)는 동방결절이 작동을 멈추었을 때 일어난다. 이때 아무 일도 일어나지 않는다면, 심전도는 전기적 활동 없이 편평한 선을 보여주고, 환자는 사망하게 된다. 이러한 연장된 전기적 무활동을 무수축(asystole)이라 부른다.

다행스럽게도, 사실상 모든 심근세포는 박동조율기의 기능을 할 수 있는 능력을 가지고 있다. 일반적으로 가장 빠른 박동조율기가 심장을 구동하며, 정상적인 상황에서 가장 빠른 박동조율기는 동방결절이다. 동방결절의 탈분극 신호가 심장 전체에 빠르게 전달되어, 다른 박동조율기 세포들에서 자발적으로 천천히 만들어내는 박동은 탈분극이 끝나기 전에 차단된다. 하지만 동정지가 발생하면, 다른 박동조율기가 마치 구조 임무를 수행하듯이 활동을 시작한다. 동방결절 이외의 곳에서 기원하는 이 구조 박동을 이탈박동(escape beat)이라고 부른다.

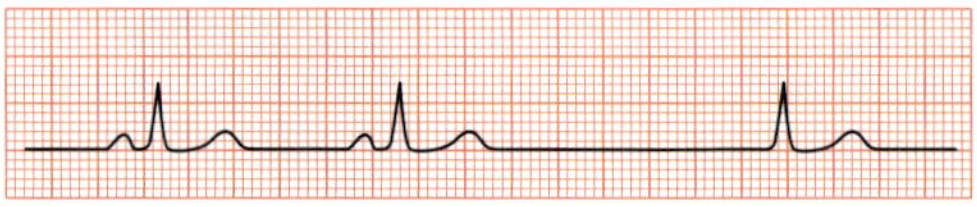

동정지는 두 번째 박동 후에 일어난다-긴 휴지를 주목. 심장의 전기 활동을 회복되는 세 번째 박동은 P파가 없다. 이 박동은 접합부이탈박동이라고 하며, 다음 절에서 자세히 설명할 예정이다.

4) 비동성 박동조율기(Nonsinus Pacemakers)

전형적으로 분당 60~100회 박동하는 동방결절처럼 다른 잠재적 박동조율기 세포도 내재적인 리듬을 갖고 있다. 심방 박동조율기(atrial pacemakers)는 보통 분당 60~75회로 박동한다. 방실결절에 가까이에 위치한 박동조율기 세포들, 즉 접합부 박동조율기(junctional pacemaker)는 일반적으로 분당 40~60회로 박동한다. 심실 박동조율기(ventricular pacemaker) 세포는 보통 분당 30~45회로 박동한다.

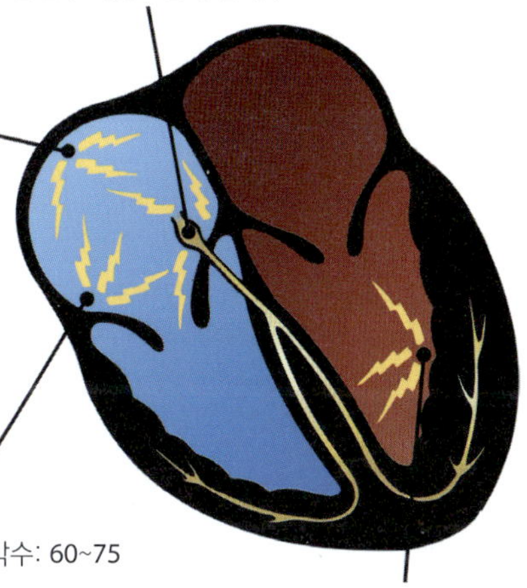

비동성 박동조율기들은 필요할 때 단 하나의 이탈박동 또는 연속적인 이탈박동을 제공함으로써 부족한 동방결절을 보완할 수 있다. 모든 이탈 메커니즘 중에서 접합부이탈박동(junctional escape beat)이 가장 흔하다.

접합부이탈은 방실결절 근처에서 탈분극이 시작되며, 일반적인 심방 탈분극이 발생하지 않는다. 결과적으로 정상 P파는 보이지 않는다. 대부분의 경우 P파가 존재하지 않는다. 하지만 가끔 역행 P파를 볼 수 있는데, 이는 방실결절에서 심방 쪽으로 거꾸로 흐르는 심방 탈분극을 나타낸다. 역행 P파의 평균 전기축은 정상 P파와 180° 반대이다. 따라서 정상 P파는 II 유도에서 양성이고 aVR 유도에서 음성이지만, 역행 P파는 II 유도에서 음성이고 aVR 유도에서 양성이다.

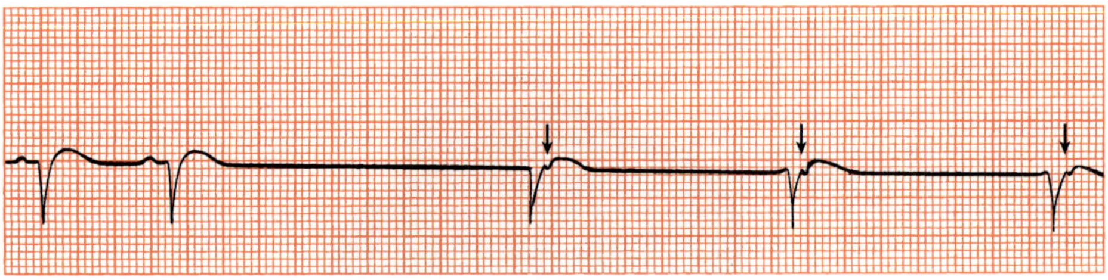

접합부이탈. 첫 두 박동은 정상동박동으로 각 QRS 복합체에 선행하는 정상 P파가 존재한다. 그리고 긴 정지 뒤에 분당 40~45회의 비율로 박동하는 3개의 접합부이탈박동이 따른다. 역행 P파는 T파의 초기 부분에 묻혀 있으며(화살표가 가리키는 작은 절흔), 심방과 심실의 탈분극의 상대적인 시간에 따라 QRS 복합체의 전·후, 또는 탈분극 동안에 일어난다. 심방과 심실의 탈분극이 동시에 일어난다면, 더 큰 QRS 복합체가 역행 P파를 가릴 것이다.

5) 동정지 대 동방차단(Sinus Arrest vs Sinoarterial Block/Sinus Exit Block)

동방결절 탈분극이 심전도에서 기록되지 않기 때문에, 연장된 동휴지가 동정지에 의한 것인지, 또는 동방차단(sinoarterial block/sinus exit block)이라 불리는 동성 탈분극이 결절에서 심방으로 전달되지 못하는 상황인지 감별하는 것은 불가능하다. 이 두 용어가 때때로 사용되지만, 사실상 동정지와 동방차단은 같은 것을 의미한다. 이는 동방결절의 메커니즘이 주변 조직으로 전기흐름을 전달하지 못하는 실패 상태이다.

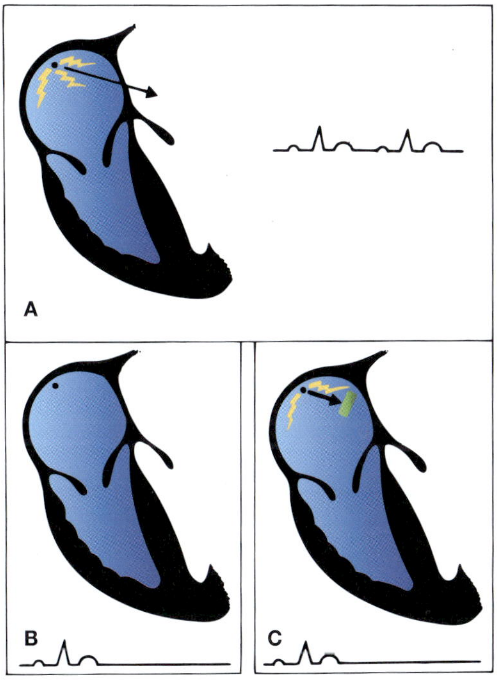

(A) 정상동리듬. 동방결절은 반복적으로 작동하고, 탈분극파는 심방으로 퍼진다. (B) 동정지. 동방결절 활동은 멈춘다. 어떤 전기적 흐름도 발생되지 않고, 심전도에도 전기적 활동이 나타나지 않는다. (C) 동방차단. 동방결절은 지속적으로 작동하지만 탈분극의 파형은 동방결절에서 심방의 심근으로 나가지 못한다. 이 경우에도 심전도에서는 전기적 활동이 나타나지 않으며, P파를 발생시킬 만큼 충분한 전압이 없다.

동방차단은 서맥을 유발하는 많은 약물과 기전으로 인해 발생할 수 있다. 다른 원인으로는 침윤성 질환(예: 아밀로이드증)과 염증성 질환(예: 류마티스 열) 과정, 그리고 섬유화(노화와 함께 발생할 수 있음)가 있다.

SUMMARY

▶ 동성 기원의 부정맥

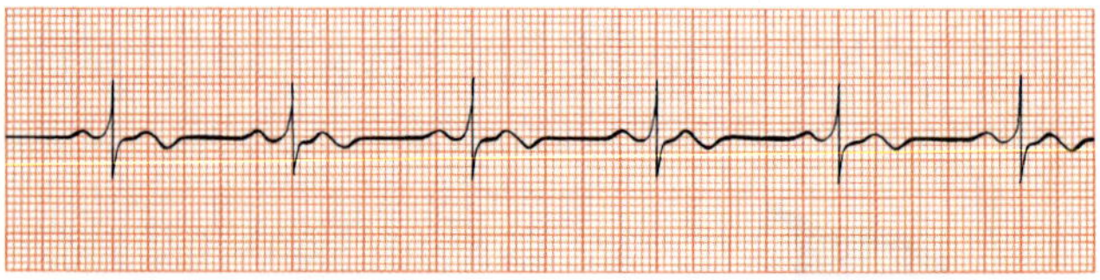

정상동리듬(normal sinus rhythm, NSR)

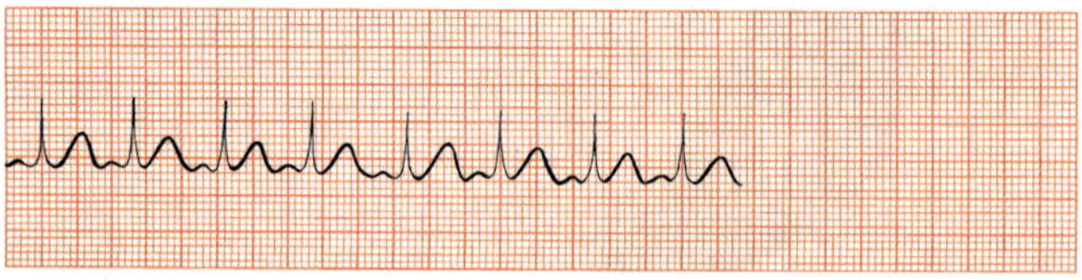

동빈맥(sinus tachycardia)

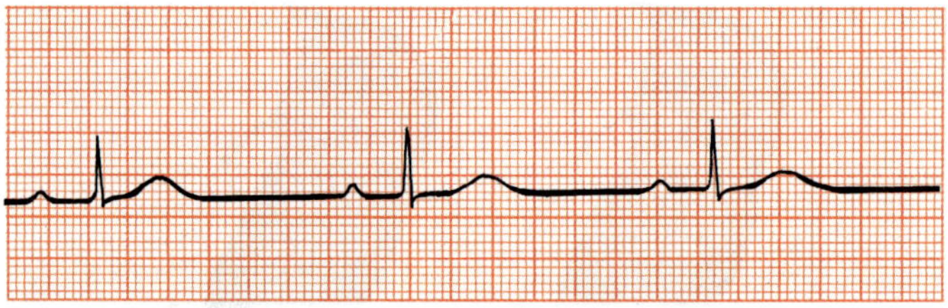

동서맥(sinus bradycardia)

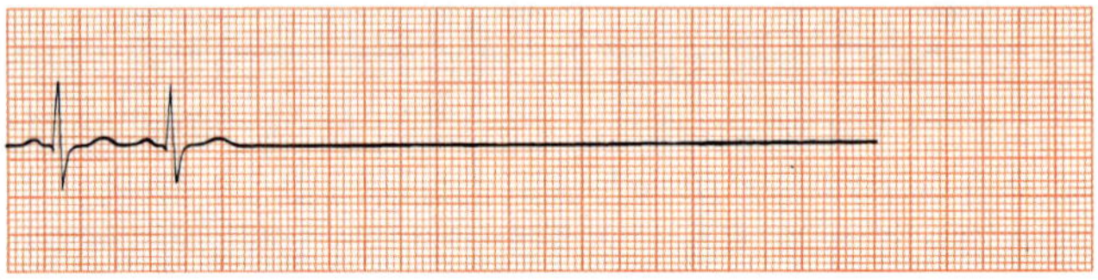

동정지(sinus arrest) 또는 동방차단(sinoarterial block/sinus exit block)

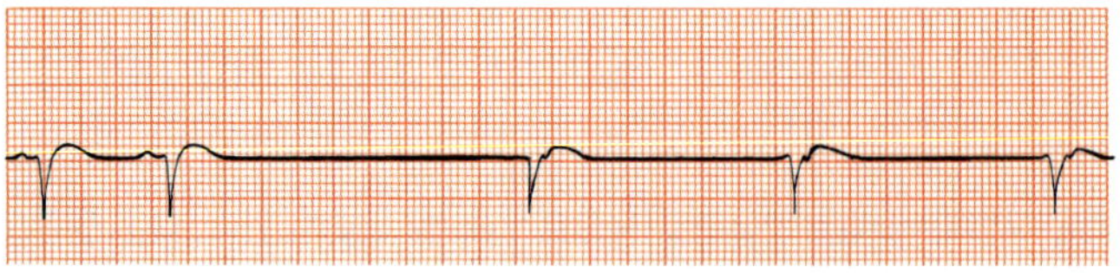

동정지(sinus arrest) 또는 접합부이탈을 동반한 동방차단

SUMMARY

동정지와 동방차단의 구별을 위한 특별한 참고사항

심전도에서 동정지와 동방차단을 구별할 수 있는 방법이 있다. 동정지의 경우, 정상적인 동방결절의 전기적 활동은 무작위로 다시 발생할 수 있다(동방결절이 갑자기 다시 활동을 시작함). 그러나 전형적인 동방차단의 경우, 동방결절은 조용히 계속 활동을 하고 있으므로, 차단이 해제될 때 동방결절은 정상 주기의 배수에 해당하는 휴식 후에 심방 탈분극을 재개한다(예를 들어, 정확히 하나 혹은 두 개의 P파가 누락되었거나, 또는 그 이상으로 누락됨).

7 이소성리듬 Ectopic Rhythms

비동성부정맥(nonsinus arrhythmias)의 두 가지 주요 원인은 이소성리듬(ectopic rhythms)과 회귀성리듬(reentrant rhythm)이다. 이소성리듬은 동방결절 이외의 발생하는 비정상적인 리듬이다. 이는 단일성 박동 또는 지속적인 부정맥으로 나타날 수 있다. 이소성리듬은 앞서 설명한 여러 가지 유발 요인에 의해 발생할 수 있다.

세포 수준에서 비동방결절 부위에서 자동능 증가(즉, 증가된 고유 박동조율기 활동)에 의해 일어나게 된다. 이미 강조했듯이 가장 빠른 박동조율기가 심장을 움직이게 하며, 정상적인 상황에서 가장 빠른 박동조율기는 동방결절이다. 그러나 비정상적인 상황에서는 심장 전체에 흩어져 있는 다른 박동조율기들이 가속화될 수 있다. 더 빠르게 탈분극하도록 자극을 받아 정상적인 동성 메커니즘에 앞서 일시적 또는 지속적인 이소성리듬을 형성할 수 있다. 자동능 증가의 흔한 원인에는 디기탈리스 중독, 천식과 만성폐쇄폐질환 치료에 사용되는 흡입제인 베타 아드레날린 자극, 카페인, 알코올, 코카인 및 암페타민과 같은 자극제 약물, 심리적 스트레스 등이 있다. 우리는 이소성리듬의 예를 확인할 것이다.

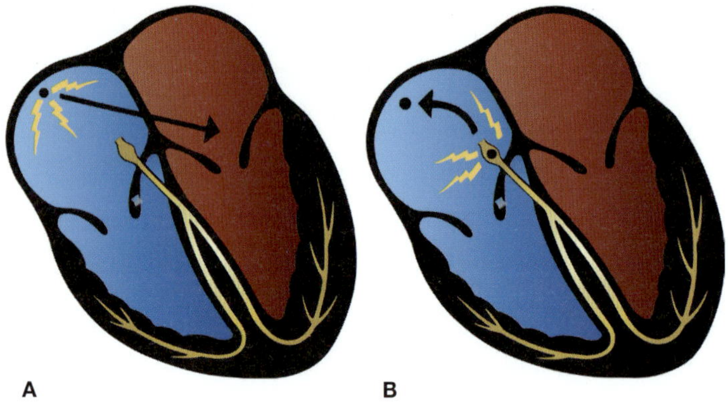

(A) 일반적으로 동방결절이 심장을 자극한다. (B) 다른 활동의 박동조율기(예: 방실접합부)가 가속화되면 동방결절보다 먼저 심장을 자극한다.

8 회귀성리듬 Reentrant Rhythms

비동성부정맥(nonsinus arrhythmias)의 두 번째 주요원인은 회귀성리듬이다. 증가된 자동능이 자극 생성 장애(즉, 동방결절 이외의 곳에서 새로운 자극이 형성되어 심장을 자극하는 것)를 나타내는 반면, 회귀는 자극 전달 장애를 나타낸다. 결과는 유사하게, 비정상적인 전기 활동을 만드는데 이를 회귀고리라고 한다. 회귀 현상이 어떻게 발생하는지 살펴보자.

회귀고리는 여러 가지 방식으로 형성될 수 있다. 가장 흔한 메커니즘인 방실결절회귀빈맥(atrioventricular nodal reentrant tachycardia, AVNRT)에 초점을 맞춰 알아보자.

방실결절회귀빈맥(AVNRT)은 주로 방실결절에 두 개의 전도 경로가 존재할 때 발생한다. 이 두 경로는 빠른경로(fast pathway)와 느린경로(slow pathway)로 구분되며, 전도 속도와 불응기 차이로 인해 회귀고리가 형성된다.

- 빠른경로 : 전도 속도가 빠르지만 불응기가 길어, 전도 후 회복하는 데 시간이 많이 걸린다.
- 느린경로 : 전도 속도는 느리지만 불응기가 짧아 빠르게 회복되어 다시 전도될 준비가 된다.

보통 정상적으로 빠른 경로가 존재한다. 정상적인 경우, 심박동은 심방에서 방실결절의 빠른경로를 통해 심실로 전도된다. 이때 느린경로는 이미 탈분극된 심실로 전도가 차단된다(그림 1). 그러나 조기심방박동(premature atrial beat)이 발생하면 상황이 달라진다. 이 경우, 빠른경로는 불응기로 인해 전도가 차단되고, 반면에 느린경로는 불응기가 짧아 전도가 가능해진다. 느린경로를 통해 심실로 전도된 신호는 다시 방실결절의 빠른경로를 타고 거꾸로 심방으로 전도될 수 있다(그림 2). 이때 빠른경로는 불응기가 끝나 전도될 준비가 되어있기 때문에 심방으로 신호가 전달된다. 이 과정에서 전도는 심방에서 느린경로로 다시 내려가 심실로 전달되며, 빠른경로를 통해 거꾸로 심방으로 올라가면서 회귀고리가 형성된다(그림 3). 이 회귀고리 때문에 심장이 빠르게 수축하는 빈맥이 발생하며, 이때 조기심방박동으로 인해 처음 회귀가 시작될 때는 느린경로를 통해 전도되므로 PR 간격이 길어지는 것이 특징이다.

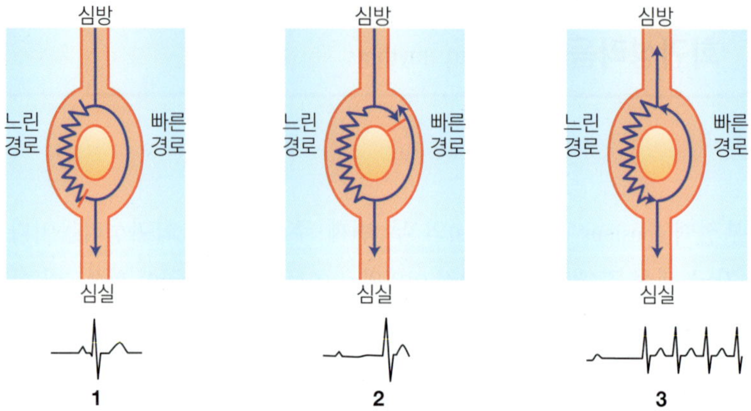

그림 1. 정상동박동이 빠른경로를 지나 심실로 내려가고, 느린경로는 불응기에 있는 심실로 내려가지 못하고 차단된다.

그림 2. 조기심방박동이 아직 불응기에 있는 빠른경로로 내려가지 못하고 불응기가 끝난 느린경로로 전도되어 심실로 내려간다. 또한, 불응기에서 회복된 빠른경로를 타고 올라간다(빠른경로는 불응기가 길고, 느린경로는 불응기가 짧다).

그림 3. 빠른경로를 타고 올라간 전도는 심방으로 올라간다. 또한, 불응기에서 회복된 느린경로로 다시 내려가게 되어 심실로 전도되고 동시에 빠른경로를 타고 올라간다. 이로써 회귀고리가 시작된다.

회귀고리의 크기는 매우 다양할 수 있다. 단일 해부학적 위치(예: 방실결절) 내의 작은 회로에 국한될 수 있고, 전체 방(심방 또는 심실)을 회전할 수 있으며, 두 방을 연결하는 부전도로가 있을 경우 심방과 심실 모두를 포함할 수 있다(마지막 경우는 제5장에서 더 명확하게 설명한다).

9 4가지 질문 The Four Questions

임상적으로 중요한 모든 비동성 부정맥은 이소성 또는 회귀성 기원이다. 따라서 이것을 식별할 수 있어야 하며, 이 장의 나머지 부분에서 그 방법을 정확히 배우게 될 것이다. 이것이 어려운 과제일 수 있으나, 심전도의 어떤 리듬 장애를 평가하려면 4가지 질문에만 답하면 된다:

- 질문 1. **정상 P파가 존재하는가?** 여기서 강조하는 것은 '정상'이라는 단어이다. 정상적으로 보이는 P파가 있고, 정상 P파의 축(II 유도에서 양성, aVR 유도에서 음성)이 있다면, 부정맥의 기원은 거의 확실히 심방 내부, 아마도 동방결절 근처일 것이다. P파가 없다면 리듬은 심방 아래인 방실결절이나 심실에서 발생한 것이다. 비정상 축과 형태를 가진 P파는 (1) 동방결절 이외의 다른 심방에서 기원하는 자극에 의한 심방의 활성화 또는 (2) 방실결절 또는 심실에서 역행으로 활성화, 즉 방실결절 또는 심방과 심실을 연결하는 부전도로를 통해 심방으로 전기 흐름이 역행하여 활성화 된 것을 반영할 수 있다(나중에 더 자세히 설명할 것이다).
- 질문 2. **QRS 복합체의 넓이가 좁은가(0.12초 이하의 기간) 또는 넓은가(0.12초 이상의 기간)?** 좁고 정상적인 QRS 복합체는 심실 탈분극이 정상 경로(방실결절 → 히스다발 → 다발갈래 → 푸르키네)를 따라 이루어진다는 것을 의미한다. 이것은 가장 효율적인 전도 방식으로, 가장 적은 시간을 필요로 하므로 결과적으로 QRS 복합체의 짧은 지속기간을 갖는다(좁음). 좁은 QRS 복합체는 리듬의 기원이 방실결절 또는 그 위에 있음을 나타낸다. 넓은 QRS 복합체는 보통 심실 자체에서 시작된 탈분극을 의미하며, 전도계가 아니므로 훨씬 더 느리게 퍼진다. 전도의 가장 효율적인 경로를 따르지 않으며, QRS 복합체의 넓은 지속기간을 갖는다(넓음). (넓고 좁은 QRS 복합체 구분은 매우 유용하지만, 안타깝게도 부정맥의 기원을 평가하는데 완전히 적용할 수는 없다. 이유는 곧 알게 될 것이다)

질문 1과 2는 부정맥이 심실 또는 심실위(심방 또는 접합부) 기원인지를 구분하는 데 중요한 역할을 한다.

- 질문 3. **P파와 QRS 복합체 사이의 관련성은 어떠한가?** P파와 QRS 복합체가 1대 1로 연관되어 있고, 각각의 QRS 복합체에 하나의 P파가 있는 경우, 그 리듬은 거의 확실히 동성이나 다른 심방의 기원을 나타낸다. 하지만 때때로 심방과

심실이 서로 독립적으로 탈분극하고 수축하기도 한다. 이것은 심전도에서 P파와 QRS 복합체 사이의 관련성이 없는 것으로 나타나며 방실 해리(AV dissociation)라는 위험한 상태를 초래한다.

- 질문 4. **리듬이 규칙적인가, 불규칙적인가?** 이것은 특정 리듬에 있어서 가장 명백한 특징이며, 때때로 가장 중요한 특성일 수 있다.

심전도를 볼 때마다 리듬에 평가해야 한다. 리듬을 평가할 때 이 4가지 질문을 포함하고 있어야 한다.

1. 정상 P파가 존재하는가?
2. QRS 복합체의 넓이가 좁은가 또는 넓은가?
3. P파와 QRS 복합체 사이의 관련성은 어떠한가?
4. 리듬이 규칙적인가, 불규칙적인가?(동부정맥은 정상이라는 점을 기억하라)

정상 심전도 경우, 답변은 간단하다.

1. 그렇다, 정상 P파가 있다.
2. QRS 복합체의 넓이는 좁다.
3. 각 QRS 복합체에 하나의 P파가 존재한다(P:QRS = 1:1).
4. 리듬은 규칙적이다.

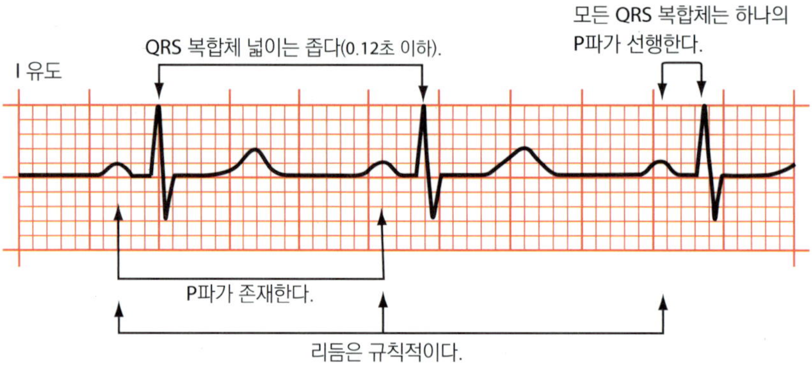

정상동리듬과 '4가지 질문'의 답변

이제 그 대답이 다를 경우 어떤 일이 일어나는지 보게 될 것이다.

10 심실위부정맥 Supraventricular Arrhythmias

먼저, 심방이나 방실결절에서 발생하는 부정맥, 즉 심실위(위 = supra) 부정맥을 살펴본다.

이러한 부정맥은 단일 박동이나 몇 초 또는 수년 동안 지속되는 리듬 장애일 수 있다.

1) 심방과 접합부조기박동(Atrial and Junctional Premature Beats)

단일 이소성 심실위박동은 심방 또는 방실결절 근처에서 발생할 수 있다. 전자는 심방조기박동(또는 심방조기수축, PACs)이라고 하고, 후자는 접합부조기박동(또는 접합부조기수축, PJCs)이라고 한다. 이러한 현상은 흔하며, 기저 심장병을 나타내지 않고 치료를 필요로 하지 않는다. 그러나 더 지속적인 부정맥을 유발할 수 있다.

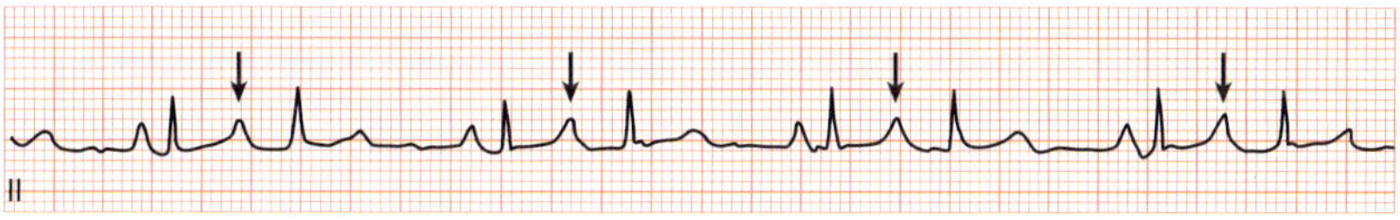

A

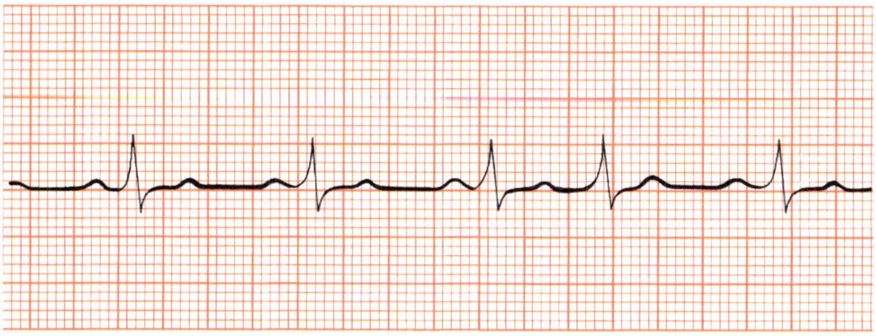

B

(A) 심방조기박동이 정상동박동과 번갈아 나타난다(이를 이단맥이라고 한다). PAC의 형태가 정상동박동과 약간 다르다는 것을 볼 수 있다(화살표는 심방조기박동을 가리킨다). 주의 깊게 본다면, 심방조기박동과 QRS 복합체 사이의 간격이 정상동박동과 QRS 복합체 사이의 간격과 다르다는 것을 알 수 있을 것이다. 이는 동방결절 외부에서 발생하는 박동이 방실결절과 심실에 도달하기 전까지 거쳐야 하는 거리가 다르기 때문에 예상되는 현상이다. (B) 네 번째 박동은 접합부조기박동이다. 조기 QRS 복합체에 선행하는 P파가 나타나지 않는다.

심방조기박동은 P파의 형태와 박동 시기로 정상동박동과 구별할 수 있다.

형태 : 심방조기박동이 동방결절과 먼 심방 부위에서 발생하기 때문에, 심방 탈분극은 일반적인 방식으로 일어나지 않으며, 그 결과 P파의 형태가 동성 P파와 다르게 나타난다. 만약 심방조기박동의 발생 위치가 동방결절에서 멀리 떨어져 있다면, 심방조기박동의 축과–이전 페이지의 그림 A에서처럼–P파와 QRS 복합체 사이의 간격도 정상 P파와 다를 것이다.

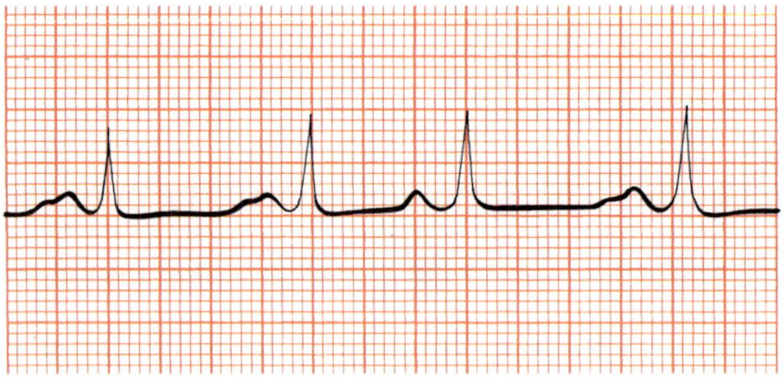

세 번째 박동은 심방조기박동이다. P파의 모양이 다른 P파와 다르며, 이 박동은 분명히 조기박동이다.

시기 : 심방조기박동은 너무 일찍 발생한다. 즉, 다음 예상되는 동성 파형이 나타나기 전에 앞서서 발생한다.

접합부조기박동에서는 보통은 P파가 보이지 않지만, 때때로 역행 P파가 나타날 수 있다. 이는 동정지에서 관찰되는 접합부이탈박동과 유사하다.

접합부조기박동과 접합부이탈박동의 차이점은 무엇인가? 이들은 겉으로는 똑같이 보이지만, 접합부조기박동은 정상동리듬에 끼어들어 조기에 발생한다. 반면 이탈박동은 동방결절 발생이 실패하였을 때 휴지기 후에 발생한다.

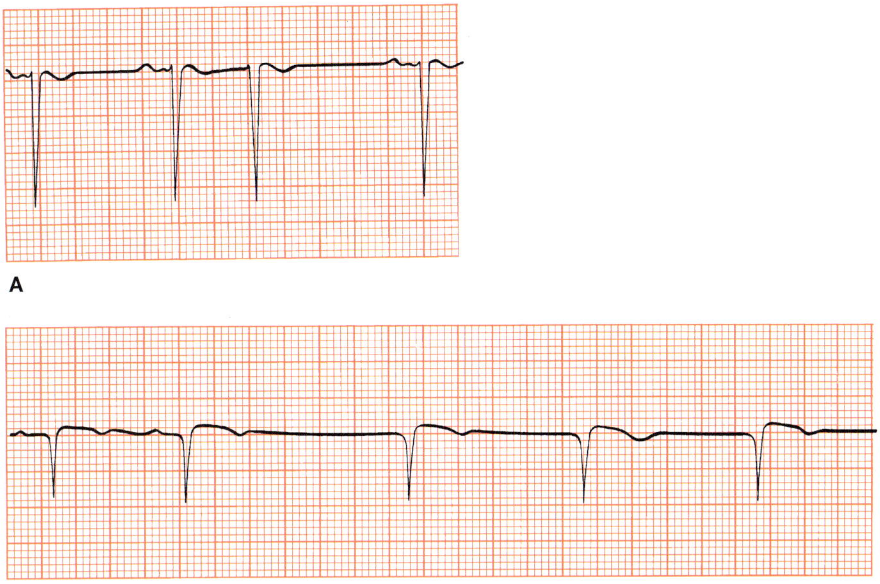

A

B

(A) 접합부조기박동. 세 번째 박동은 명백히 조기 박동이며, QRS 복합체 앞에 P파가 나타나지 않는다. (B) 세 번째 박동은 접합부이탈박동으로, 지속적인 접합부 리듬을 형성한다. 이는 접합부조기박동처럼 보이지만, 조기박동이 아닌 긴 휴지기 후에 발생한다.

조기박동(premature beat)과 이탈박동(escape beat)을 구별하는 것이 중요한가? 그렇다, 확실히 그렇다. 조기박동은 아무런 유익한 목적을 제공하지 않지만, 이탈박동은 심장이 효과적으로 멈춰 있는 동안 긴 휴지기에서 심장을 구하는 역할을 한다. 이탈박동을 억제해서는 안 된다.

심방조기박동과 접합부조기박동은 보통 정상적으로 심실에 전도되므로, 그 결과 QRS 복합체는 좁게 나타난다.

때때로 심방조기박동이 일찍 발생하여 방실결절이 이전에 전도된 박동으로부터 재분극되지 않아 심방조기박동이 심실로 전도되지 않을 때가 있다. 이 경우 심전도에는 P파만 나타나고 그 뒤에 QRS 복합체가 나타나지 않을 수 있다. 이러한 박동을 차단된 심방조기수축(Premature atrial contractions, PACs)이라고 한다.

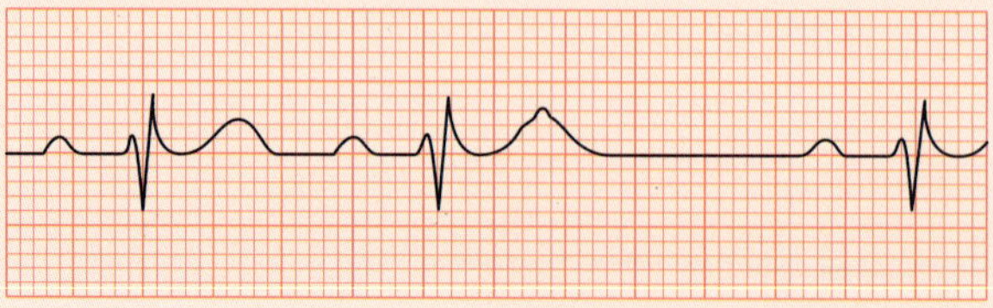

두 번째 박동을 보라. T파가 변형되어 이전 T파와 분명히 다르다. 왜 그런가? 그 안에 심방조기수축이 숨겨져 있기 때문이다(다시 보면 T파 꼭대기 근처에 작은 돌출부가 보일 수 있다. 그것이 심방조기수축이다). 심방조기수축이 발생할 때 방실결절은 여전히 재분극 중이어서 심방조기수축을 심실로 전도할 수 없다. 이러한 심방조기수축을 차단된 심방조기수축이라고 한다. 따라서 일시적인 정지가 발생하고, 다음 정상 P파가 나타나 정상 전도를 다시 설정하기 전까지 QRS 복합체나 T파가 생성되지 않는다.

지속적인 심실위부정맥에는 여러 가지 유형이 있으며, 이를 인식하는 방법을 배워야 한다. 일부 이름은 복잡하지만, 모두 실제로 일어나는 상황을 정확히 설명한다:

1. 방실결절회귀성빈맥(AV nodal reentrant tachycardia, AVNRT), 여전히 일부 심장 전문의들이 발작성심실위빈맥이라고 부른다.
2. 심방조동(atrial flutter)
3. 심방세동(atrial fibrillation)
4. 다소성심방빈맥(multifocal atrial tachycardia, MAT)
5. 발작성심방빈맥(paroxysmal atrial tachycardia, PAT), 이소성심방빈맥이라고도 한다.
6. 방실회귀성빈맥(AV reciprocating tachycardia, AVRT)(이것은 특정 심장 상태인 조기흥분과 독특하게 연관되어 있으므로 제5장에서 다룰 것이다).

2) 방실결절회귀성빈맥(AV Nodal Reentrant Tachycardia, AVNRT)

방실결절회귀성빈맥(AV nodal reentrant tachycardia, AVNRT)은 매우 흔한 부정맥이다. 갑작스럽게 발생하며, 주로 조기심실위박동(심방 또는 접합부)에 의해 시작되고, 종료도 마찬가지로 갑작스럽다. 정상적인 심장에서도 발생할 수 있어서 기저 심장병이 전혀 없을 수도 있다. 방실결절회귀성빈맥 환자는 일반적으로 가슴 두근거림, 호흡 곤란, 현기증 또는 실신을 경험한다. 종종 알코올, 커피, 자극제 또는 단순한 흥분으로 인해 이러한 리듬 장애가 유발될 수 있다.

방실결절회귀성빈맥은 매우 규칙적인 리듬을 가지며, 심박수는 보통 분당 150~250회 사이이다. 방실결절 내의 회귀고리에 의해 발생한다. II 또는 III 유도에서 역행 P파가 보일 수 있지만, 가장 확실한 방법은 V1 유도에서 찾는 것이다. 여기서는 QRS 복합체 내에 작은 돌출부인 거짓 R′을 찾는 것이 좋다. 이는 중첩된 역행 P파를 나타낸다(다음 페이지의 추적도를 참고). 그러나 대부분의 경우 P파는 훨씬 큰 QRS 복합체에 묻혀 명확히 식별할 수 없다. 대부분의 심실위부정맥에는 마찬가지로, QRS 복합체는 보통 좁게 나타난다.

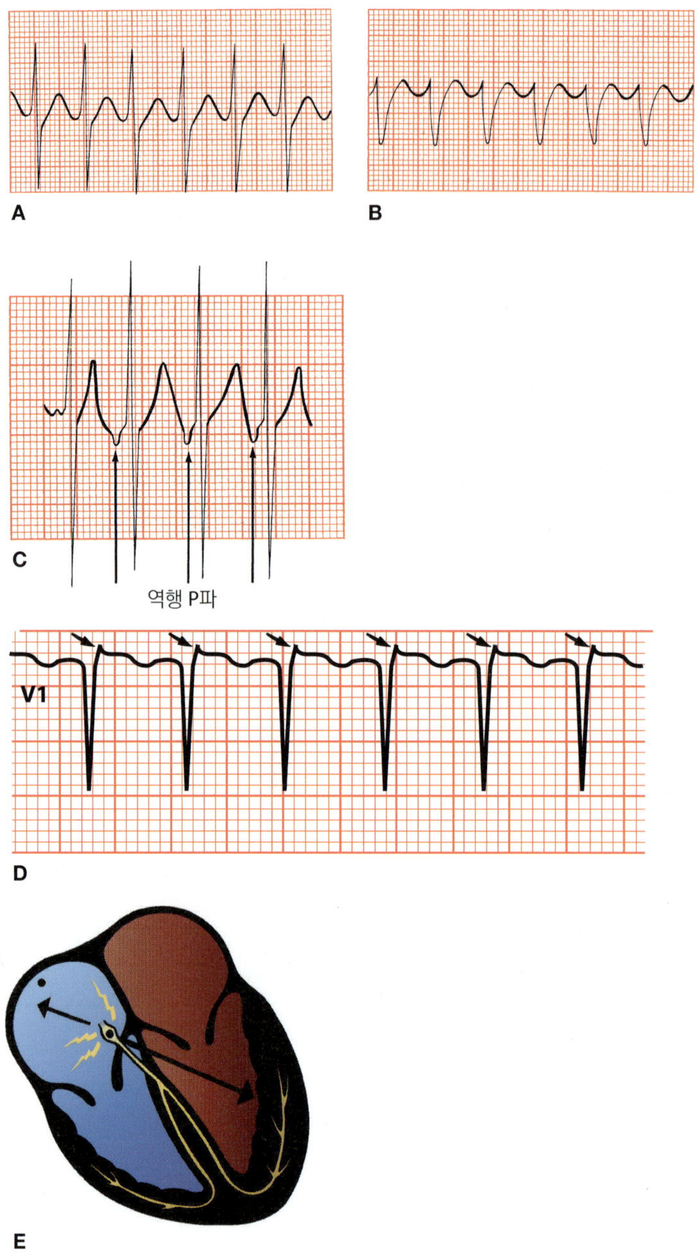

4개의 CASE(A–D)에서 나타난 AVNRT. (A) 심방과 심실의 동시 활성화를 보여준다. 따라서 역행 P파는 QRS 복합체에 묻힌다. (B) 심실빈맥이라는 더 심각한 리듬을 모방하는 심실위빈맥을 보여준다(139쪽 참고). (C) 역행 P파가 보인다. (D) V1 유도에서 역행 P파(화살표)를 나타내는 거짓 R′ 구성을 보여주는 좋은 예이다. (E) 방실결절이 부정맥을 유발하는 회귀고리의 위치인 경우가 많다. 따라서 심방 탈분극이 역방향으로 발생하며, P파가 보일 경우 그 축이 정상에서 거의 180° 이동한다(이 때문에 이를 역행 P파라고 한다).

3) 목동맥 마사지 및 기타 미주신경자극법 (Carotid Massage and Other Vagal Maneuvers)

미주신경자극법은 방실결절회귀성빈맥(AV nodal reentrant tachycardia, AVNRT)의 진단과 종료에 도움이 된다. 방실결절회귀성빈맥은 보통 방실결절 내의 회귀고리에 의해 발생하므로, 미주신경자극은 이 회로를 방해하여 정상동리듬을 회복시킬 수 있다. 특별한 장비 없이도 현장에서 미주신경자극을 증가시킬 수 있는 여러 방법이 있다. 가장 흔한 방법은 목동맥 마사지이지만, 발살바수기도 효과적이며, 일부는 목동맥 마사지보다 더 효과적일 수 있다. 이러한 자극법들은 높은 성공률을 가지고 있어, 익숙해질 필요가 있다.

목동맥 마사지가 어떻게 작동하는지 살펴보자. 혈압 변화를 감지하는 압력수용체는 온목동맥이 분지되는 턱의 각에 위치한다. 혈압이 상승하면 이 압력수용체는 뇌로부터 반사 반응을 유발하여 미주신경을 따라 심장으로 전달된다. 미주신경자극은 동방결절의 자극 속도를 감소시키고, 더 중요한 것은 방실결절을 통한 전도를 느리게 한다.

이 목동맥 압력수용체는 특히 민감하지 않아 외부에서 목동맥에 가해지는 부드러운 압력으로 혈압이 상승했다고 착각할 수 있다(발살바수기나 쪼그려 앉기처럼 혈압을 상승시키는 모든 것이 미주신경을 자극하여 심장으로 전달된다). 따라서 목동맥 마사지는 다음과 같이 수행할 수 있다:

- 회귀고리를 차단하여 부정맥을 종결시킨다.
- 최소한 부정맥을 느리게 하여 P파의 존재 여부를 더 쉽게 확인하고 부정맥을 진단할 수 있게 한다.

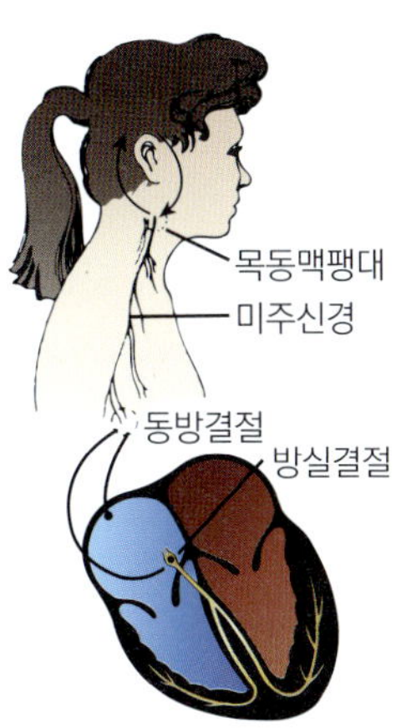

목동맥팽대에는 미주신경 압력에 영향을 주는 압력수용체가 있어 주로 동방결절과 방실결절에 영향을 미친다. 오른쪽 목동맥팽대의 압력수용체 자극은 주로 동방결절의 미주신경 입력을 자극하고, 왼쪽 목동맥팽대의 압력수용체 자극은 방실결절의 미주신경 입력에 더 많은 영향을 미친다.

4) 어떻게 목동맥 마사지를 하는가(How to Do Carotid Massage)

목동맥 마사지는 매우 주의해서 수행해야 한다.

1. 목동맥 잡음이 있는지 청진한다. 뇌로 가는 마지막 혈액 흐름을 차단하거나 죽상경화판을 제거하지 않도록 주의해야 한다. 목동맥질환의 증거가 있으면 목동맥 마사지를 수행하지 않는다.
2. 환자를 평평하게 눕히고 목을 뒤로 젖히고 머리를 약간 돌린다.
3. 턱의 각 부위에서 목동맥을 촉진하고 10~15초 동안 부드럽게 압력을 가한다. 테니스 공을 누르는 정도의 압력으로 눌러야 한다.
4. 절대 양쪽 목동맥을 동시에 압박하지 않는다!
5. 성공률이 약간 더 높기 때문에 오른쪽 목동맥을 먼저 시도한다. 실패할 경우, 왼쪽 목동맥을 시도한다.
6. 절차 동안 심조율기록지를 계속 기록하여 발생하는 상황을 확인한다. 매우 드문 경우지만, 목동맥 마사지가 동정지를 유발할 수 있으므로 항상 소생 장비를 준비해 둔다.

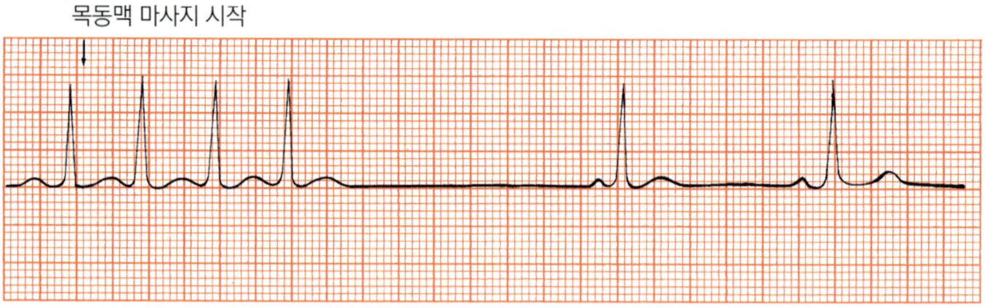

목동맥 마사지를 통해 방실결절회귀성빈맥은 거의 즉시 중단된다. 새로운 리듬은 분당 50회 박동의 동서맥이다.

수정된 발살바수기는 목동맥 마사지의 대안으로 점점 인기를 얻고 있다. 이 방법은 환자가 반쯤 누운 상태에서 15초 동안 힘을 주게 한 후(예: 주사기 안으로 불게 할 수 있다), 바로 누운 상태로 다리를 45° 들어 올려 15초 동안 유지하는 것이다.

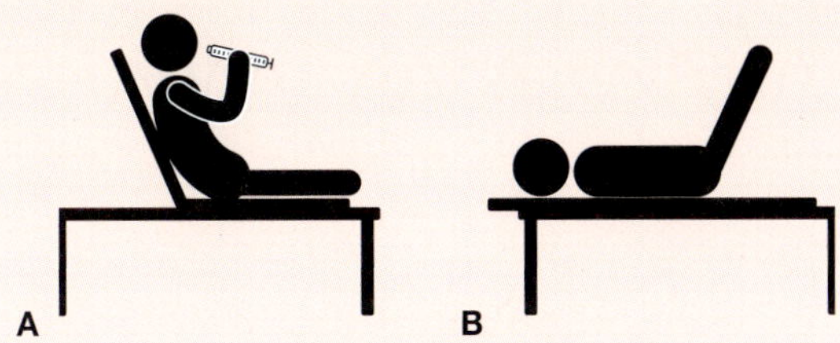

수정된 발살바수기

목동맥 마사지나 기타 미주신경수기에 반응하지 않는 급성 방실결절회귀성빈맥이 있는 환자의 경우, 약물 치료가 보통 부정맥을 종결시킨다. 짧게 작용하는 방실결절 차단제인 아데노신의 덩이 주사는 거의 항상 효과적이다(그러나 기관지경련성 폐질환 환자에게는 이 약물을 피해야 한다). 2차 치료법으로는 베타 차단제, 칼슘 채널 차단제, 그리고 드물게 전기 심장리듬 전환이 포함된다.

5) 심방조동(Atrial Flutter)

심방조동은 방실결절회귀성빈맥보다 드물게 발생한다. 정상 심장에서 발생할 수 있지만, 대개 기저 심장병이 있는 환자에서 발생한다. 심방조동의 심방 활성화는 방실결절회귀성빈맥과 마찬가지로 규칙적이지만 훨씬 더 빠르다. 조동파(flutter waves)는 분당 250~350회 속도로 나타난다. 가장 흔한 형태에서는 삼첨판륜을 따라 회귀고리에 의해 생성된다.

심방조동에서는 심방 탈분극이 매우 빠르게 발생하여 평평한 기준선으로 분리된 명확한 P파가 보이지 않는다. 대신, 기준선이 지속적으로 오르내리며 소위 조동파를 생성한다. 이러한 파형은 주로 II 및 III 유도에서 매우 두드러지며 톱니 모양의 패턴(saw-toothed pattern)을 만든다.

방실결절은 심방에서 오는 많은 자극을 처리할 수 없다. 이는 각 파형에 맞춰 재분극할 시간이 부족하기 때문이다. 따라서 모든 심방 자극이 방실결절을 통과하여 QRS 복합체를 생성하지 못한다. 일부 자극은 불응성 결절에 부딪히고 더 이상 진행되지 못한다. 이러한 현상을 방실차단이라고 한다. 가장 흔한 형태는 2:1 차단으로, 두 개의 조동파 중 하나만 방실결절을 통과하여 QRS 복합체를 생성하고, 하나는 통과하지 못한다는 의미이다. 3:1 및 4:1 차단도 자주 관찰된다. 목동맥 마사지는 차단 정도를 증가시킬 수 있다(예: 2:1 차단을 4:1 차단으로 변경). 이는 톱니 모양 패턴을 더 쉽게 식별할 수 있게 한다. 심방조동은 방실결절 위에서 발생하므로, 목동맥 마사지는 리듬을 종결시키지 않는다.

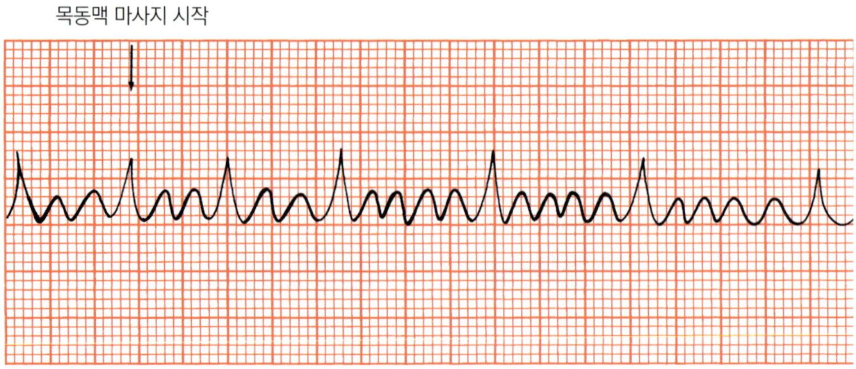

심방조동. 목동맥 마사지는 3:1에서 5:1로 차단을 증가시킨다. 왜 이를 2:1과 4:1이라고 부르지 않는가? 이는 하나의 P파가 큰 QRS 복합체 안에 숨겨져 보이지 않기 때문이다.

심방조동에서 P파(조동파)의 축은 회귀고리가 삼첨판을 중심으로 반시계 방향(더 흔한 형태로, 하부유도에서 음성 톱니 모양의 파형을 생성)으로 회전하는지, 또는 시계 방향(하부유도에서 양성 파형을 생성)으로 회전하는지에 따라 달라진다.

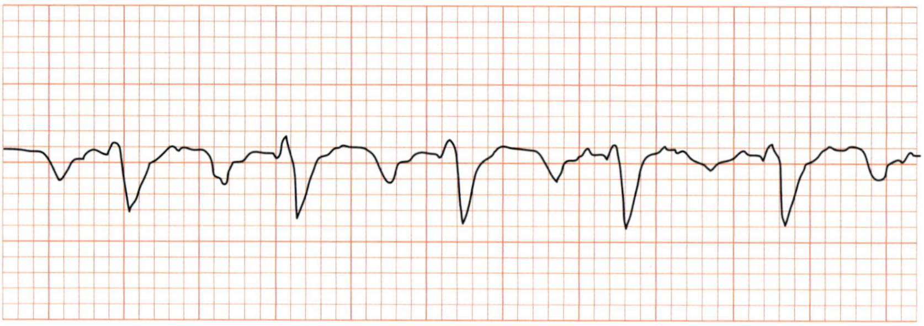

심방조동. II 유도에서 고전적인 음성 톱니 모양의 파형이 보인다.

미국에서는 매년 약 200,000건의 심방조동이 진단된다. 심방조동과 관련된 일반적인 상태는 다음과 같다:

- 고혈압
- 비만
- 당뇨병
- 전해질 불균형
- 알코올 중독
- 약물 남용, 특히 코카인과 암페타민
- 폐질환(예: 만성폐쇄폐질환과 폐색전증)
- 갑상샘중독증
- 다양한 기저 심장병, 선천적(예: 심방중격 결손) 및 후천적(예: 류마티스판막질환, 관상동맥질환, 울혈성 심부전)

심방조동은 드물게 생명을 위협하지만, 빠른 심실 반응은 숨가쁨이나 협심증을 유발하거나 울혈성 심부전을 촉발하거나 악화시킬 수 있어 긴급한 임상 개입이 필요할 수 있다. 전기 심장리듬 전환은 정상동리듬을 회복하는 데 보통 효과적이지만, 혈역학적으로 안정적인 환자에게는 약물 심장리듬 전환이 먼저 시도되기도 한다. 항부정맥제를 통한 장기적인 조절은 어려울 수 있다. 대부분의 전형적인 심방조동 환자에게는 카테터 절제술이라는 기술을 사용하여 근본적인 치료가 가능하다. 이 방법은 카테터를 통해 심근에 고주파 에너지를 전달하여 작은 병변을 만들어 회귀 경로를 방해하는 것이다.

6) 심방세동(Atrial Fibrillation)

심방세동에서는 심방의 전기적 활동이 매우 불규칙하게 나타나며, 방실결절로 분당 500개 이상의 자극이 전달될 수 있다. 심방조동에서는 단일 회귀고리가 심전도에서 규칙적인 톱니 모양 패턴을 생성하지만, 심방세동에서는 여러 작은 회귀고리가 완전히 예측할 수 없는 방식으로 회전한다. 따라서 진정한 P파는 보이지 않는다. 대신, 기준선은 평평해 보이거나 약간 파동치는데, 이 모양은 톱니 모양과는 다르다. 방실결절은 이러한 빠르고 불규칙한 심방 자극을 받으면 다양한 간격으로 일부 자극만 심실로 전달해 불규칙한 심실박동을 생성한다. 이는 보통 분당 120~180회(즉, 120~180개의 QRS 복합체) 사이이다. 그러나 더 느리거나 빠른 심실 반응도 종종 관찰될 수 있다(다음 그림 A와 B 참고).

심방세동을 식별하는 핵심은 P파가 없는 상태에서 QRS 복합체가 불규칙적으로 불규칙하게 나타나는 것이다. 물결치는 기준선을 자세히 살펴보면 종종 보이는 파형을 세동파(fibrillation waves)라고 한다.

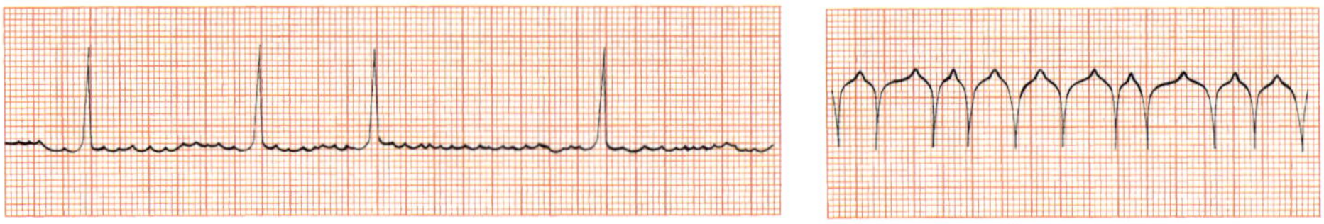

A B

(A) 느리고 불규칙한 심실 박동수를 가진 심방세동. (B) 또 다른 심방세동의 예. 명확히 세동하는 기준선이 없는 경우, 이 리듬이 심방세동임을 나타내는 유일한 단서는 QRS 복합체의 불규칙적으로 불규칙한 모습이다.

심방세동은 불규칙한 리듬을 유발할 수 있는 빠른 부정맥 중 가장 흔한 형태이다. 다른 가능성으로는 변수 차단을 동반한 심방조동이 있다(비록 QRS 복합체의 모습이 불규칙해 보일지라도, 조동 속도의 배수로 발생하기 때문에 실제로 불규칙하지 않다). 그리고 곧 논의할 다소성심방빈맥이 있다. 또한, 정상적인 심장을 가진 건강한 사람들도 숨을 들이쉬고 내쉴 때 동부정맥이 뚜렷하게 나타날 수 있다(107쪽 참고). 이들의 맥박을 확인하면 불규칙하게 보일 수 있다. 그러나 대부분의 경우, 불규칙한 빠른 리듬은 환자가 심방세동을 가지고 있음을 의미한다.

목동맥 마사지는 심방세동에서 심실박동수를 느리게 할 수 있지만, 진단이 명확한 경우가 대부분이기 때문에 이 상황에서는 거의 사용되지 않는다.

심방세동 : 알아야 할 임상 정보

심방세동은 일반 인구에서 가장 흔하고 임상적으로 중요한 지속성 부정맥이다. 특히 노인들에게 흔하다. 일반 인구에서의 유병률은 약 4%로 추정되며, 나이가 들수록 증가한다. 심방세동은 지속적이거나 간헐적일 수 있으며, 몇 분에서 몇 시간, 며칠 또는 그 이상 지속될 수 있다. 기저 원인은 심방조동과 유사하지만, 특히 고혈압, 대사증후군, 승모판질환, 관상동맥질환 등의 기저 심혈관 질환의 발생률이 높다. 기타 흔한 위험 요소로는 비만과 알코올 중독이 있다. 특히 야간 심방세동 환자에서는 폐쇄성 수면 무호흡증이 중요한 원인이므로 간과해서는 안 된다. 상당수 환자, 특히 젊은 환자에게서는 기저 위험 요소나 심장병이 발견되지 않을 수 있다. 심방세동 환자에서 급성 유발 요인을 확인하지 못하는 경우가 많지만, 폐색전증, 갑상샘중독증, 심낭염의 가능성을 염두에 두어야 한다.

심방세동은 가슴 두근거림, 흉통, 숨가쁨 또는 현기증을 유발할 수 있다. 상당수의 환자, 특히 노인들은 아무런 증상이 없을 수 있으며, 맥박을 확인하고 심방세동에 대해 알려줄 때까지 자신이 심방세동에 걸렸다는 사실을 알지 못할 수 있다.

환자들은 초기 관리 전략으로 리듬 조절 또는 심박수 조절을 사용할 수 있다. 리듬 조절에서는 심장을 정상동리듬으로 되돌리기 위해 노력하고, 심박수 조절에서는 심방세동을 지속시키되 약물로 심박수(즉, QRS 복합체가 나타나는 속도)를 제한하여, 환자가 심방세동 상태에 있으면서도 증상을 전혀 경험하지 않도록 한다. 심박수 조절은 증상이 없거나 최소한의 증상만 있는 일부 환자, 특히 노인 환자에게 합리적인 선택일 수 있지만, 점점 더 많은 데이터가 리듬 조절을 지지하고 있다. 특히 부정맥 발생 1년 이내에는 리듬 조절이 뇌졸중, 심부전, 심혈관계 사망과 같은 심각한 결과를 줄이는 데 가장 효과적인 것으로 보여진다. 이러한 효과는 현재 거의 일반적으로 사용되는 카테터 절제술 덕분에 크게 향상되었다.

대부분의 환자에서 심방세동은 왼심방으로 들어가는 폐정맥의 전기 활동에 의해 유발된다. 절제 치료의 핵심은 문제의 원인 주위에 방화벽을 만들어 폐정맥을 심장의 다른 부분과 전기적으로 격리하여 비정상적인 전기 자극이 심장으로 퍼지는 것을 방지하는 것이다.

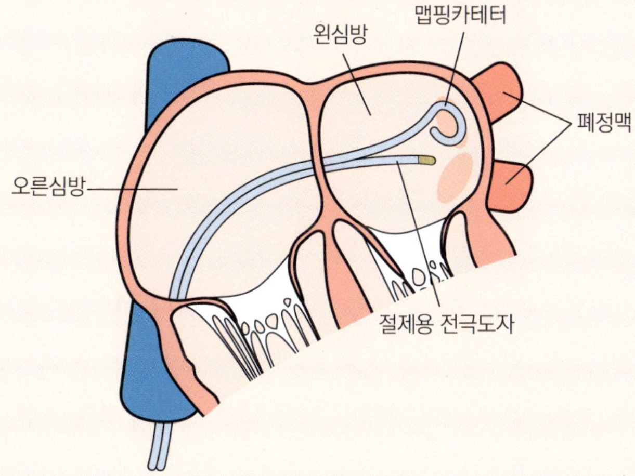

심방세동에 대한 카테터 절제술 치료. 카테터는 오른심방으로 삽입되어 심방중격을 통과해 왼심방으로 진입한다. 심방세동이 발생하는 부위, 즉 폐정맥이 왼심방과 만나는 부위를 고주파 에너지를 사용하여 전기적 방화벽을 만들어 심장의 다른 부분과 전기적으로 격리시킨다.

새로 발생한, 재발성 또는 지속성 심방세동을 가진 환자는 전신 색전증의 위험이 있다. 심방이 세동할 때(수축하는 대신 떨리며, 외관상으로는 벌레 주머니에 비유되곤 한다) 혈전이 형성되기 좋은 환경을 제공한다. 이러한 혈전 조각이 떨어져 나가(색전화) 전신 순환을 통해 이동하여 뇌졸중이나 신체 다른 부위의 혈관 폐색을 일으킬 수 있다. 색전증 위험이 있는 환자는 항응고제로 치료받는다. 혈전 형성 위험이 높지만 항응고제로 인한 출혈 위험도 높은 환자의 경우, 왼심방 부속 기구를 삽입하여 왼심방에서 혈전이 형성되는 것을 방지할 수 있다.

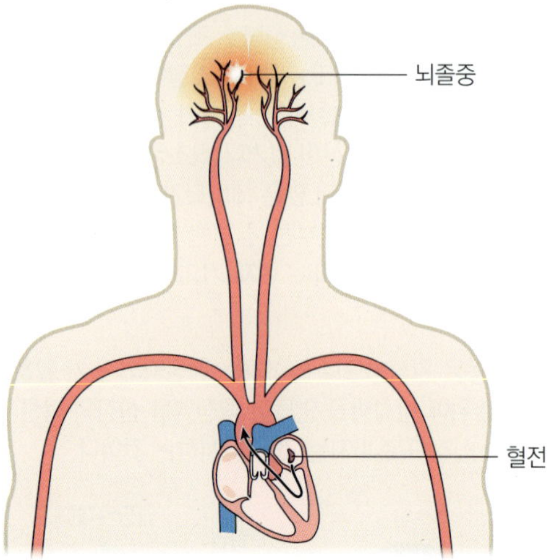

심방세동이 있는 왼심방에서 형성된 혈전은 떨어져 나가 뇌로 이동하여 뇌졸중을 일으킬 수 있다.

7) 다소성심방빈맥과 유주심방박동조율
(Multifocal Atrial Tachycardia and Wandering Atrial Pacemakers)

다소성심방빈맥(multifocal atrial tachycardia, MAT)은 분당 100~200회의 속도로 발생하는 불규칙한 리듬이다. 이는 여러 다른 이소성 심방 기원의 무작위 자극으로 인해 발생하는 것으로 보인다. 때때로 박동수가 분당 100회 미만일 경우, 이 부정맥을 유주심방박동조율(wandering atrial pacemaker, WAP)이라고 한다.

다소성심방빈맥은 폐 질환이 있는 환자에게 흔하다. 이 부정맥 자체는 거의 치료가 필요하지 않다. 목동맥 마사지는 다소성심방빈맥에 영향을 미치지 않는다. 유주심방박동조율은 정상적이고 건강한 심장에서 관찰될 수 있다.

심방세동처럼, 다소성심방빈맥은 불규칙한 리듬이다. 다소성심방빈맥은 각 QRS 복합체 앞에 쉽게 식별할 수 있는 P파로 심방세동과 구별할 수 있다. 심방의 여러 위치에서 발생하는 P파는 모양이 다양하며, 다른 P파와 QRS 복합체 사이의 간격도 달라질 수 있다. 다소성심방빈맥을 진단하려면 적어도 3개의 다른 형태의 P파를 식별해야 한다.

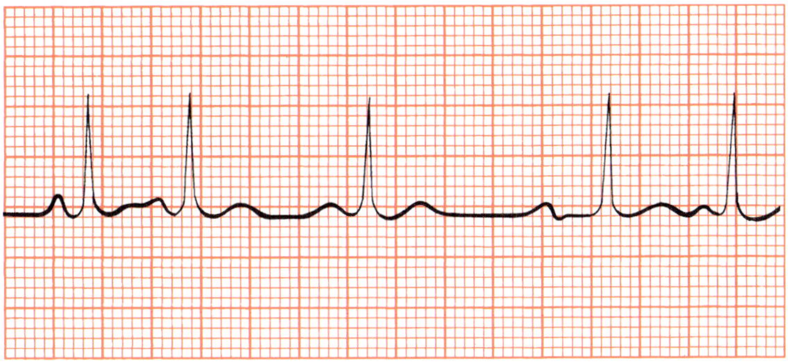

다소성심방빈맥. 다음 사항에 유의하라: (1) P파의 모양이 크게 다르다. (2) PR 간격이 다양하다. (3) 심실박동수가 불규칙하다.

유주심방박동조율 환자에서는 적어도 3가지 다른 P파 형태를 볼 수 있지만, 각 P파 형태가 나타나는 동안 적어도 2~3번의 박동이 발생한 후 다음 형태로 이동한다. 기술적으로 이는 심박수가 분당 60~100회 사이이기 때문에 빠른부정맥이 아니다.

8) 발작성심방빈맥(Paroxysmal Atrial Tachycardia)

마지막 심실위부정맥인 발작성심방빈맥(paroxysmal atrial tachycardia, PAT)은 분당 100~200회의 규칙적인 리듬을 가진다. 이는 이소성 심방 기원의 자동성이 증가하거나 심방 내의 회귀고리에 의해 발생할 수 있다. 자동성 유형은 시작할 때 약간 불규칙하게 보이는 준비 기간을 나타내며, 종료할 때도 유사한 종료되는 기간을 보인다. 드물게 회귀 형태는 심방조기박동으로 갑자기 시작한다.

발작성심방빈맥은 대개 다른 이상이 없는 정상 심장에서 가장 많이 나타난다. 또한 디기탈리스 독성에 의해 유발될 수도 있다(제7장 참고).

발작성심방빈맥과 방실결절회귀성빈맥을 어떻게 구별할 수 있는가? 많은 경우, 구별이 어렵다. 그러나 심전도에서 준비 시기와 종료 시기를 볼 수 있다면, 그 리듬은 발작성심방빈맥일 가능성이 높다. 또한 목동맥 마사지는 매우 유용할 수 있다. 목동맥 마사지는 방실결절회귀성빈맥을 느리게 하거나 종결시킬 수 있지만, 발작성심방빈맥에는 거의 영향을 미치지 않는다(약간의 느려짐을 제외하고).

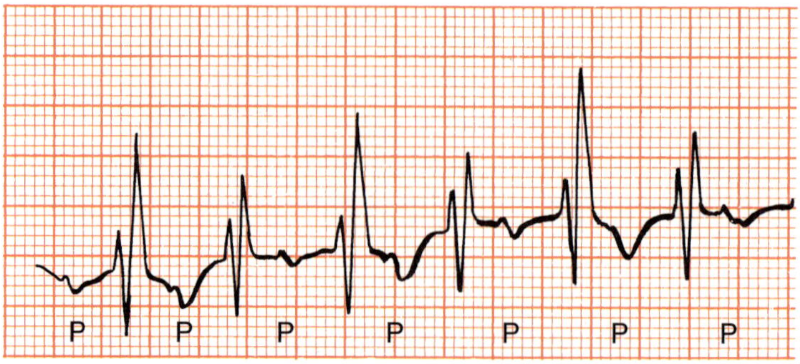

발작성심방빈맥. P파가 항상 보이는 것은 아니지만, 여기서는 비교적 쉽게 확인할 수 있다. 또한 P파와 그 뒤에 이어지는 QRS 복합체 사이의 간격이 달라지는 것을 볼 수 있다. 이는 심방과 심실 사이의 전도 지연이 다양하게 나타남을 반영하며, 이는 종종 발작성심방빈맥과 동반된다(그러나 이는 우리가 다루고 있는 내용보다 앞선 것이다; 전도 지연은 제4장에서 논의된다).

9) 자가테스트(Test Yourself)

여기 세 가지 불규칙한 심실위 리듬의 예가 있다. 이들을 식별할 수 있는가?

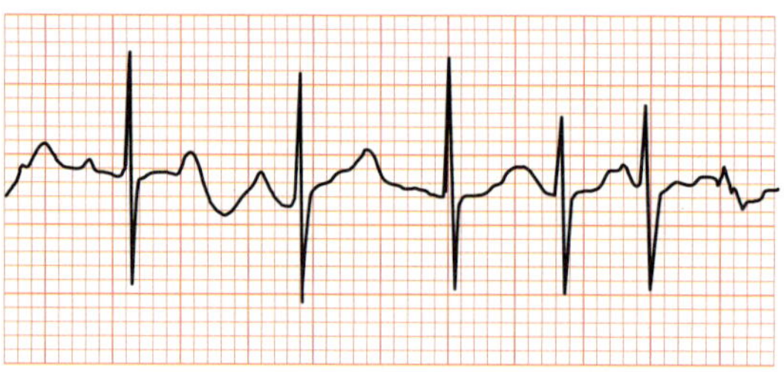

A

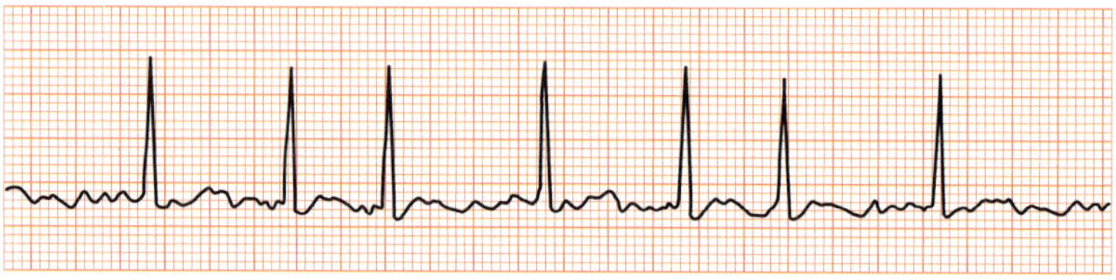

B

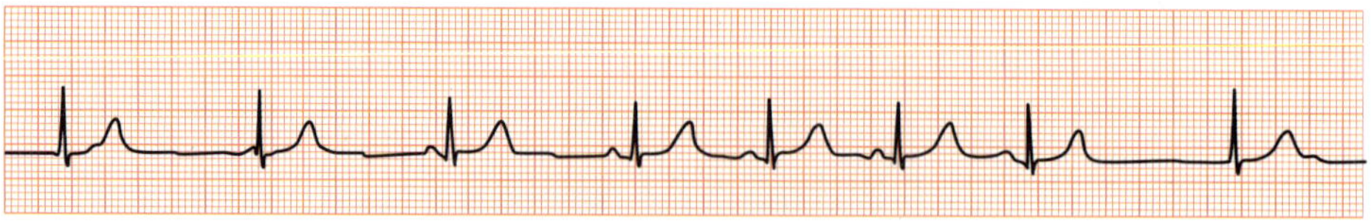

C

(A) 다소성심방빈맥. (B) 심방세동. (C) 동부정맥

10) 넘어가기 전에(Before We Move On)

심실위빈맥에 대해 배운 내용을 얼마나 잘 이해했는지 확인하는 질문이다. 환자가 가슴 두근거림과 숨가쁨을 호소하며 내원했다고 가정해 보자. 환자의 맥박을 확인했더니 두 가지 사항이 눈에 띈다–(1) 매우 빠르고 (2) 규칙적이다. 지금까지 배운 내용을 바탕으로, 심전도를 확인하기 전에 가능한 감별진단은 무엇인가? 지금은 심실빈맥의 가능성은 제외한다. 첫째, 환자가 심실빈맥을 가지고 있었다면 그냥 걸어 들어오는 것이 거의 불가능할 것이며, 둘째, 우리는 이 장의 다음 부분에서 심실빈맥을 논의할 것이기 때문이다.

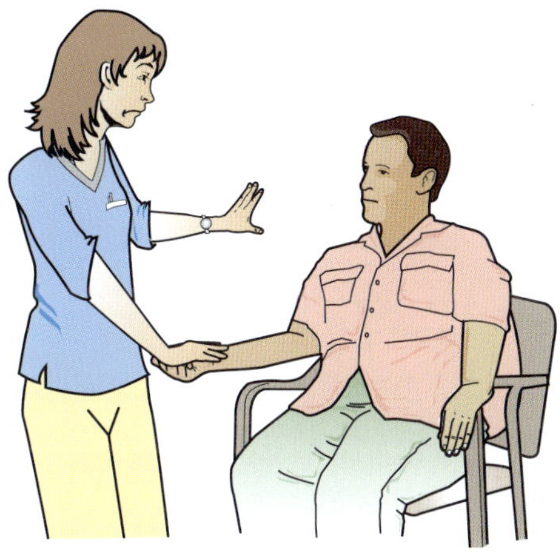

다음 페이지를 넘기기 전에 시간을 가지고 충분히 생각해 보기를 권한다.

규칙적인 심실위빈맥의 감별진단을 정리해 보자. 가능성은 몇 가지뿐이며, 유용한 감별진단목록에는 동빈맥, 방실결절회귀성빈맥, 발작성심방빈맥, 규칙적인 차단이 있는 심방조동(예: 2:1 또는 3:1 차단 등, 변동 없이)이 포함된다. 이제 이 환자의 심전도를 확인할 때, 어떤 특징을 찾아야 할지 정확히 알 수 있다. 만약 각 QRS 복합체마다 하나의 정상적인 P파가 보인다면, 환자는 동빈맥을 가지고 있다. 규칙적인 차단이 있는 심방조동에서는 조동파가 보여야 한다. 마지막으로, 방실결절회귀성빈맥이나 덜 흔한 발작성심방빈맥의 경우, 속도가 일반적인 동빈맥보다 빠를 것이며 P파가 보이지 않거나 역행 P파가 보일 것이다.

SUMMARY

▶ 심실위부정맥

부정맥의 특징		심전도
방실결절회귀성빈맥 (AV Nodal Reentrant Tachycardia, AVNRT)	· 리듬 : 규칙적 · P파 : 보이는 경우 역행 · 심박수 : 분당 150~250회 · 목동맥 마사지 : 속도를 늦추거나 부정맥을 종결시킴	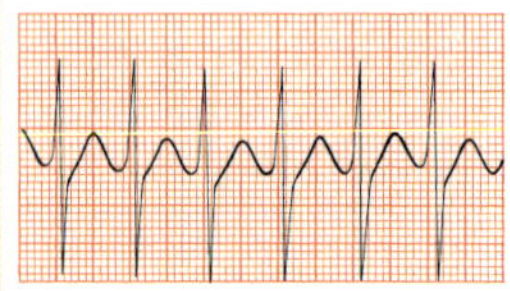
심방조동 (Atrial Flutter)	· 리듬 : 규칙적, 톱니 모양 · 차단 비율 : 2:1, 3:1, 4:1 등 · 심방 속도 : 분당 250~350회 · 심실 속도 : 심방 속도의 절반, 3분의 1, 4분의 1 등 · 목동맥 마사지 : 차단을 증가시킴	목동맥 마사지 시작 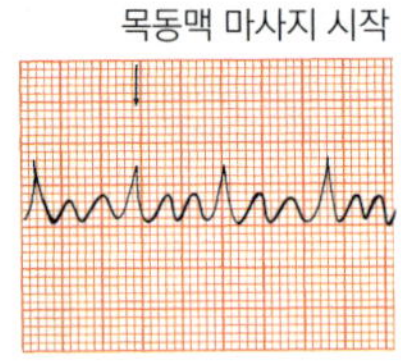
심방세동 (Atrial Fibrillation)	· 리듬 : 불규칙적 · 기준선 : 물결치는 모양 · 심방 속도 : 분당 350~500회 · 심실 속도 : 가변적 · 목동맥 마사지 : 심실 속도를 느리게 할 수 있음	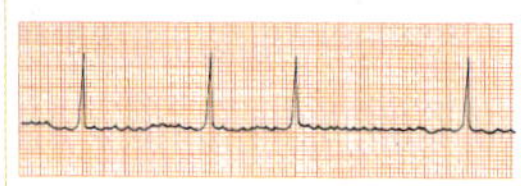
다소성심방빈맥 (Multifocal Atrial Tachycardia, MAT)	· 리듬 : 불규칙적 · P파 형태 : 최소 세 가지 다른 P파 형태 · 심박수 : 분당 100~200회; 때로는 100회 미만일 때도 있음 · 목동맥 마사지 : 효과 없음	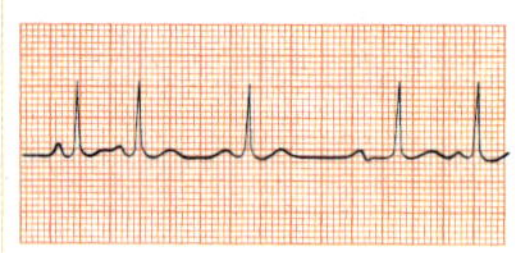
발작성심방빈맥 (Paroxysmal Atrial Tachycardia, PAT)	· 리듬 : 규칙적 · 심박수 : 분당 100~200회 · 특징 : 자동성 형태에서는 워밍업 기간이 나타남 · 목동맥 마사지 : 효과 없음, 또는 약간의 느려짐만 발생	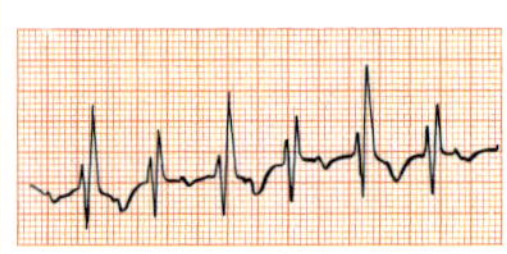

기억하기 : 심실위 빠른부정맥을 진단하는 핵심은 P파를 찾는 것이다. P파는 주로 II 유도와 V1 유도에서 두드러지게 나타날 가능성이 가장 높다.

11 심실부정맥 Ventricular Arrhythmias

심실부정맥은 방실결절 아래에서 발생하는 리듬 장애이다.

1) 심실조기수축(Premature Ventricular Contractions)

심실조기수축(premature ventricular contractions, PVCs)은 심실부정맥 중에서 가장 흔하다. 심실조기수축의 QRS 복합체는 정상적인 심실 전도 경로를 따르지 않기 때문에 넓고 비정상적인 모양으로 보인다. 그러나 모든 유도에서 QRS 복합체가 넓게 나타나지는 않을 수 있으므로, 진단을 내리기 전에 12 유도 심전도 전체를 확인해야 한다. 대부분의 유도에서 QRS 지속시간이 최소 0.12초 이상이어야 심실조기수축으로 진단할 수 있다. 역행 P파가 가끔 보일 수 있지만, 대부분의 경우 P파가 전혀 보이지 않는다. 심실조기수축은 보통 다음 박동이 나타나기 전에 길어진 보상성 휴지기를 동반한다. 드물지만 심실조기수축이 보상성 휴지기 없이 두 개의 정상적으로 전도된 박동 사이에 발생할 수 있는데, 이를 삽입성 심실조기수축(interpolated PVCs)이라고 한다.

단일성 심실조기수축(isolated PVCs)은 정상적인 심장에서 흔하게 발생하며, 거의 치료가 필요하지 않다. 그러나 급성 심근경색의 상황에서 단일성 심실조기수축은 더욱 불길한 징조로 간주되는데, 이는 심실빈맥이나 심실세동을 유발할 수 있기 때문이다. 이 두 가지는 생명을 위협하는 부정맥이다.

심실조기수축은 일반적으로 무작위로 발생하지만, 정상동박동과 규칙적인 패턴으로 번갈아 나타날 수 있다. 한 번의 정상동박동에 한 번의 심실조기수축이 나타나는 경우, 이 리듬은 이단맥(bigeminy)이라고 한다. 삼단맥(trigeminy)은 두 번의 정상동박동에 한 번의 심실조기수축이 나타나는 경우를 의미하며, 이와 같은 방식으로 계속된다.

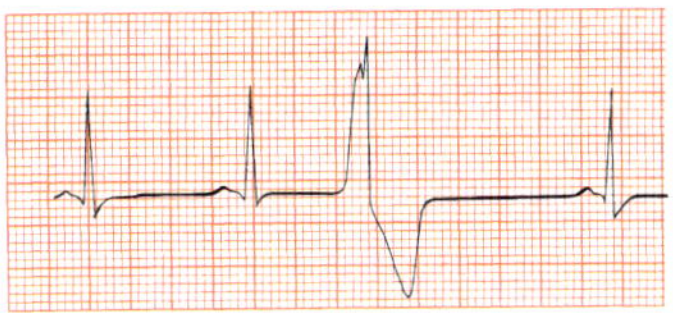

A

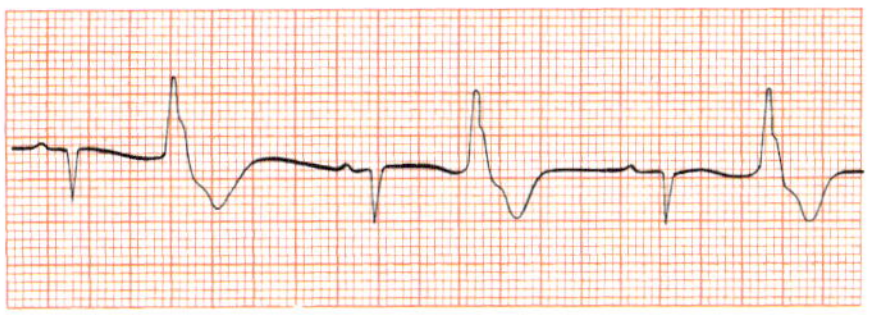

B

(A) 심실조기수축(PVC). 다음 박동 전에 보상성 휴지기를 주목하라. (B) 이단맥. 심실조기수축과 동성 박동이 1:1 비율로 번갈아 나타난다.

심실조기수축에 대해 언제 걱정해야 할까? 대부분의 상황에서는 걱정할 필요가 없다. 그러나 심실조기수축이 환자의 심박수의 10% 이상을 차지하는 경우, 이는 심근의 재형성을 초래하고 확장성 심근병증의 발달로 이어질 수 있다. 따라서 이러한 환자들은 보통 약물 또는 절제술로 치료한다. 또한, 특정 상황에서는 심실조기수축이 심실빈맥, 심실세동 및 사망을 유발할 위험이 증가한다. 이러한 상황은 악성의 규칙으로 요약된다:

1. 빈번한 심실조기수축이 발생
2. 연속적으로 나타나는 심실조기수축, 특히 세 번 이상 연속으로 나타나는 경우
3. 다양한 형태의 심실조기수축, 심실조기수축의 발생 위치가 다양하고 그에 따라 모양도 다른 경우
4. 'R-on-T' 현상이라 불리는, 이전 박동의 T파 위로 떨어지는 심실조기수축. T파는 심장 주기에서 취약한 시기이며, 이때 발생하는 심실조기수축은 심실빈맥을 유발할 가능성이 높다.
5. 급성심근경색 상황에서 발생하는 심실조기수축

심실조기수축은 이러한 기준 중 하나 또는 여러 개를 충족하는 경우 생명을 위협하는 부정맥으로 발전할 위험이 증가한다. 그러나 이러한 심실조기수축을 항부정맥 약물로 억제하는 것이 어떤 상황에서도 사망률을 감소시키는 증거는 없다. 더욱이, 심실조기수축을 줄이기 위해 항부정맥제를 투여할 때 사망률이 증가한다는 연구 결과가 있다.

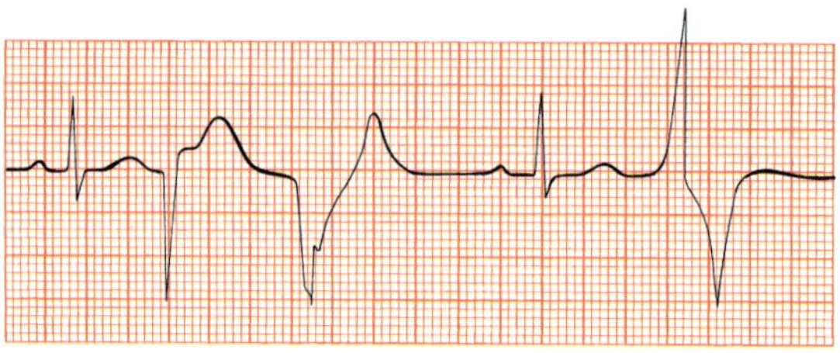

A

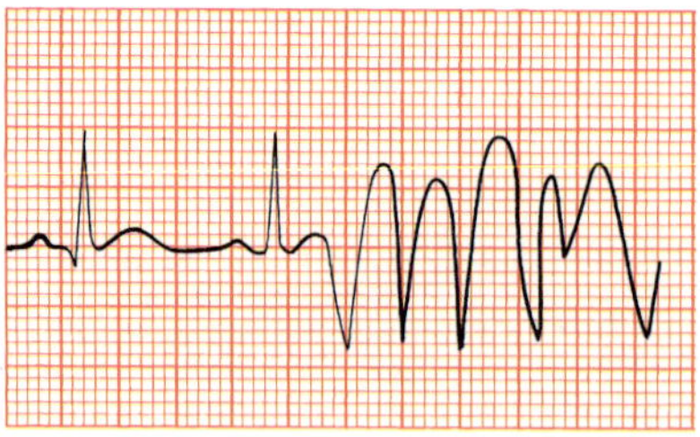

B

(A) 첫 번째와 네 번째 박동은 동성 기원이다. 나머지 세 박동은 심실조기수축이다. 심실조기수축은 서로 모양이 다르며(다양한 형태) 두 개가 연속으로 발생한다. (B) 두 번째 동성박동의 T파에 심실조기수축이 겹쳐져서 심실빈맥이 시작된다.

2) 심실빈맥(Ventricular Tachycardia)

세 번 이상 연속으로 발생하는 심실조기수축을 심실빈맥이라고 한다. 박동수는 보통 분당 120~200회 사이이지만, 박동수가 더 빠르다고 해서 심실빈맥이 아닐 것이라고 가정하면 안 된다—심실빈맥일 수 있다. 방실결절회귀성빈맥과 달리, 심실빈맥은 약간 불규칙할 수 있다(비록 이를 알아차리기 위해서는 매우 세심한 눈이 필요할 수 있다). 30초 이상 지속되는 지속성 심실빈맥이나 혈역학적 불안정을 동반한 심실빈맥은 응급상황이며, 심장정지를 예고하므로 즉각적인 치료가 필요하다.

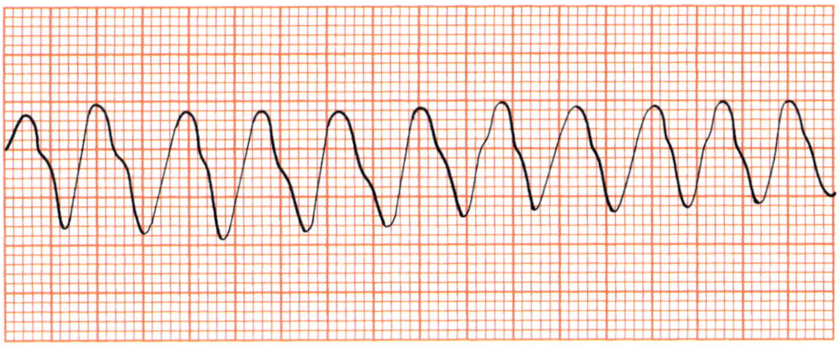

심실빈맥. 박동수는 분당 약 200회이다.

심실빈맥의 형태는 위 그림처럼 각 복합체가 이전 복합체와 유사하게 나타나는 단일형이거나, 각 박동마다 모양이 변하는 다형성일 수 있다. 다형성 심실빈맥은 급성 관상동맥 허혈, 심근경색, 심각한 전해질 이상 및 QT 간격 연장을 초래하는 상태와 밀접하게 연관이 있다(QT 간격 연장이 왜 문제인지는 143쪽에서 설명할 것이다). 단일형 심실빈맥은 치유된 심근경색에서 더 자주 관찰되며, 반흔이 있는 심근이 회귀성심실빈맥의 기질을 제공한다.

약 3.5%의 환자가 심근경색 후 심실빈맥이 발병하며, 이들 대부분은 첫 48시간 이내에 발생한다. 그러나 심실빈맥의 위험은 심근경색 후 몇 주 동안 지속된다. 심근경색 후 첫 6주 이내에 지속성심실빈맥이 발생하면 1년 사망률이 높아진다.
허혈성 심장병이 심실빈맥의 가장 흔한 원인이지만, 다른 원인으로는 구조적 심장질환(예: 심근염이나 심근병증), 비심장성 급성 유발 요인(예: 폐색전증이나 익사), 그리고 다양한 일차 전기적 장애가 있다. 특정 유형의 다형성 심실빈맥은 여러 다른 원인들이 있으며, 이에 대해서는 곧 논의할 것이다 (143쪽 참고).

다음 심전도를 살펴보자. 두 유도는 동시에 기록되었다.
이것이 심실빈맥을 나타내는가?

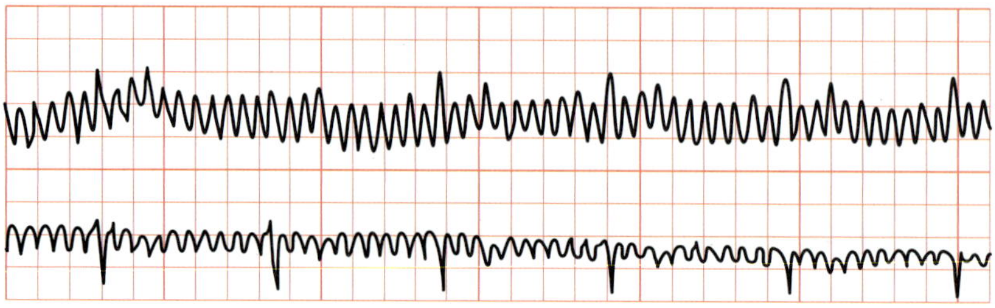

위쪽 유도는 분명히 심실빈맥처럼 보인다. 그러나 아래쪽 유도는 혼란 속에서도 명확히 규칙적으로 배열된 좁은 QRS 복합체를 보여준다. 정상적인 QRS 복합체가 보이면, 이는 심실빈맥일 수 없다. 그렇다면 여기서 무슨 일이 벌어지고 있는가? 이것은 높은 차단 정도를 가진 심방조동의 사례이다. 이제 이것이 심실빈맥이 아니라는 것을 알았으니, 위쪽 유도를 더 자세히 살펴보자. 좁은 QRS 복합체가 있는 아래쪽 유도와 일치하는 더 큰 파형이 심방조동파 사이에서 보일 것이다. 이 빠르고 진동하는 파형들 사이에서 이를 구별하는 것은 거의 불가능했겠지만, 이것들은 실제로 정상적인 QRS 복합체이며, 나머지는 모두 심방조동의 극적인 톱니 모양 파형이다.

심실빈맥 환자의 경우, 동시에 기록된 모든 유도에서 진단이 일관되어야 한다. 만약 어느 유도에서든 P파나, 이 경우처럼 좁고 정상적으로 보이는 규칙적으로 배열된 QRS 복합체를 찾을 수 있다면, 이는 심실빈맥이 아니다.

3) 심실세동(Ventricular Fibrillation)

심실세동은 죽기 직전의 상태이다. 거의 죽어가는 심장에서만 관찰된다. 갑작스러운 사망을 경험하는 성인에서 가장 빈번하게 나타나는 부정맥이다. 심전도 추적은 경련적으로 요동치거나(거친 심실세동) 부드럽게 물결친다(미세 심실세동). 진정한 QRS 복합체는 존재하지 않는다.

심실세동에서는 심장이 심박출을 생성하지 않으며, 즉시 심폐소생술과 심장충격기를 수행해야 한다.

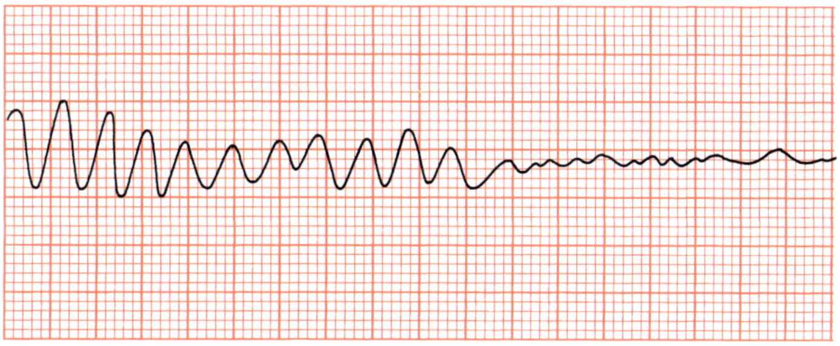

심실빈맥이 심실세동으로 악화된다.

심실세동의 흔한 유발 요인에는 다음이 포함된다:

- 심근 허혈/경색
- 심부전
- 저산소증 또는 고탄산증
- 저혈압 또는 쇼크
- 전해질 불균형
- 자극제 과다 복용, 특히 조합하여 사용한 경우(예: MDMA[엑스터시 또는 몰리]와 암페타민)

많은 경우에서, 심실세동은 심실빈맥이 선행된다.

4) 가속심실고유리듬(Accelerated Idioventricular Rhythm)

가속심실고유리듬(accelerated idioventricular rhythm)은 양성(benign) 리듬으로 비교적 위험성이 낮으며, 급성 심근경색이나 폐쇄된 관상동맥의 재관류 후 초기 몇 시간 동안 가끔 관찰된다. 규칙적인 리듬으로 분당 50~100회 발생하며, 아마도 심실이탈 초점이 충분히 가속되어 심장을 구동하는 것으로 보인다. 이는 거의 지속되지 않으며, 심실세동으로 진행되지 않고, 치료가 거의 필요 없다. 사실, 이 리듬의 출현은 폐쇄된 동맥이 자발적으로 또는 혈관 성형술과 같은 절차를 통해 성공적으로 재개통되었음을 나타내는 긍정적인 신호이다. 박동수가 분당 50회 이하로 떨어지면, 이를 단순히 심실고유리듬(idioventricular rhythm)이라고 한다(즉, '가속성'이라는 용어는 제외된다).

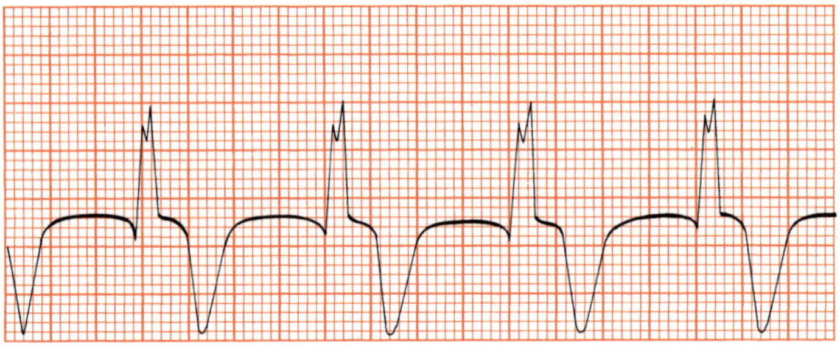

가속심실고유리듬. P파는 없고, QRS 복합체는 넓으며, 박동수는 약 분당 75회이다.

5) 비틀림심실빈맥(Torsades de Pointes)

'비틀림'을 의미하는 torsades de pointes는 심장학에서 가장 시적인 이름일 뿐만 아니라, 독특한 형태의 심실빈맥이다. 이는 보통 QT 간격이 연장된 환자에게서 나타난다.

QT 간격은 심실 탈분극의 시작부터 심실 재분극의 끝까지의 시간을 포함한다. 정상적으로는 전체 심장 주기의 약 40%를 차지한다.

QT 간격 연장은 선천적으로 발생할 수 있다(심장 이온 채널을 암호화하는 유전자의 돌연변이로 인해 발생). 다양한 전해질 불균형(특히 저칼슘혈증, 저마그네슘혈증, 저칼륨혈증)으로 인해 발생할 수 있으며, 급성 심근경색 중에 발생할 수도 있다. 많은 약리학적 약제들도 QT 간격을 연장할 수 있다(이 내용은 제7장에서 더 자세히 다룰 것이다).

QT 간격 연장은 일반적으로 심실 재분극의 연장(즉, T파가 길어짐)으로 인해 발생한다. 그러나 저칼슘혈증과 저체온증은 연장된 ST 분절에 의해 연장된 QT 간격을 유발할 수 있다. QT 간격 동안 발생하는 심실조기수축은 비틀림심실빈맥을 유발할 수 있다. 비틀림심실빈맥은 일반적인 심실빈맥과 비슷하게 보이지만, QRS 복합체가 기준선을 중심으로 나선형으로 돌며 축과 진폭이 변한다. 비틀림심실빈맥과 표준 심실빈맥을 구별하는 것은 중요하다. 왜냐하면 이 두 가지는 매우 다른 방식으로 치료되기 때문이다.

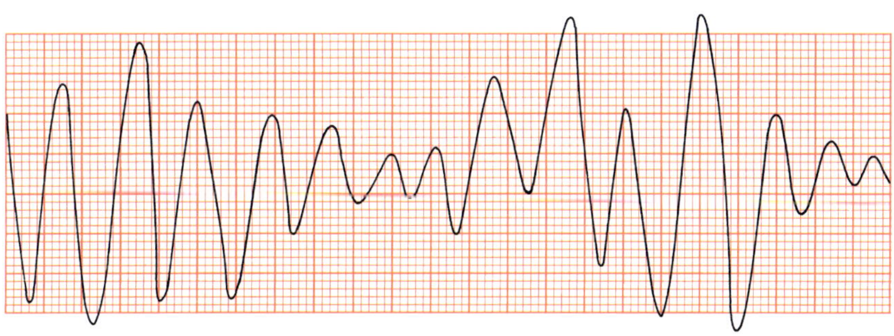

비틀림심실빈맥. QRS 복합체가 기준선을 중심으로 회전하며 축과 진폭이 변하는 것처럼 보인다.

SUMMARY

▶ 심실부정맥

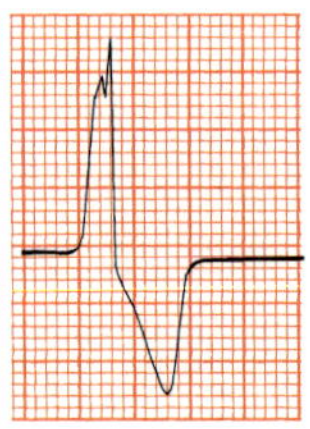
심실조기수축

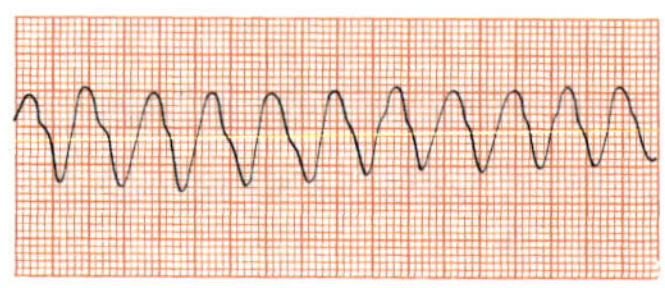
심실빈맥

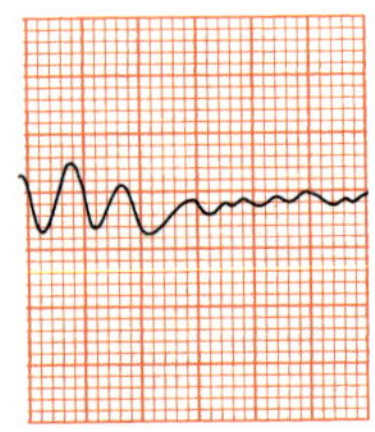
심실세동

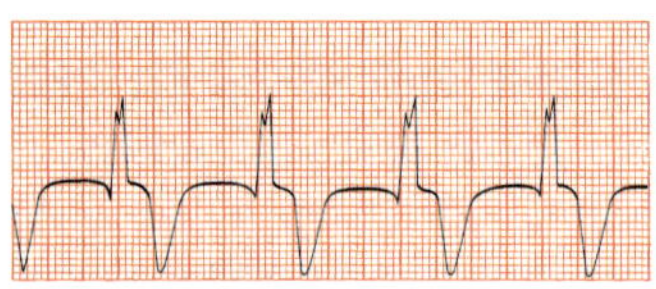
가속심실고유리듬

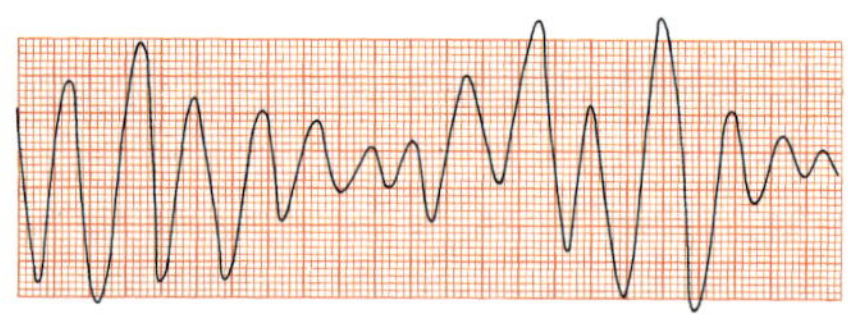
비틀림심실빈맥

● 심실조기수축의 악성 규칙(Rules of Malignancy for PVCs)

빈번한 심실조기수축

연속적인 심실조기수축

다형성 심실조기수축

R-on-T 현상

급성 심근경색 동안 발생하는 심실조기수축(또는 기저 심장병이 있는 환자에서 발생하는 심실조기수축)

12 심실위 VS 심실부정맥

Supraventricular vs Ventricular Arrhythmias

심실위부정맥과 심실부정맥을 구별하는 것은 매우 중요하다. 심실부정맥이 일반적으로 훨씬 더 불길한 예후를 가지며 치료 방법이 매우 다르기 때문이다. 대부분의 경우, 구별은 간단하다: 심실위부정맥은 좁은 QRS 복합체와 연관이 있고, 심실부정맥은 넓은 QRS 복합체와 연관이 있다.

그러나 심실위박동이 넓은 QRS 복합체와 연관될 수 있는 상황도 있다. 예를 들어, 환자가 이미 기저에 넓은 QRS 복합체를 가지고 있는 경우에 발생할 수 있다(예: 환자가 오른다발갈래차단이나 왼다발갈래차단이 있는 경우; 이러한 유형의 차단은 다음 장에서 논의할 것이지만, 다발갈래가 제대로 작동하지 않을 때 심실 내 전도 지연이 발생하면 QRS 복합체가 넓어질 수 있다는 것을 이미 직감할 수 있을 것이다. 이 상황에서는 환자가 심실위부정맥이 발병해도 넓은 QRS 복합체가 지속될 것이다). 하지만, 처음에 기준선 QRS 복합체가 좁았던 환자에게도 이와 유사한 방식으로 이러한 현상이 발생할 수 있다. 그 과정이 어떻게 진행되는지 살펴보자.

1) 변형전도(Aberrancy)

때때로 심방조기박동이 발생하는 시점이 심장주기의 매우 초기 단계일 때, 심실의 푸르키네 섬유가 다음 전기 자극을 받을 준비가 되지 않아 재분극이 완료되지 못할 수 있다. 특히 오른다발갈래(우각)는 이 과정에서 느릴 수 있으며, 조기심방자극이 심실에 도달할 때, 오른다발갈래는 여전히 불응성 상태일 수 있다. 따라서 전기 자극은 오른다발갈래를 통과하지 못하지만, 왼다발갈래(좌각)를 비교적 자유롭게 통과할 수 있다(그림 A). 오른다발갈래 불응상태로 전기자극이 통과하지 못하면, 원래 오른다발갈래를 통해 공급되던 심실 심근 부위는 이제 왼다발갈래에서 이미 탈분극된 부위로부터 전기적 자극을 받게 된다(그림 B). 따라서 심실 탈분극의 전체 과정이 비정상적으로 긴 시간이 소요되며, 전류 흐름의 벡터가 왜곡되고 그 결과는 심실조기수축처럼 보이는 넓고 기괴한 QRS 복합체가 된다(그림 C).

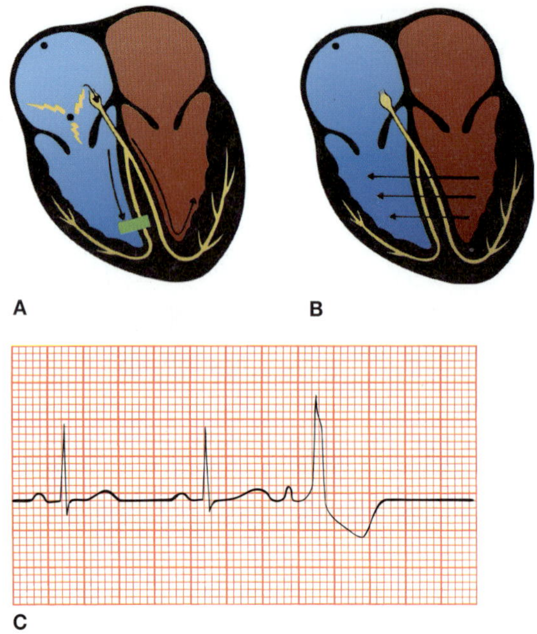

(A) 조기심방자극이 오른다발갈래(우각)를 준비되지 않은 상태에서 잡아낸다. 오른다발갈래로의 전도는 차단되지만, 왼다발갈래(좌각)로는 순조롭게 진행된다.
(B) 오른심실 탈분극은 전기 자극이 왼심실에서부터 전달될 때만 발생한다-이는 느리고 지루한 과정이다. 이러한 전도 방식은 매우 비효율적이며, 넓고 기괴한 QRS 복합체를 생성한다.
(C) 세 번째 P파-다소 기괴한 모양의 P파이지만, 그것은 중요한 것이 아니다-는 조기심방수축이다. 이것은 심실을 통해 이상 전도되어 넓고 기괴한 QRS 복합체를 생성한다.

따라서 넓은 QRS 복합체는 다음 중 하나를 의미할 수 있다:

- 심실에서 발생하는 박동, 즉 심실조기수축
- 기저 QRS 복합체가 이미 넓은 환자(예: 다발갈래 차단이 있는 환자)에서 발생하는 심실위박동
- 변형전도로 전도된 심실위박동

이들을 어떻게 구별할 수 있을까? 두 번째 가능성은 쉽다-모든 QRS 복합체가 넓다. 또한, 단일 심방조기수축의 경우, 넓은 QRS 복합체 앞에 P파가 있기 때문에 쉽게 구별할 수 있다. 특히 이전 박동의 T파를 자세히 살펴보면, 그 안에 숨겨진 조기 P파가 있는지 확인할 수 있다. 반면에, 그리고 명백히, 심실조기수축 앞에는 P파가 없다.

그러나 여러 연속적인 박동이 빠르게 연달아 발생하거나 길고 지속적인 부정맥이 있을 때, 구별이 훨씬 더 어려울 수 있다. 방실결절회귀성빈맥과 심실빈맥은 비슷한 박동수를 가질 수 있다. 따라서 아래의 유도는 심실빈맥이나 변형전도로 전도된 방실결절회귀성빈맥과 동일하게 보인다.

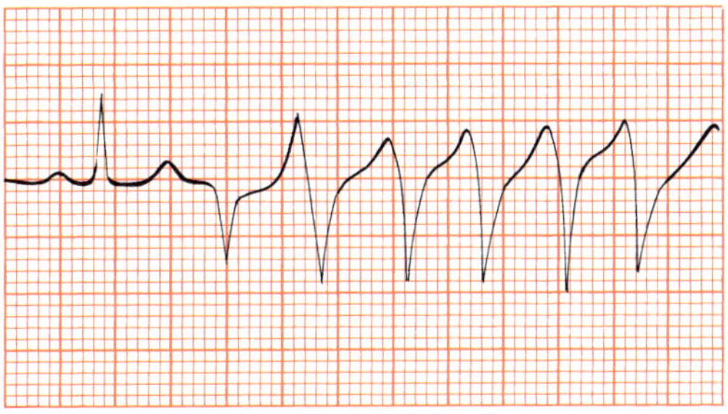

이 리듬에서는 정상동리듬이 새로운 리듬으로 변하지만, 이것이 심실빈맥인지 변형전도로 전도된 심실위빈맥인지 알 수 있을까? 구별할 수 없다면 너무 실망하지 마라. 이 기록지만으로는 확실히 알 수 없다는 것을 알게 될 것이다.

앞서 본 심조율기록지에서 알 수 있듯이, 이 두 상태를 구별하는 것은 때때로 매우 어렵다. 그러나 도움이 될 수 있는 몇 가지 임상적 및 심전도상의 단서가 있다.

2) 임상적 단서(Clinical Clues)

1. 심실빈맥은 보통 기저 심장병이 있는 심장에서 관찰된다(예: 이전에 심근경색이나 울혈성 심부전이 있었던 환자). 방실결절회귀성빈맥은 보통 다른 이상이 없는 정상 심장에서 관찰된다.
2. 목동맥 마사지는 방실결절회귀성빈맥을 종결시킬 수 있지만, 심실빈맥에는 효과가 없다.
3. 심실빈맥의 75% 이상은 방실해리(AV dissociation)를 동반한다. 방실해리에서는 심방과 심실이 서로 독립적으로 박동한다. 심실박동조율기는 심실을 구동하여 심전도에서 심실빈맥을 생성하고, 독립적인 동성(또는 심방 또는 결절) 박동조율기는 심방을 구동한다. 심방리듬은 때때로 보일 수 있지만, 종종 심전도에서 더 두드러진 심실빈맥에 의해 숨겨진다. 방실결절은 위아래에서 끊임없이 밀려오는 자극에 의해 지속적으로 불응상태로 유지되며, 따라서 어떤 자극도 방실결절을 양방향으로 통과할 수 없다. 때때로 심실이 심방보다 조금 일찍 수축하면, 심방은 닫힌 승모판과 삼첨판에 대고 수축하게 된다. 이는 경정맥으로 갑작스러운 역류를 일으켜, 고전적인 캐논 A파를 생성한다. 캐논 A파는 방실결절회귀성빈맥에서는 관찰되지 않는다.

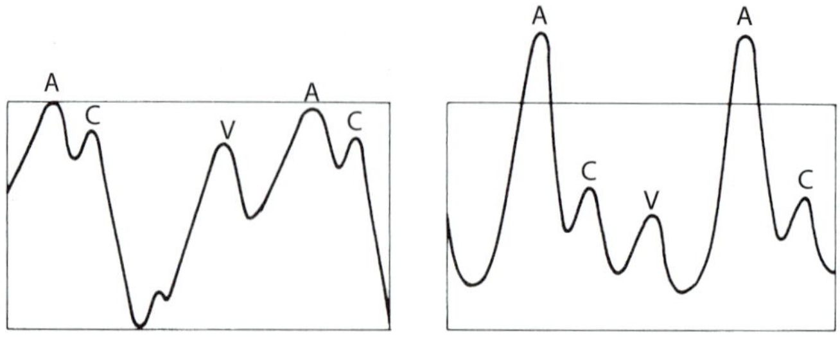

A파 : 오른심방 수축
C파 : 삼첨판 폐쇄
V파 : 이완기에 오른심방의 수동적 충만

3) 심전도상의 단서(Electrocardiographic Clues)

1. 심실빈맥에 동반된 방실해리는 때때로 심전도에서 관찰될 수 있다. P파와 QRS 복합체는 심조율기록지에서 서로 완전히 독립적으로 진행된다. 방실결절회귀성빈맥의 경우, P파가 보이면 QRS 복합체와 1:1의 관계를 가진다. 또한, 방실결절회귀성빈맥의 P파는 역행 P파로, aVR 유도에서는 양성, II 유도에서는 음성으로 나타난다는 점을 기억하라.
2. 융합박동(fusion beats)은 심실빈맥에서만 관찰될 수 있다. 융합박동(또는 포획박동)은 심방 자극이 방실결절을 통과하는 동시에 심실 기원의 자극이 심실 심근을 가로질러 퍼질 때 발생한다. 이 두 자극이 함께 작용하여 심실을 탈분극시켜, 심실위와 심실 기원이 혼합된 형태의 QRS 복합체를 생성한다.
3. 변형전도가 동반된 방실결절회귀성빈맥에서는 QRS 복합체의 초기 편위는 보통 정상 QRS 복합체의 방향과 동일하다. 심실빈맥에서는 초기 편위는 종종 반대 방향으로 나타난다.

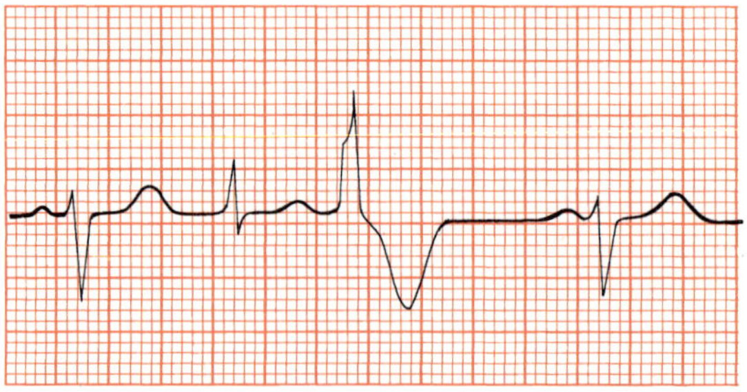

두 번째 박동은 융합 박동으로, 심방(동성) 박동(1, 4번 리듬)과 심실조기수축 박동(3번 리듬)이 합쳐진 것이다.

이러한 기준 중 어느 것도 절대적이지 않으며, 때로는 빠른부정맥의 기원을 심실 또는 심실위로 식별하는 것이 불가능할 수 있다. 기원(따라서 치료법)이 불분명한 재발성 빈맥이 있는 환자의 경우, 전기생리학적 검사가 필요할 수 있다(152쪽 참고).

4) Ashman 현상(The Ashman Phenomenon)

Ashman 현상(Ashman phenomenon)은 심실위박동의 또 다른 변형전도의 예이다. 이는 심방세동이 있는 환자에게서 흔히 관찰된다.

Ashman 현상은 긴 휴지기가 선행된 QRS 복합체 후에 발생하는 넓은 변형전도의 심실위박동을 설명한다.

이 현상이 발생하는 이유는 다음과 같다. 다발갈래는 이전 박동의 길이에 따라 재분극 속도를 재설정한다. 이전 박동이 비교적 오랜 시간 전에 발생한 경우, 다발은 다소 여유롭게 재분극한다. 따라서 정상 박동(아래 심조율기록지의 두 번째 박동) 후에 긴 휴지기가 이어지고, 다음 박동(세 번째 박동) 전에 긴 휴지기가 발생한다고 상상해 보자. 다발갈래는 이 박동 후에 또 다른 긴 휴지기를 예상하고 천천히 재분극한다. 재분극이 완료되기 전에 또 다른 심실위 자극이 방실결절을 통과하면, 정상 다발갈래 경로 중 하나를 따라 전도가 차단되고 넓고 기괴한 QRS 복합체가 기록된다(네 번째로 명백히 비정상적인 박동).

심방세동은 가변적이고 불규칙한 전도로 인해 QRS 복합체 사이에 길고 짧은 휴지기를 생성하므로, 이러한 현상이 발생하기에 완벽한 조건이다.

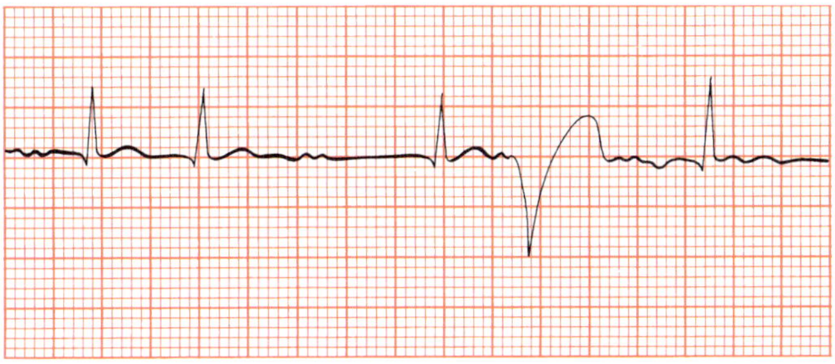

Ashman 현상. 네 번째 박동은 심실조기수축처럼 보이지만, 변형전도된 심실위박동일 수도 있다. 기저에 심방세동이 있으며, 두 번째 박동 전의 짧은 간격과 세 번째 박동 전의 긴 간격이 모두 Ashman 현상이 발생하기에 완벽한 조건을 제공한다.

다행히 대부분의 심실위부정맥은 좁은 QRS 복합체와 연관된다. 변형전도는 흔하지는 않지만, 최소한 예외적인 경우에 해당한다. 중요한 점은 다음과 같다: 좁은 QRS 복합체는 거의 항상 심실위 기원을 의미하는 반면, 넓은 QRS 복합체는 보통 심실 기원을 의미하지만 심실위박동의 변형전도를 반영할 수도 있다.

SUMMARY

▶ 심실빈맥 vs 변형전도를 동반한 심실위빈맥

	심실빈맥 (Ventricular Tachycardia)	심실위빈맥 (Supraventricular Tachycardia)
임상적 단서		
임상적 병력	심장병	보통 건강한 심장
목동맥 마사지	반응 없음	종료될 수 있음
캐논 A 파	나타날 수 있음	관찰되지 않음
심전도 단서		
방실해리	관찰될 수 있음	관찰되지 않음
융합박동	관찰될 수 있음	관찰되지 않음
처음 QRS 방향	정상 QRS 복합체와 다름	정상 QRS 복합체와 동일함

13 전기생리학적 검사 Electrophysiology Studies(EPS)

전기생리학적 검사(electrophysiology studies, EPS)가 도입되기 전에는, 치료가 필요한 부정맥 환자에게 경험적으로 약물이 투여되었고, 일정 기간 동안 치료 농도에 도달한 후 24시간 홀터 모니터를 사용하여 부정맥의 빈도가 감소했는지 확인했다. 이러한 시행착오 접근법은 시간이 많이 소요되었으며, 환자들이 효과가 없는 약물의 잠재적인 부작용에 노출될 위험이 있었다.

전기생리학적 검사를 위해 환자는 전기생리학 검사실로 이동하고, 심장 내 전극을 사용해 특정 부정맥을 유발하게 된다. 작은 카테터가 말초 정맥 또는 동맥을 통해 삽입된 후 심장 내 다양한 위치로 이동된다. 오른심방과 심실의 접합부, 즉 삼첨판 고리의 상부 후방 부분에 배치된 카테터는 히스다발 전위를 기록하며, 이는 부정맥의 전파 동안 심방과 심실의 전기적 관계를 정의하는 데 도움이 된다. 예를 들어, 심방 활성화 시 히스 전위가 모든 QRS 복합체에 앞서 발생하면 심실위 기원이 있을 가능성이 높다. 이러한 방식으로 부정맥의 원인을 맵핑하여 가장 적절한 치료법을 결정할 수 있다.

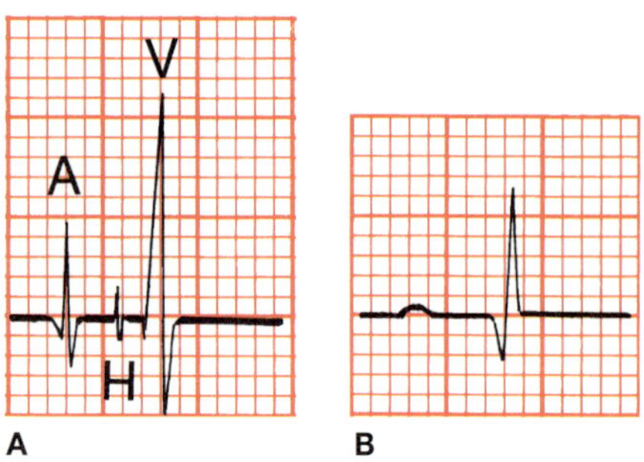

(A) 히스다발 기록과 (B) 이에 해당하는 심전도. (A)에서, 심방(A)과 심실(V) 활성화 스파이크 사이의 작은 스파이크(H)는 히스다발의 활성화를 반영한다.

전기생리학적 검사는 재발성 심실빈맥이 있거나 심폐소생술이 필요한 돌연사 에피소드를 경험한 환자를 관리하는 데 가장 성공적으로 사용되어 왔다. 또한 원인을 알 수 없는 실신이 있는 환자에서 부정맥을 식별하는 데도 사용된다.

전기생리학적 검사 맵핑 기술은 매우 정밀해졌으며, 카테터 절제술과 결합하여 심방세동, 심방조동, 방실결절회귀성빈맥 및 (제5장에서 논의될) 방실회귀성빈맥을 치료하는 데 자주 사용된다.

14 삽입심장충격기 Implantable Defibrillators

전기생리학적 검사 유도 약물 치료나 카테터 절제술이 사용되더라도 심실빈맥의 재발률은 여전히 받아들일 수 없을 정도로 높다. 이러한 이유로 삽입심장충격기(implantable cardioverter-defibrillators, ICD)는 대부분의 생명을 위협하는 부정맥 환자에게 표준 보호 형태가 되었다. 이 작은 장치는 빗장뼈 아래 부위 피부 속에 외과적으로 이식된다. 그곳에서 이 장치는 심장 리듬을 지속적으로 모니터링하고, 위험한 부정맥을 감지하면 오른심실에 위치한 전극을 통해 빠른 페이싱리듬이나 전기충격을 심장에 전달하여 치료를 제공한다.

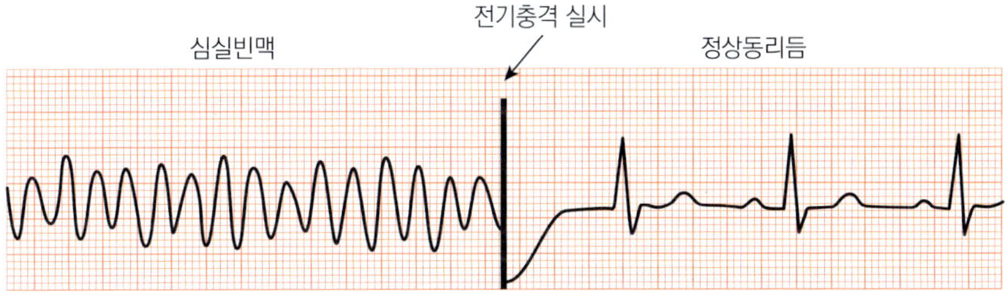

삽입심장충격기(ICD)에 의해 전기충격을 실시한 심실빈맥 환자의 심전도 기록

15 체외심장충격기 External Defibrillators

자동심장충격기(automatic external defibrillators, AED)는 가슴벽에 부착하는 패치를 갖춘 휴대용 장치이다. 이 장치는 연결 즉시 쓰러진 사람의 심장리듬을 분석하여 심실세동 여부를 판단하고, 필요시 즉각적인 심장충격을 제공해 생명을 구할 수 있다. 심장충격기를 작동시키고 패치를 올바르게 적용하는 방법을 배우는 데는 최소한의 훈련만이 필요하다. 이 장치는 이제 경찰차, 비행기, 공공 장소에서 널리 사용되고 있다.

***

다음 페이지에서는 우리가 논의한 부정맥을 복습할 기회가 있다. 각 기록에서 이전에 논의한 네 단계 방법을 사용하라. 항상 다음 질문을 해야 한다:

1. 정상 P파가 존재하는가?
2. QRS 복합체의 넓이가 좁은가 또는 넓은가?
3. P파와 QRS 복합체 사이의 관련성은 어떠한가?
4. 리듬이 규칙적인가, 불규칙적인가?

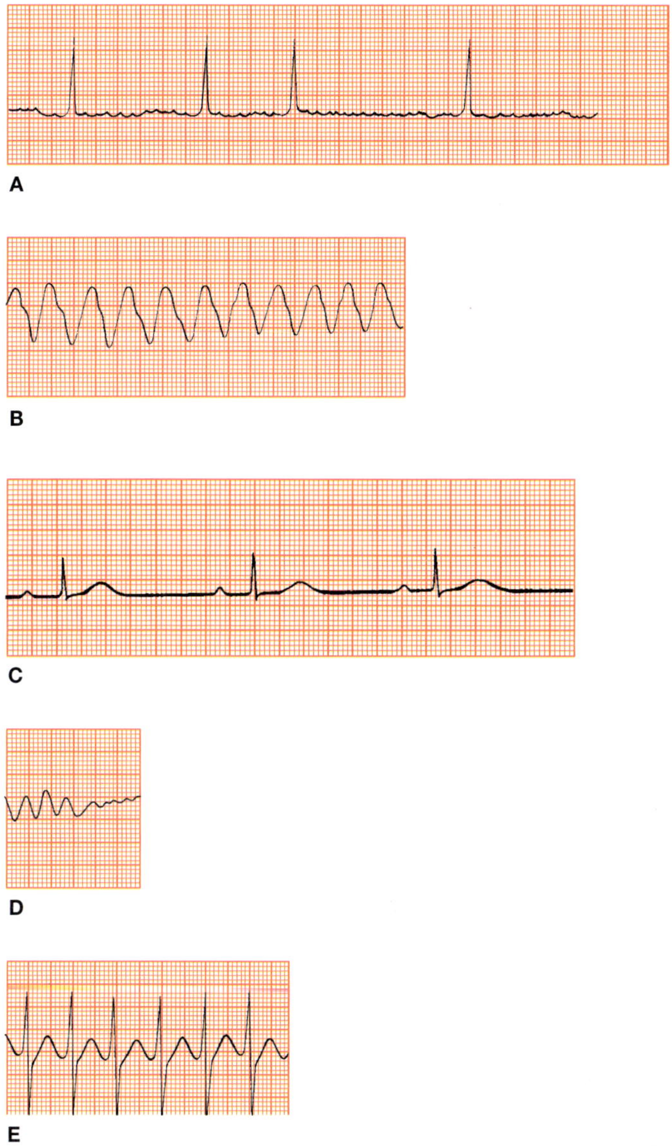

(A) 심방세동. (B) 심실빈맥. (C) 동서맥. (D) 심실세동으로 악화되는 심실빈맥.
(E) 방실결절회귀성빈맥

사례 3

Lola de B.는 춤을 추거나 바에서 한 잔 하는 것을 결코 놓치지 않고, 저녁이 깊어감에 따라 점점 더 취해간다. 그녀의 남편인 젊은 비즈니스맨은 집에 가기 전에 정신을 차리도록 그녀에게 커피를 제공한다. 남편이 외투를 찾아 헤매는 동안 비명 소리를 듣고 돌아와 바닥에 누워 빠른 심계항진을 호소하는 Lola를 발견한다. 모든 사람들이 패닉 상태이고 모든 눈길이 당신에게 쏠린다. 당신이 최근에 인기 있고 잘 알려진 심전도 책을 읽었다는 소문이 돌았기 때문이다. 방 안은 공포감으로 가득했지만, 당신은 겸손하게 미소를 지으며 마지막으로 미네랄워터를 홀짝 마시고 자신감 있게 환자에게 다가가며 말한다. "걱정 마세요. 제가 처리하겠습니다." Lola에게 무슨 일이 일어난 걸까?, 그리고 당신은 어떻게 대처할 것인가?

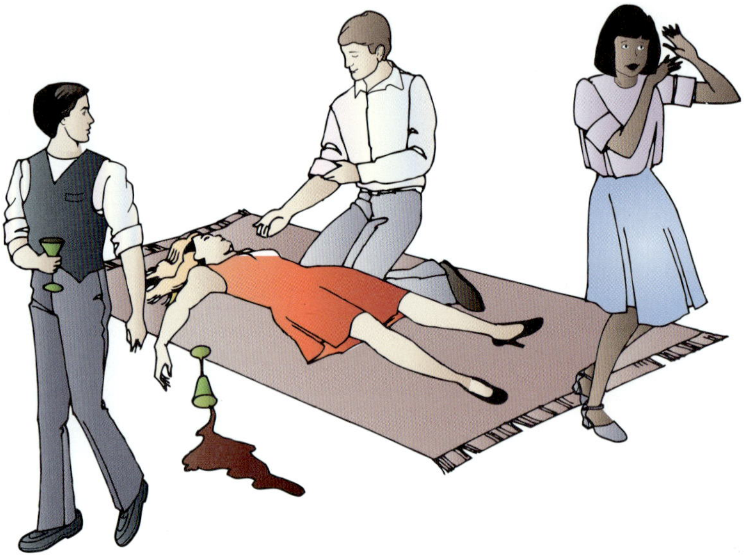

물론 Lola에게는 여러 가지 일이 일어날 수 있지만, 술과 커피, 그리고 파티의 흥분이 결합되어 건강한 사람이든, 심장이 정상이든 상관없이 누구에게나 방실결절회귀성빈맥(AVNRT)을 유발할 수 있다는 것을 알고 있다. 이와 같은 심실위 리듬 장애가 그녀를 기절하게 만들었을 가능성이 크다.

당신은 Lola에게 다가가 숨을 쉬고 있는지 확인하고 맥박을 측정한다. 그녀의 맥박은 분당 약 200회로 빠르고 규칙적이다. 그녀가 젊고 목동맥질환이 있을 가능성이 매우 낮기 때문에 곧바로 목동맥 마사지를 시행하고, 약 10초 후에 그녀의 맥박이 변화하면서 정상으로 돌아오는 것을 느낀다. 그녀의 눈이 떠지고, 방 안이 환호로 가득 찬다. 당신의 추측이 맞았다.

사람들의 어깨에 업혀 방 밖으로 나갈 때, 당신에게 이 모든 좋은 것들을 가르쳐준 책이 무엇인지 그들에게 상기시켜주는 것을 잊지 마라.

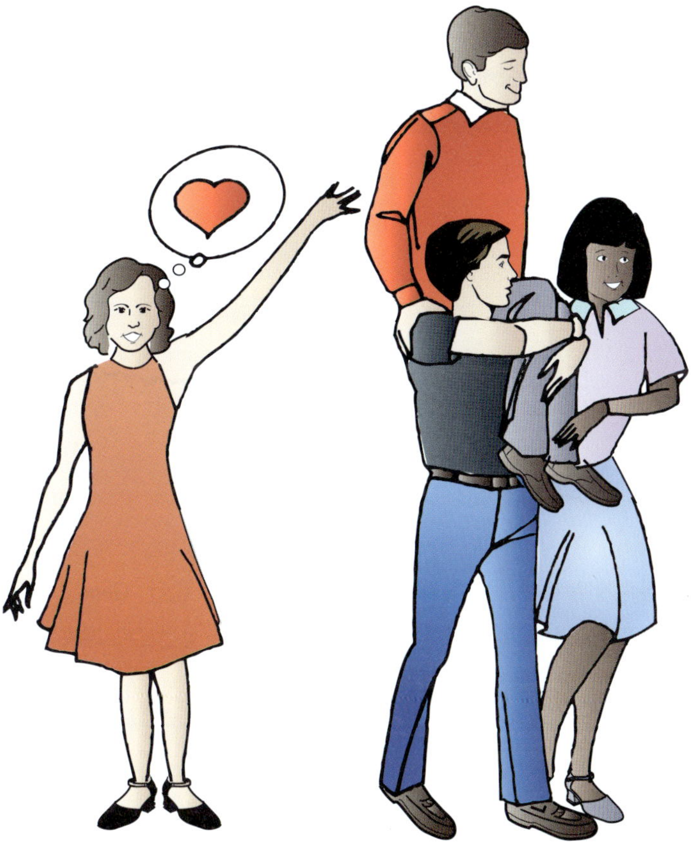

실신을 일으키는 빠른부정맥 환자들은 재발 가능성이 높기 때문에 일반적으로 사건 이후 추가 평가가 필요하다. 이 평가에는 최소한의 적절한 혈액검사(예: 전해질 불균형 및 갑상샘 기능항진증을 배제하기 위해), 기본 심전도, 스트레스 심초음파검사(판막질환 및 관상동맥질환을 찾아내기 위해), 그리고 다른 추가적인 리듬 장애를 확인하기 위한 홀터 모니터(ambulatory monitor)가 포함된다. 실신 사건과 관련된 장기간의 발작 활동 또는 지속적인 신경학적 결함이 있는 경우 신경학적 평가가 필요하다. 많은 주와 국가에서, 실신 사건의 치료 가능한 원인을 찾지 못하면 환자는 적어도 몇 달 동안 운전을 할 수 없다.

사례 4

화가 많고 나이보다 늙어 보이는 George M.은 금요일 오후 늦게 당신을 찾아온다 (그는 항상 금요일 오후 늦게 오는데, 아마도 당신이 주말을 일찍 시작하길 좋아한다는 것을 알기 때문일 것이다). 이번에는 그가 전날 실신했고, 지금은 약간 어지럽다고 말한다. 또한 가슴에 이상한 두근거림을 느낀다고 한다. George는 항상 무언가를 불평하지만, 당신이 그를 알게 된 많은 해 동안 실제로 문제가 있는 것을 발견한 적은 없다. 하지만 조심하는 차원에서 심전도를 실시한다.

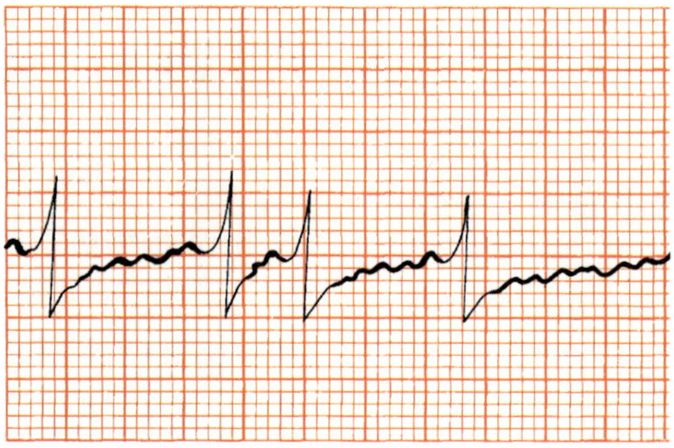

당신은 빠르게 부정맥을 인식하고 청진기를 집으려는 순간, George의 눈이 뒤로 넘어가면서 그가 의식을 잃고 바닥에 쓰러진다. 다행히 심전도가 계속 작동 중이어서, 당신은 심전도 상태를 볼 수 있게 되는데,

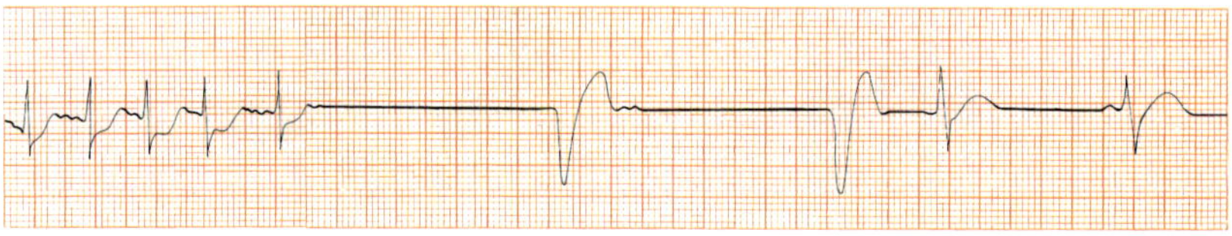

당신은 그의 곁으로 다가가 필요하다면 심폐소생술을 시작할 준비를 하고 있는데, 그가 눈을 번쩍 뜨고 중얼거리기 시작한다. 심전도는 지금 보이는 대로이다.

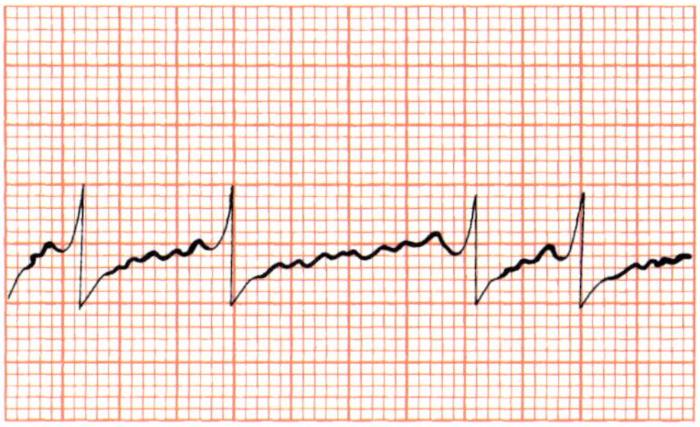

무슨 일이 일어나고 있는지 모를 수도 있지만, 적어도 3가지 심전도를 식별할 수 있다.

첫 번째와 세 번째 심전도는 같은 것으로 보인다. 전형적인 심방세동을 나타낸다. 기저선은 파동처럼 움직이며, 분명한 P파는 보이지 않고 QRS 복합체는 불규칙적으로 나타낸다. 두 번째 심전도는 더 흥미롭다. 심방세동이 갑자기 종료되고 그 후 긴 휴지기가 나타낸다(George가 바닥에 쓰러진 것은 바로 이 휴지기 동안으로, 중요한 심박출량의 부족으로 인한 뇌 저산소증 때문이다.). 다음에 보이는 박동들은 심실이탈박동이다. QRS 복합체는 넓고 특이하며, P파는 없고, 박동수는 분당 약 33회로, 심실이탈리듬에서 요구되는 것과 정확히 일치한다. 기록지의 마지막에 보이는 것은 동방결절에서 박동하는 것이다. 마지막 세 번째 심전도에서 그는 다시 심방세동으로 돌아왔다.

George는 빈맥-서맥 증후군(tachy brady syndrome)이라고도 불리는 동기능부전증후군(sick sinus syndrome)을 갖고 있다. 이는 심방세동과 같은 심실위빈맥과 서맥이 번갈아 나타나는 것이 특징이다. 종종 심실위부정맥이 종료될 때, 동방결절이 다시 활동하기 전에 긴 휴지기(4초 이상)가 있다[그래서 '동기능부전(sick sinus)'이라는 용어가 사용된다]. 다행히도 George의 경우, 제때 나타난 몇 개의 심실이탈박동이 그를 구했다.

동기능부전증후군은 다음 장에서 공부하게 될 전도계의 심각한 기저질환이 있다는 것을 보여주는 상태이다. 이것은 박동조율기(pacemaker) 삽입의 중요한 원인 중 하나이다.

George M.은 당신의 진료소에서 의식을 회복하고 집에 가겠다고 고집을 부리지만, 다행히 더 현명한 결정을 하여 구급차로 병원에 이송되었다. 심장집중치료실(cardiac care unit)에서의 짧은 입원 기간 동안 그가 심장마비가 나타나지 않는 것을 확인했지만, 그의 심장 모니터에서는 긴 서맥과 다양한 심실위부정맥이 번갈아 나타나는 여러 에피소드가 수없이 나타났다. 결국 박동조율기를 삽입하기로 결정되었고,

George는 마지못해 동의하였다. 박동조율기는 안전망 역할을 하며, 그의 심장이 자체의 전기적 메커니즘이 실패할 때마다 George의 심장에 전기적 "충격(kick)"을 제공한다. George는 퇴원하고, 그 후에는 증상이 있는 서맥의 에피소드는 더 이상 발생하지 않았다.

사례 5

Frederick van Z.는 유명한(그리고 극도로 예민한) 오케스트라 지휘자로, 그의 과대망상은 항정신병 약물인 할로페리돌(haloperidol)을 정기적으로 소량 복용함으로써 조절하고 있다. 어느 늦은 밤, 그의 도시에 있는 큰 콘서트홀에서 베토벤 전곡 연주회의 성공적인 공연 후, 그는 고열, 혼란, 소변에 피(혈뇨)가 섞여 있는 채로 병원에 급히 이송된다. 응급실에서 그는 요로성패혈증으로 인한 저혈압 상태였다. 그는 정맥주사 항생제인 레보플록사신(levofloxacin)으로 치료를 받는다. 여기 응급실에서 그의 심장 모니터에 나타난 II 유도가 있다. 그의 리듬을 판독할 수 있는가?

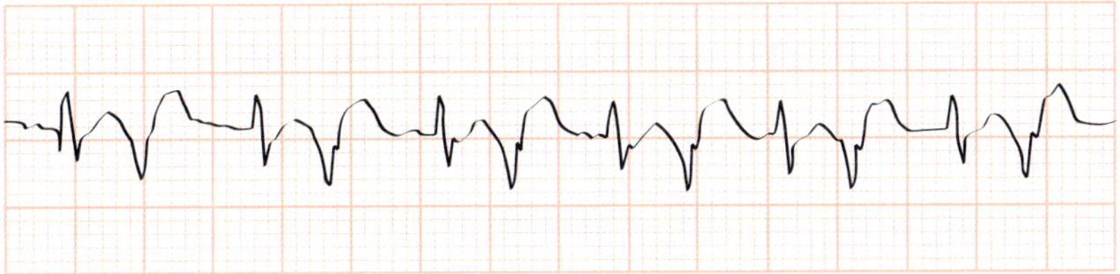

두 종류의 서로 전혀 다른 리듬이 교대로 번갈아 나타나는 것을 알 수 있다. 이 지휘자는 상심실성 박동(좁은 QRS 복합체와 보이지 않는 P파를 가진 접합부 박동)과 심실박동[넓은 QRS 복합체를 가진 심실조기수축(PVCs)]이 1:1 비율로 발생하는 이단맥(bigeminy)이다.

환자를 인계받아 환자를 중환자실로 옮기고, 심장 모니터를 연결하자마자 이 심전도를 보았다. 무슨 일이 일어난 것인가?

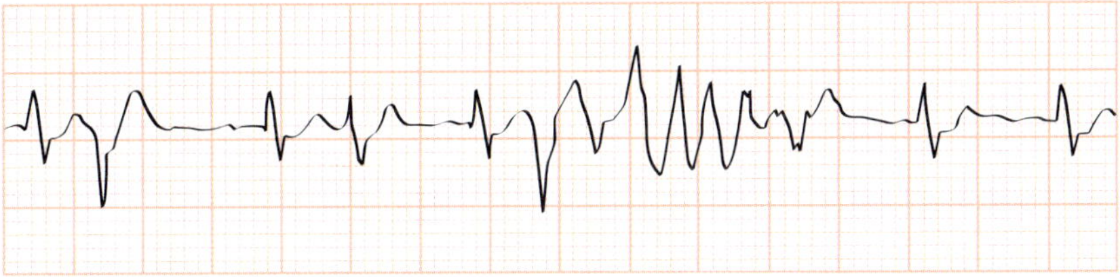

심전도를 왼쪽에서 오른쪽으로 읽어보자. 첫 번째 박동은 접합부 박동이고, 두 번째는 심실조기수축, 그리고 세 번째와 네 번째 박동은 두 개의 추가적인 접합부 박동이다. 그는 명백히 더 이상 엄격한 이단맥 상태가 아니다. 다섯 번째 박동에서, QRS

복합체 바로 후에 심실조기수축(PVC)이 취약한 QT 간격에 발생하여 다행히 스스로 종료되는 짧은 심실빈맥을 유발했다.

잠시 후, 그의 혈압이 떨어지고, 그의 몸이 침대에서 경련을 일으키며, 다음과 같은 부정맥을 볼 수 있었다. 순식간에 그것을 인식하고 행동에 나서 준비한다. 이 심전도가 보여주는 것은 무엇인가?

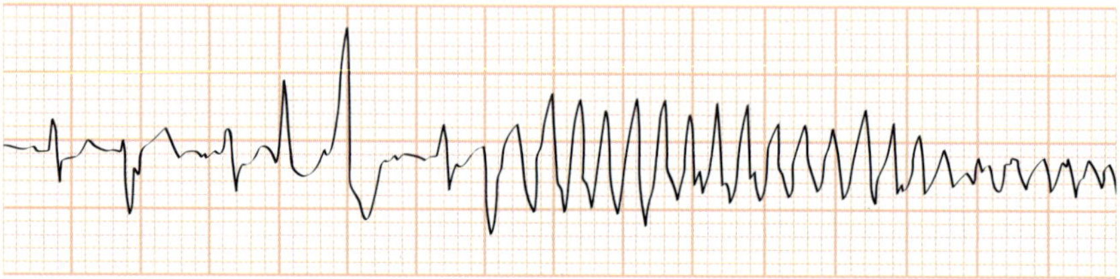

이전 심전도와 마찬가지로, 심실조기수축이 QT 간격에 발생되면서 결과적으로 심실빈맥이 지속된다. QRS 복합체의 진폭변화(기저선을 따라 QRS 복합체가 나선형으로 돌면서 축이 변하는 것을 반영)는 내과적 응급상황인 비틀림심실빈맥(torsade de pointes)으로 확인되었다.

위대한 지휘자는 성공적으로 치료를 받았고(응급 심장조율이 효과를 발휘했다.) 그의 활력징후가 정상으로 돌아 왔다. 몇 시간 후, 그의 심조율기록지는 이렇게 나타났다. 무엇을 볼 수 있는가?(힌트: 다양한 간격의 길이를 자세히 보라.)

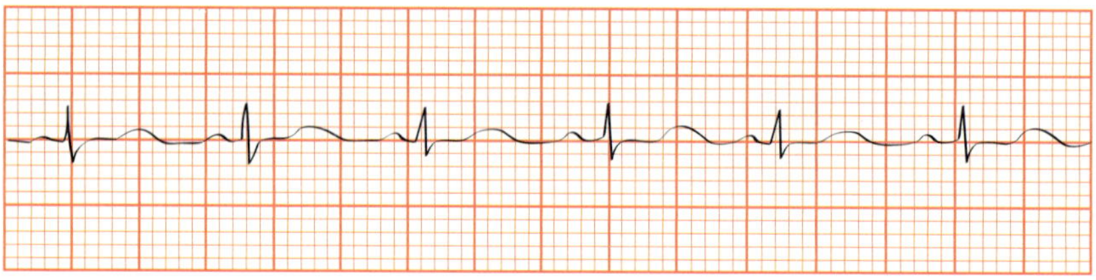

그는 정상동리듬이다.–P파의 존재를 주목하라.–그러나 QT 간격을 자세히 살펴보자. 정상적으로는 심장 주기의 약 40%를 차지해야 하지만, 여기서는 한 심장 주기의 50% 이상을 차지한다. 이 길어진 QT 간격은 비틀림심실빈맥의 완벽한 기질이다. 환자는 QT 간격을 연장시킬 수 있는 두 가지 약물을 복용 중이었다–만성적으로 복용하고 있던 할로페리돌과 응급실에서 처방받은 레보플록사신으로, 이 약은 그의 QT 간격을 더욱 급격히 늘려 치명적인 부정맥으로 이어지게 했다. 당신은 2가지 약물을 즉시 중단시켰고, 그의 QT 간격은 정상화되었다. 당신의 관리로 인하여 더 이상 비틀림심실빈맥은 발생하지 않을 것이다!

제4장

전도차단

Conduction Blocks

학습 목표

1. 전도차단이란 무엇인지 알아보자.
2. 동방결절과 방실결절 사이에서 나타날 수 있는 전도차단의 종류와 중증도를 살펴보자.
3. 심전도에서 방실차단을 알아보는 방법을 학습하자.
4. 심전도에서 심실에서 발생하는 전도차단과 다발갈래차단을 진단하는 방법을 학습하자.
5. 왼다발갈래의 섬유다발에서만 발생하는 전도차단을 이해하자.
6. 방실차단과 다발갈래차단이 동반된 것을 심전도에서 확인하는 방법을 학습하자.
7. 심전도에서 박동조율기가 작동하고 있는지 확인하는 방법을 학습하자.
8. Sally M.의 사례로 확인하는 전도 장애가 언제 문제가 되는지 정확히 아는 것의 중요성을 이해하자.

1 전도차단은 무엇인가? What Is a Conduction Block?

전기 전도의 정상 통로가 지연이나 차단되는 모든 경우를 전도차단이라 부른다.

우리가 전도차단이라고 부르는 모든 것이 실제 차단은 아니다. 일부는 실제로 전도를 차단시키지만, 전도 속도만 지연시키는 경우도 많다. 그럼에도 불구하고 이 장 전체에서 차단으로 사용한다.

전도차단은 심장 내의 모든 전도계에서 나타날 수 있다. 전도차단은 해부학적 위치에 따라 다음의 3가지로 분류할 수 있다:

1. 동방차단 : 앞 장에서도 언급하였듯이 동방결절 출구의 차단이다. 이런 경우에 동방결절은 정상적으로 작용하나 탈분극 신호는 즉시 차단되어 심방 조직에 전기 신호가 전달되지 않는다. 심전도에서는 정상 심장주기 내의 휴지기처럼 관찰된다.
2. 방실차단 : 동방결절과 푸르키네 섬유 사이의 모든 차단을 일컫는 말로, 방실결절과 히스다발도 포함된다.
3. 다발갈래차단 : 한쪽 혹은 양쪽 각의 전도차단을 일으킨다. 각의 일부분만 차단된 경우, 섬유다발차단 혹은 반차단이라고 한다.

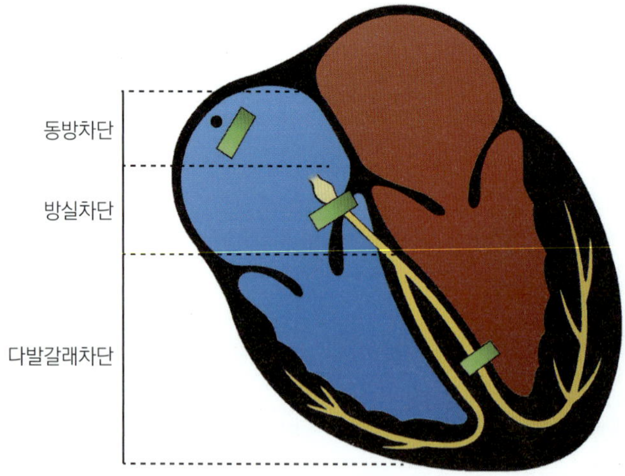

그림에서 3가지 대표적인 전도차단 위치를 간단히 보여준다.

2 방실차단 AV Blocks

방실차단은 1도, 2도, 3도 차단으로 나눌 수 있다. 진단은 P파와 QRS 복합체의 관계에 따라 진단된다.

1) 1도 방실차단(First-Degree AV Block)

1도 방실차단은 방실결절 혹은 히스다발에서의 전도 지연이 특징이다(히스다발은 방실결절의 바로 아래의 전도계 중 하나로 12 유도 심전도에서는 방실차단과 히스다발의 차단을 구분할 수 없다). 동방결절에서 생긴 탈분극이 심방을 지나 방실결절에 도달하면 방실결절에서 100 msec 이상 지체하게 된다. 결과적으로 PR 간격(방실결절의 전도 지연으로 발생하게 되는 심방탈분극과 심실탈분극 간의 시간 차이)이 길어진다.

1도 방실차단은 PR 간격이 0.2초 이상이면 진단할 수 있다.

1도 방실차단은 방실결절이나 히스다발에서 전도 지연이 있음에도 불구하고 모든 심방의 탈분극이 결국에는 방실결절을 통해 심실로 전달된다. 따라서, 정확하게 말하면 1도 방실차단은 실제로 '차단'이라기보다는 전도의 '지연'으로 볼 수 있다. 모든 QRS 복합체에는 1개의 P파가 선행한다.

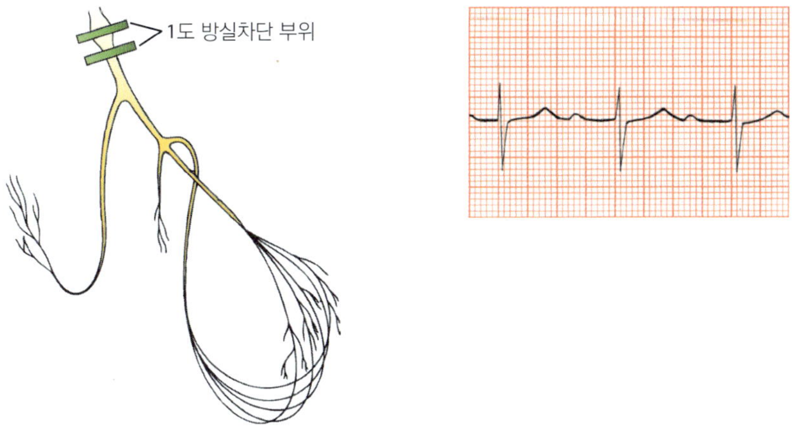

1도 방실차단. PR 간격이 길어진 것을 확인할 수 있다.

1도 방실차단은 정상 심장에서도 흔히 볼 수 있지만, 전도계의 퇴행성 질환의 조기 징후 혹은 심근염이나 약물 독성의 일시적 임상증상의 형태로 나타날 수 있다.

2) 2도 방실차단(Second-Degree AV Block)

2도 방실차단에서는 모든 심방 자극이 방실결절을 통해 심실로 전달되지는 않는다. 몇몇의 P파는 심실로 전달되지 않으므로 P파와 QRS 복합체의 비는 1:1보다 크다.

2도 방실차단에는 2가지 유형이 있다: 2도 방실차단 Mobitz type I(흔히 Wenckebach block이라 불린다), 2도 방실차단 Mobitz type II.

이렇게 이름지어진게 불필요하게 들리겠지만 심전도 역사에 뿌리를 두고 있다.
1942년 러시아와 독일 의사인 Woldemar Mobitz는 2도 방실차단의 다른 유형을 분류했다.
네덜란드의 해부학자인 Karel Frederik Wenckebach는 1899년 처음으로 방실차단을 알아냈다.

(1) 2도 1형 방실차단(Mobitz type Ⅰ Second-Degree AV Block)

벤케바하 차단은 대부분 방실결절 내의 차단 때문에 발생한다. 벤케바하 차단의 전기적 영향은 특이하다. 차단 또는 지연이 나타날 수 있고, 후속 자극 있을 때 증가한다. 각각의 심방자극은 방실결절에서 차단이 한번 생길 때까지 점점 지연된다(보통 3개나 4개). 심전도에서는 PR 간격이 점점 길어지다가 갑자기 P파 이후 QRS 복합체가 따라오지 않게 된다('dropped beat'). 이후에 이런 과정이 반복적으로 이어지게 되는데 규칙성을 가지고 반복되기도 한다.

다음 그림은 4:3 벤케바하 차단을 보여준다. 네 번째 심방자극이 심실로 전도되지 않을 때까지 PR 간격이 점점 길어지면서 4개의 P파당 3개의 QRS 복합체가 된다.

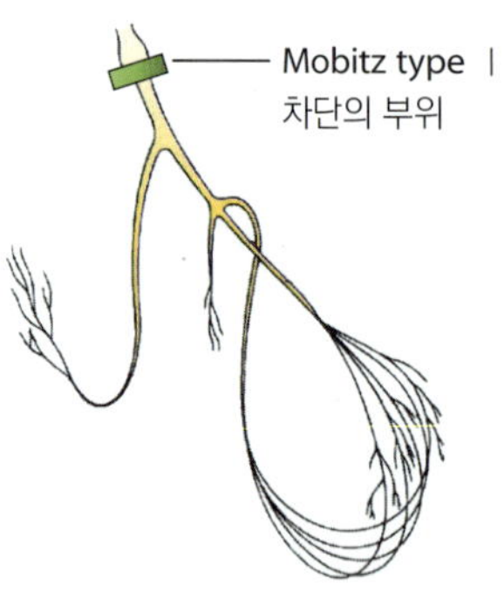

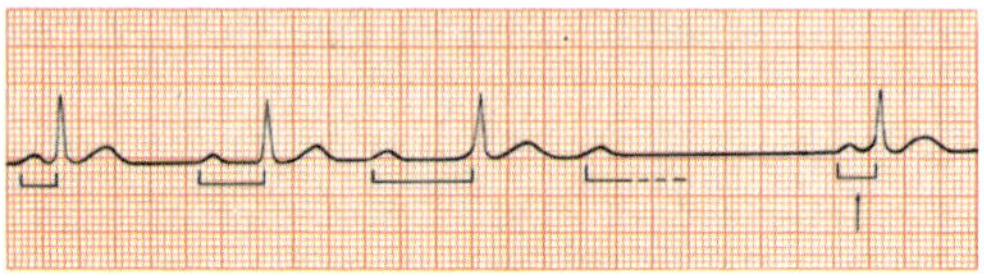

Mobitz type Ⅰ 2도 방실차단(Wenckebach block). QRS 복합체가 탈락될 때까지 PR 간격이 점차 길어진다.

벤케바하 차단은 PR 간격이 점차 길어지다가 P파가 방실결절로 전도되지 않아 QRS 복합체가 뒤따르지 않게 되면 진단할 수 있다.

(2) 2도 2형 방실차단(Mobitz Type II Second-Degree AV Block)

2도 2형 방실차단은 방실결절 하부의 히스다발 내에서의 차단으로 인해 발생한다. 심방의 자극이 일부만 심실로 전달된다는 점에서 벤케바하 차단과 비슷하다. 2도 2형 방실차단에서는 PR 간격이 점차 길어지지는 않으나 전도가 되거나 안 되는 두 종류의 현상으로 나타난다(all-or-nothing). 심전도에서는 PR 간격이 정상인 2개 혹은 그 이상의 정상 박동이 나온 뒤 QRS 복합체가 뒤따르지 않는 P파가 관찰된다(dropped beat). 그 후에 이런 과정이 반복적으로 발생한다. 전도된 박동과 전도되지 않은 박동의 비율은 드물게 일정하기도 하지만 대부분 2:1에서 3:2 등 다양하다.

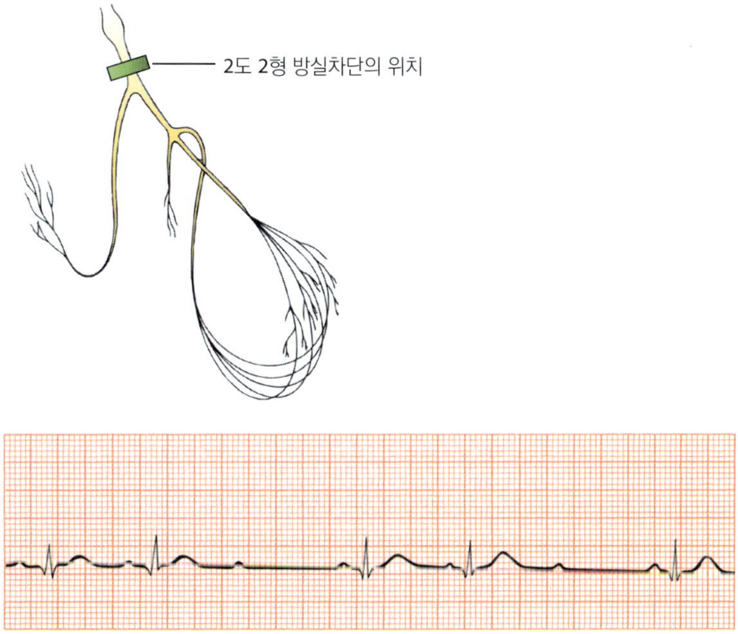

2도 2형 방실차단. 3번의 P파마다 QRS 복합체가 뒤따라오지 않는다(dropped beat).

2도 2형 방실차단은 PR 간격의 점차적인 연장 없이 P파 후에 QRS 복합체가 탈락할 때 진단할 수 있다.

※ 2도 1형 방실차단인가, 2도 2형 방실차단인가?
(Is It a Mobitz Type Ⅰ Block or Mobitz Type Ⅱ Block?)

아래의 심전도에서 2도 1형 차단과 2도 2형 차단을 비교해보자:

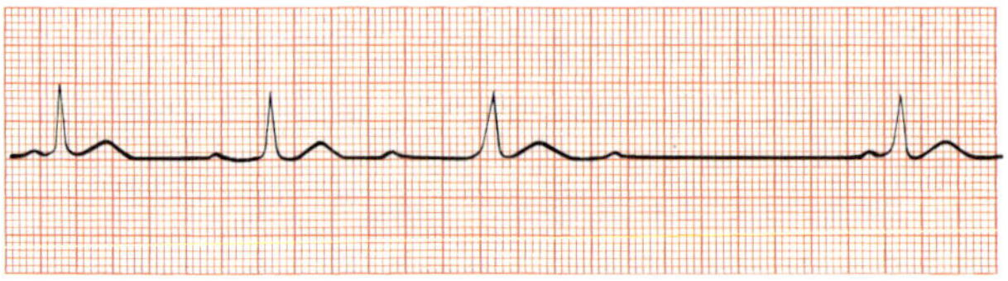

A

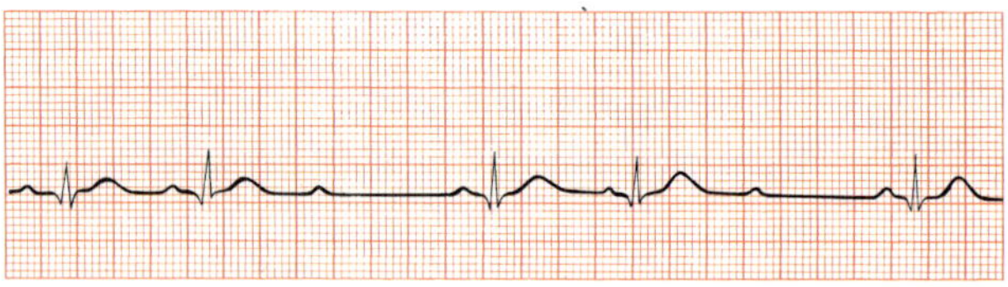

B

(A) 2도 1형 차단. PR 간격의 점차적인 연장이 관찰된다.
(B) 2도 2형 차단. PR 간격이 일정하다.

이제 전문가가 되었으니, 아래의 심전도를 보자. 2도 1형 차단인가 2도 2형 차단인가?

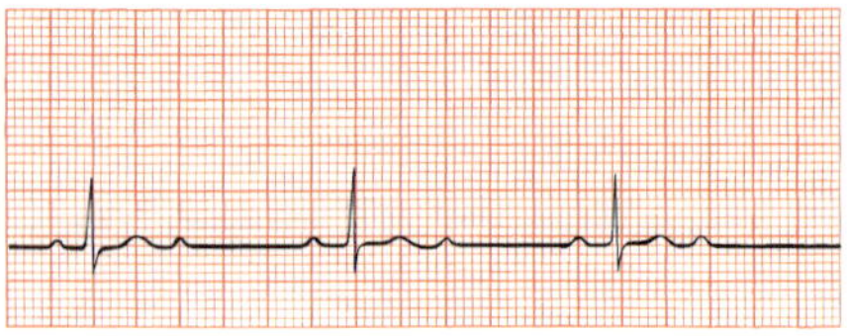

이것은 P파와 QRS 복합체가 2:1 비율인 2도 방실차단이 확실하다. 그러나 이것이 2도 1형 차단인지 2도 2형인지 구분하는 것이 불가능하다고 말한다면, 아주 잘 해낸 것이다. 위 2가지 유형은 PR 간격의 점차적인 연장 여부에 따라 구분하는데, 2:1 차단에서는 PR 간격의 연장 여부를 판단할 수 없다.

여기 약간의 기술적인 비밀이 있는데, 심장내과 전문의가 될 계획이 아니라면 무시해도 될 것이다. 2:1 2도 방실차단의 경우. 앞 장에서 보여지듯 차단이 일어나는 부위가 어디인지 파악하고 얼마나 심각한 상황인지 판단하는 두 가지 방법(임상적 방법과 침습적 방법)이 있다.

임상적 방법 : 미주신경자극법은 히스다발보다 방실결절에 영향을 미치므로 미주신경을 자극시켜(예를 들어 발살바수기나 목동맥굴 마사지) 방실결절의 전도 차단을 증가시킬 수 있다. 하지만 이는 심박수를 늦춰 방실결절 이하 차단에 영향을 주지 않거나 개선되어 방실결절 이하 조직의 전도시간이 회복될 수 있다. 차단 부위에 따라 미주신경자극에 다르게 반응한다.

침습적 방법 : 심장 내 심전도 기록 중에 히스다발에 작은 전극을 연결하여 히스다발의 위치 확인으로 전도차단이 히스다발의 상부, 내부, 하부인지 알아낼 수 있다.

상황이 허락하는 한 2도 1형 방실차단과 2도 2형 방실차단의 구별은 매우 중요하다. 2도 1형 방실차단은 보통 방실결절 상부의 전도차단으로 인해 발생하며 대부분 일시적이고 양성이며 아주 드물게 3도 방실차단으로 진행한다.

2도 2형 방실차단은 보통 방실결절 하부의 히스다발 내의 전도차단에 의해 발생한다. 2도 1형 방실차단보다 드물지만 이것은 더 심각할 수 있고 때로는 심각한 심장병을 나타내며, 완전방실차단으로 진행하기도 한다.

2도 1형 방실차단은 치료가 필요하지 않은 반면, 2도 2형 방실차단은 종종 박동조율기 삽입이 필요하다.

3) 3도 방실차단(Third-Degree AV Block)

모든 심장의 전도차단에 있어 3도 방실차단은 임상적으로 매우 위험하다. 심방의 자극이 심실로 전혀 전달되지 않는 상태이다. 그러한 이유로 완전방실차단(complete heart block)으로 부르기도 한다. 전도차단이 일어나는 부위는 방실결절 혹은 그 하부일 수도 있다. 심실은 이러한 심각한 상황에 대해 분당 30~45회 정도의 이탈리듬을 생성해낸다(idioventricular escape). 심방과 심실이 수축을 하지만 함께 수축하지 않고 각각의 속도로 수축하게 된다: 주로 심방은 분당 60~100회, 심실은 분당 30~45회. 완전방실차단에서는 심방과 심실이 서로 상관관계를 갖지 않고 완벽하게 분리되어 있다. 우리는 이전에 심실빈맥에서 이에 대해 논의하였다: 이러한 상황은 방실해리라고 하며 심방과 심실은 각각 독립적인 박동조율기에 의해 작동한다.

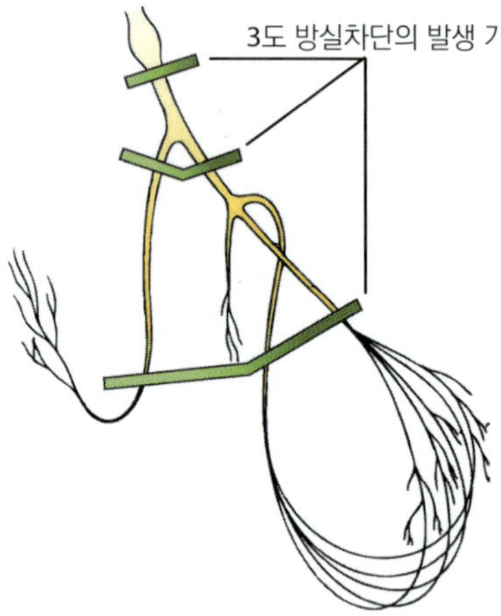

3도 방실차단의 심전도에서 보통 60~100회의 P파가 관찰되지만 QRS 복합체와는 전혀 상관이 없으며, QRS 복합체는 더 느린 이탈박동이 나타난다. QRS 복합체는 심실조기수축처럼 심실에서 기원하기 때문에 비정상적인 형태를 띤다.

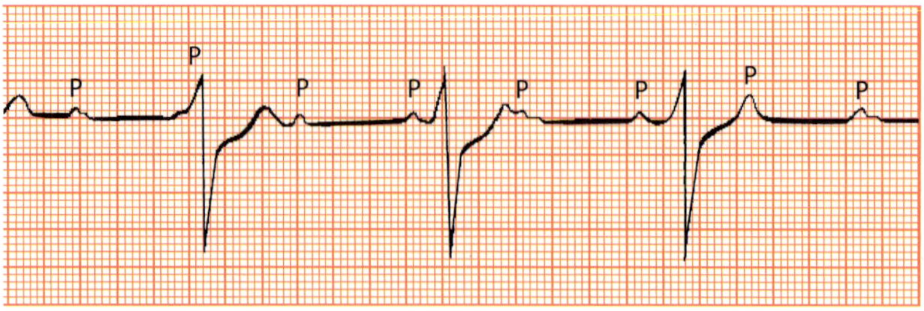

3도 방실차단. P파와 QRS 복합체는 규칙적인 간격을 보이지만 서로 연관은 없다.
QRS 복합체는 심실에서 기원한 것으로 넓은 형태를 띤다.

3도 방실차단이 시작되면 심실이탈리듬이 늦게 나타나거나 없을 수도 있다.
심전도는 정상적인 방실전도가 시작되거나 심실이탈리듬이 나타나기 전에 몇 초 동안 심실 활동이 전혀 없는 P파가 관찰된다.
4초 이상 심실의 활동이 없으면 환자는 거의 실신하거나 완전히 실신하게 된다.
이러한 실신을 스톡-아담스 발작(Stokes-Adams Attack)이라고 부르며 거의 박동조율기가 필요하다(192쪽 참고).

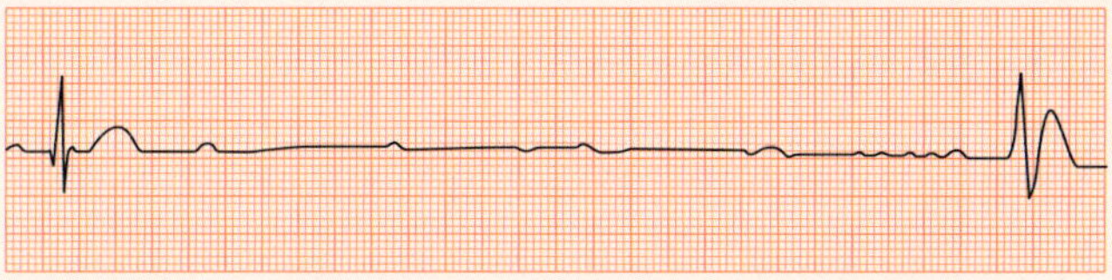

이 환자는 정상동리듬(첫 번째 리듬 참고)에서 갑자기 완전방실차단이 발생했다.
P파 외에는 아무것도 볼 수 없는 긴 휴지기가 있다: 몇 초 동안 이탈박동이 관찰되지 않는다.
마지막에 심실이탁박동이 관찰되었지만 긴 휴지기에 환자는 스톡-아담스 발작을 경험했다.

심실이탈리듬은 느린 심실조기수축의 한 형태로 보일 수 있지만, 중요한 차이점이 있다. 심실조기수축은 정상적인 심장박동보다 조기에 발생하는 박동이며, 심지어 가장 느린 심실빈맥조차도 환자의 정상적인 리듬보다 빠르다. 반면에 심실이탈박동은 긴 휴지기 후에 발생하며 따라서 결코 조기 박동이 아니고, 지속적인 심실이탈리듬은 항상 정상 박동보다 느리다. 심실조기수축은 조기 침입이므로 임상적으로 큰 문제가 없기 때문에서 억제할 수 있다. 그러니 심실이탈리듬은 생명을 유지하는 중요한 역할을 할 수 있으므로, 억제되면 치명적일 수 있다.

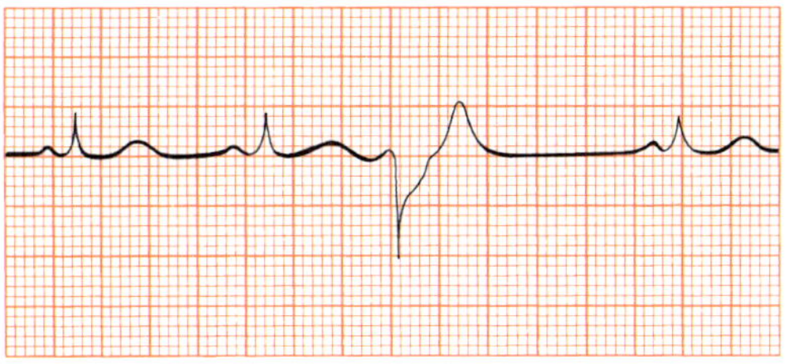

A

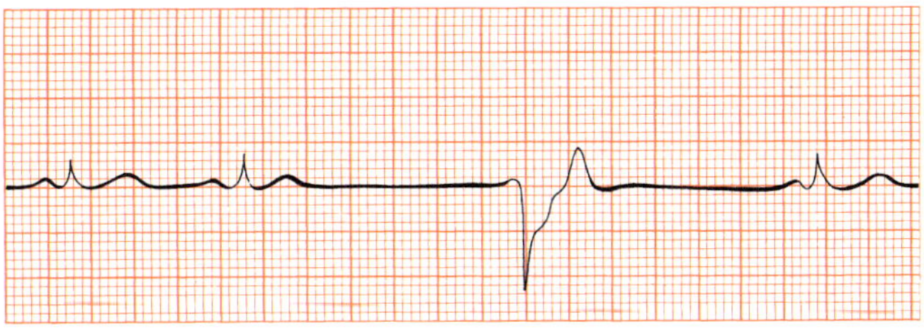

B

(A) 세 번째 파형은 심실조기수축으로 뒤이은 정상 파보다 먼저 나온다. (B) 세 번째 심실파는 느리고, 긴 휴지기 뒤에 나온다. 이것은 심실이탈박동이다.

방실해리는 방실결절 상부의 차단 시에도 발생할 수 있으나, 이 상황의 경우 가속접합부리듬이 정상리듬보다 빠르다. 이런 상황에서는 드물게 박동조율기가 필요할 수 있다. 급성심근경색이 진행 중인 환자나 고용량의 항부정맥제를 복용하는 환자에서 발생한다.

3도 방실차단은 심전도에서 방실해리가 있으면서 심실 박동수가 정상동리듬 혹은 심방 박동수보다 느리면 진단이 가능하다.

3도 방실차단은 전도 체계의 퇴행성 변화에 의해서도 나타날 수 있다. 또한 급성 심근경색의 합병증으로 나타날 수도 있다. 박동조율기는 3도 방실차단이 있는 모든 경우에서 필요하며 사실상 내과적 응급이라 해도 과언이 아니다.

대부분의 완전방실차단은 영구적이다. 가역적인 완전방실차단의 흔한 원인 중 하나는 *Borrelia burgdorferi* 감염으로 인해 발생하는 라임병이다.
방실차단은 심근 및 전도계의 염증으로 인해 발생하며 모든 방실차단이 발생할 수 있다. PR 간격이 300 ms를 초과하는 1도 방실차단 환자는 빠른시간에 차단이 종료될 수 있다.
완전방실차단이 발생한 라임병 환자의 경우 보통 방실결절 내에서 발생하며 좁은 QRS 복합체의 접합부이탈리듬과 관련이 있다. 이런 경우 가역적이기 때문에, stat Lyme titer검사를 시행해 일시적 박동조율기 삽입이 필요할 수 있다. 보통 항생제와 코르티코스테로이드의 투약 치료가 포함된다.
일부 완전방실차단은 출생 전에(선천성 방실차단) 나타나며 일상생활을 하기에 충분하고 안정적인 심실이탈리듬을 보인다. 영구적 박동조율기는 심박출량이 감소할 수 있는 장애가 있는 소아환자에서만 삽입해야 한다.

SUMMARY

▶ 방실차단

방실차단은 P파와 QRS 복합체의 관련성에 대한 검사를 통해 진단할 수 있다.

1. 1도 : PR 간격이 0.2초보다 길 때; 모든 박동이 심실로 전도된다.

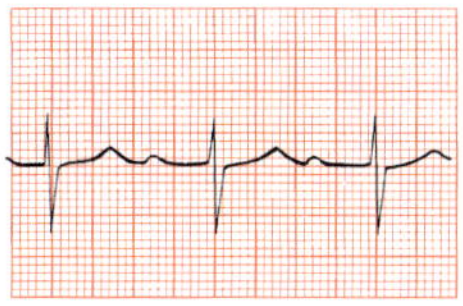

2. 2도 : 몇몇의 박동만 심실로 전도된다.
   a. 2도 1형(Wenckebach) : QRS 복합체가 탈락될 때까지 PR 간격이 점점 늘어난다.

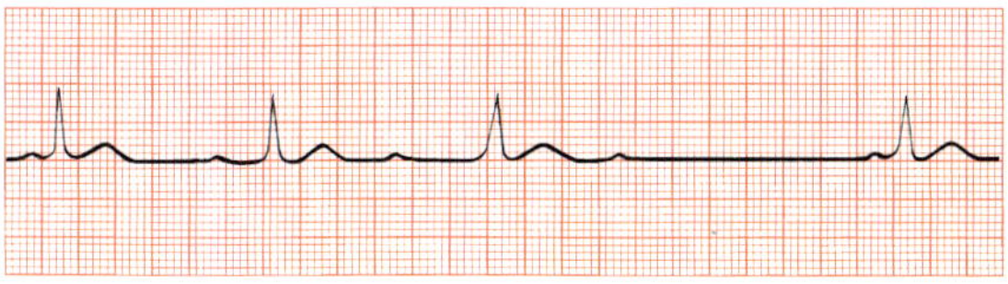

   b. 2도 2형 : PR 간격이 길어지는 것이 없이, P파 후에 갑자기 QRS 복합체가 나타나지 않는다.

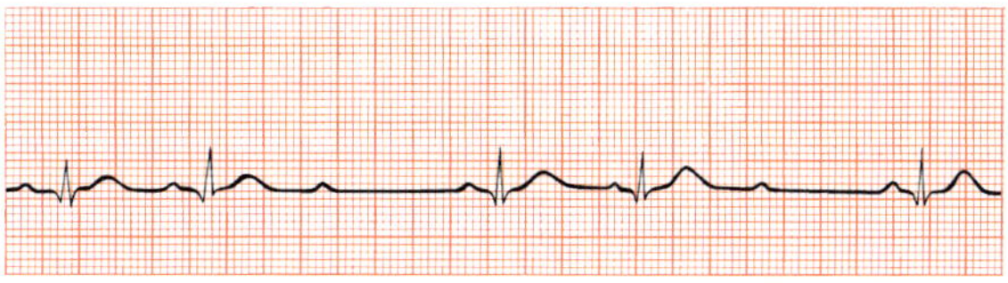

SUMMARY

3. 3도 : 어떤 박동도 심실로 전달되지 않는 상태로, 심방과 심실이 각각의 독립된 박동조율기를 통해 전도되는 방실해리를 동반한 완전방실차단이 일어난다.

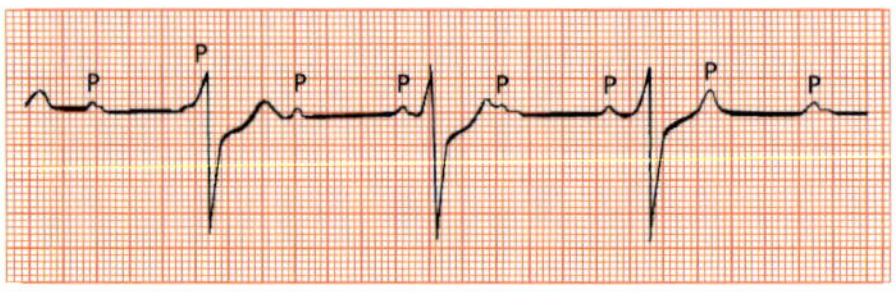

중요 : 서로 다른 정도의 방실차단이 한 환자에서 동시에 존재할 수 없다. 따라서, 환자는 1도 방실차단과 2도 2형 방실차단을 함께 가지고 있을 수 없다. 차단은 일시적일 수 있으며, 라임형 심장병이 있는 환자는 몇 초 안에 다양한 방실차단이 나타날 수 있다.

3 다발갈래차단 Bundle Branch Block

다발갈래차단은 왼다발갈래 혹은 오른다발갈래의 전도차단을 일컫는다. 아래 그림은 심실의 다발갈래의 구조를 보여준다.

1) 심실의 탈분극에 대해(A Quick Review of Ventricular Depolarization)

심실 탈분극의 정상적인 과정은 이제 친숙할 것이다. 방실결절을 통과한 탈분극파는 히스다발을 지나 좌우 양쪽 다발갈래로 전달된다. 심실의 다발갈래는 오른심실과 왼심실로 전기를 전달한다. 이것은 전기를 전달하는 가장 효율적인 방법이며, 심실 탈분극의 시작부터 끝날 때까지의 전기흐름을 반영하는 QRS 복합체는 지속시간이 0.1초 이하의 좁은 형태를 띤다. 또한, 왼심실의 근육이 오른심실에 비해 훨씬 크기 때문에 왼심실의 전기적인 힘이 오른심실보다 우위에 있어 전기 축은 0°~+90°의 왼쪽으로 치우치게 된다.

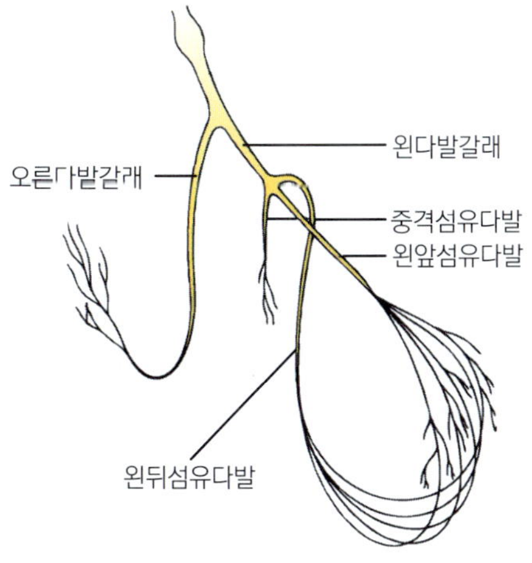

심실다발갈래의 구조

따라서, 정상적으로 탈분극이 일어난다면 QRS 복합체는 좁아지고, 전기축은 0°~+90° 사이에 위치할 것이다. 다발갈래차단이 있으면 이 모든 것이 변한다.

다발갈래차단은 QRS 복합체의 모양과 너비에 의해 진단할 수 있다.

2) 오른다발갈래차단(Right Bundle-Branch Block)

오른다발갈래차단에서는 오른다발갈래를 통한 전도가 차단되며, 결과적으로 오른심실의 탈분극이 지연된다. 오른심실의 탈분극은 왼심실의 탈분극이 거의 다 이루어질 때까지도 시작되지 않는 경우도 있다. 이것은 심전도에서 2가지 소견으로 관찰된다:

1. 오른심실의 탈분극 지연은 심실 탈분극의 총 시간을 지연시킨다. 결과적으로 QRS 복합체가 0.12초 이상으로 넓어지게 된다.
2. 넓어진 QRS 복합체는 오른심실상에 가로놓인 V1, V2 유도에서 고유의 형태를 띠어 진단이 가능하다. 정상 QRS 복합체의 경우 V1, V2 유도에서 왼심실의 우위를 반영하는 작은 양성의 R파와 깊은 음성의 S파가 관찰된다. 오른다발갈래차단이 있는 경우, 왼심실의 탈분극으로 인해 초기 R파와 S파를 볼 수 있지만 오른심실이 늦게 탈분극을 시작하게 되면 이미 왼심실은 재분극되고 전기적으로 안정화된 상태여서 전기전도축이 우측으로 이동하게 된다. 이것을 V1, V2에서 두 번째 R파, R′(R 프라임)이라고 부른다. 전체를 RSR′(R-S-R 프라임)이라고 부르며 토끼의 귀 모양으로 나타난다. 반면, 왼심실상에 가로놓인 좌외측 전극(I, aVL, V5, V6)에서, 지연된 오른심실의 탈분극이 반대 방향의 넓고 깊은 S파가 나타난다.

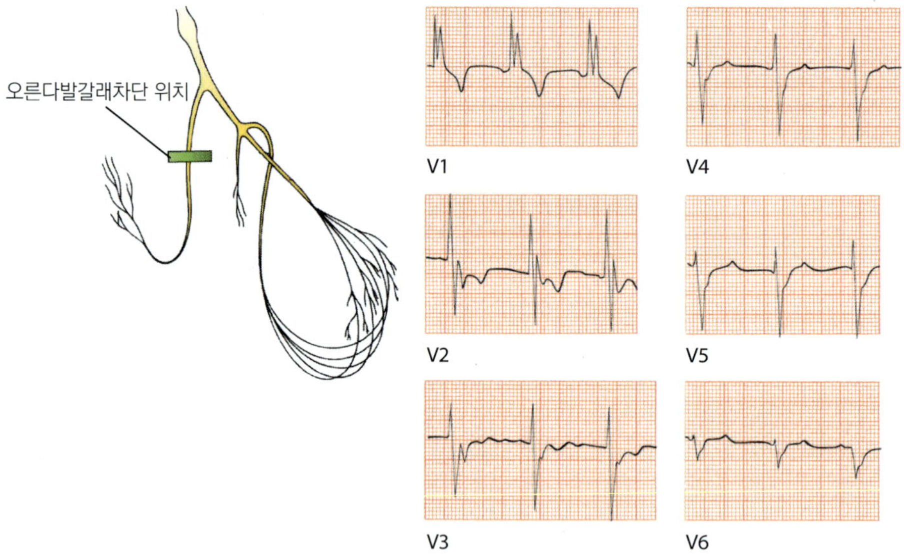

오른다발갈래차단. V1 유도의 QRS 복합체에서 전형적으로 넓은 RSR′ 양상이 관찰된다. V5, V6에서 S파도 관찰된다.

오른다발갈래차단이 있을 때 항상 한 쌍의 귀가 있는 토끼를 볼 수 있는 것은 아니라는 것을 알아야 한다. 때로는 아래와 같이 V1, V2에서 큰 R파만 볼 수 있으며, QRS 복합체는 확실히 넓다.

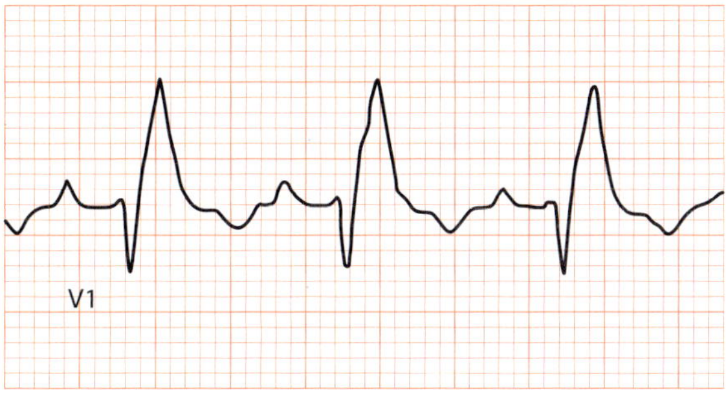

V1 유도에서 토끼 귀는 없으나 큰 R파와 넓은 QRS 복합체가 관찰되는 오른다발갈래차단이다.

3) 왼다발갈래차단(Left Bundle-Branch Block)

왼다발갈래차단에서는 왼심실을 통한 전도가 지연된다. 여기에도 심전도상 2가지 특징이 있다.

1. 오른심실의 탈분극 지연은 심실 탈분극의 총 시간을 지연시켜 QRS 복합체가 0.12초 이상으로 넓어지게 된다.
2. 왼심실 위에 가로놓인 유도(I, aVL, V5, V6)에서의 QRS 복합체는 특징적인 모양을 띤다. 이 유도에서의 QRS 복합체는 높은 R파 형태를 띤다. 왼심실의 탈분극이 지연되면서 높은 끝쪽 파의 꼭대기 부분이 넓어지거나 절흔(notch)이 생기게 된다. 토끼 귀 모양 심전도는 오른다발갈래차단보다는 드물게 나타난다. 오른심실 위를 가로지르는 유도에서는 반대 방향의 깊고 넓은 S파가 관찰된다. 왼다발갈래차단에서도 왼심실이 우위이기 때문에 좌축편위가 나타나지만 다양하게 관찰된다.

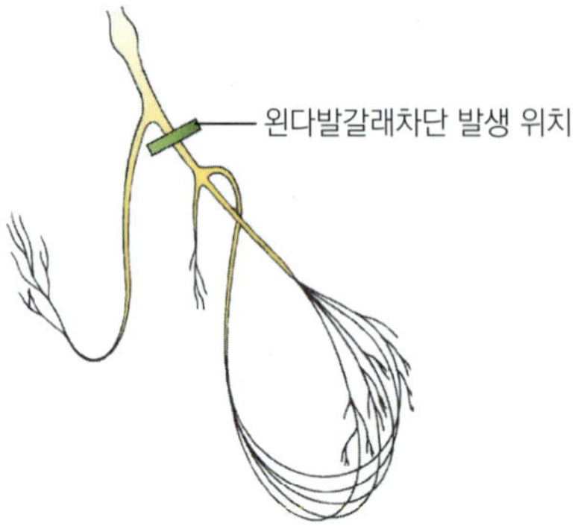

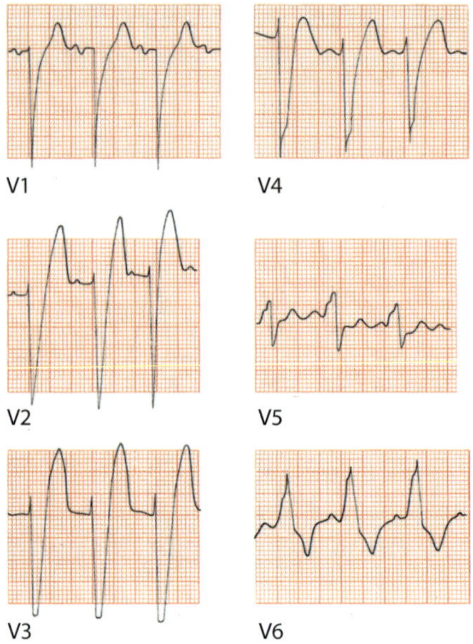

왼다발갈래차단

4) 다발갈래차단과 재분극(Bundle-Branch Block and Repolarization)

이전의 심전도에서 오른다발갈래차단이 있을 때 V1~V3 유도에서, 왼다발갈래차단이 있을 때 V5, V6 유도에서 ST 분절 하강과 역위된 T파를 발견했는가? 이러한 ST 분절과 T파의 변화는 재분극에 영향을 주기 때문에 발생한다.

오른다발갈래차단이 있을 때 심실비대에서 관찰되는 ST 분절 하강과 T파 역위가 우측 흉부유도에서 관찰된다(88쪽 참고).

이와 마찬가지로 왼다발갈래차단에서, ST 분절 하강과 T파 역위가 좌외측 유도에서 관찰된다.

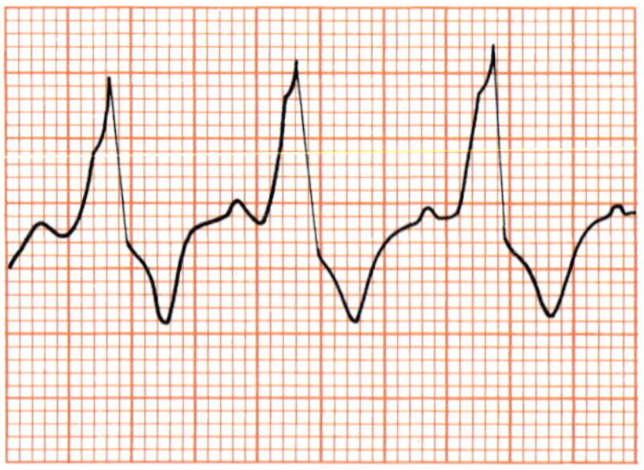

왼다발갈래차단이 있는 환자의 V6 유도에서 ST 분절의 하강과 T파의 역위가 관찰된다.

5) 다발갈래차단은 언제 생기나?(Who Gets Bundle-Branch Blocks?)

오른다발갈래차단은 전도계의 질환 때문에 발생하기도 하지만 정상 심장에서도 비교적 흔하게 나타나기도 한다.

반면에 왼다발갈래차단은 정상 심장에서는 거의 볼 수 없으며 거의 항상 허혈성 관상동맥질환 또는 전도계의 퇴행성 변화 등 심장의 구조적 이상을 반영한다.

6) 임계 심박수(Critical Rate)

오른다발갈래차단과 왼다발갈래차단 모두 일시적이거나 고정적일 수 있다. 몇몇 환자의 경우 다발갈래차단이 어떤 임계 심박수(critical rate)일 때만 나타난다. 다른 말로 심박수가 느릴 때는 심실이 정상적인 전도를 하다가 특정 심박수 이상에 도달하면 다발갈래차단이 발생한다.

심박수 관련 다발갈래차단의 발생은 심박수가 너무 빨라서 뒤따라오는 자극에 충분히 재분극이 일어나지 않는 각의 전도차단으로 발생한다. 박동수가 매우 빠를 경우 특정 각이 제시간에 재분극되지 못해 일시적으로 전도차단이 생기고, 심전도상에서 심박수 관련 다발갈래차단이 관찰된다.

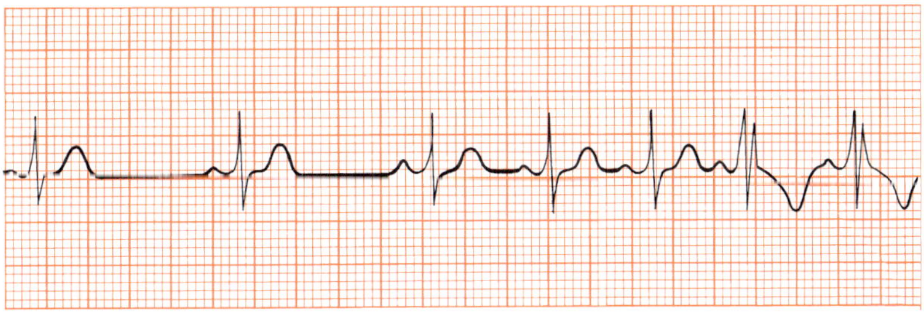

임계 심박수의 예(V2 유도) : 심장박동이 빨라지면서 오른다발갈래차단이 발생하게 된다.

심박수와 관련한 다발갈래차단은 심실위부정맥(145쪽 참고)의 생리기전으로 발생한다. 다발갈래차단 시스템의 일부가 적시에 재분극하지 못한 상태에서 비정상적으로 발생한 심실위 박동으로 발생한 것이다.

SUMMARY

▶ 다발갈래차단

다발갈래차단은 QRS 복합체의 모양과 너비로 진단할 수 있다.

오른다발갈래차단 진단기준

1. QRS 복합체가 0.12초 이상으로 넓어져 있다.
2. V1, V2에서 RSR′(토끼 귀), ST 분절 하강, T파 역위가 관찰된다.
3. V5, V6, I, aVL 유도에서 역변화(reciprocal changes); [늘어진 S파(slurred S wave)]

왼다발갈래차단 진단기준

1. QRS 복합체가 0.12초 이상으로 넓어져 있다.
2. ST 분절 하강과 T파 역위를 동반한 V5, V6, I, aVL 유도에서 상승시간 연장(prolonged upstroke)을 동반한 넓거나 절흔성의(notched) R파
3. V1, V2 유도의 역변화(reciprocal changes); [깊고 넓은 S파]
4. 좌축편위가 있을 수 있다.

중요 : 다발갈래차단이 R파의 크기와 모양에 영향을 주기 때문에, 심실비대의 진단기준 중 제2장에서 언급되었던 방법은 다발갈래차단이 있는 경우에는 사용할 수 없다. 오른다발갈래차단은 오른심실비대를, 왼다발갈래차단은 왼심실비대를 진단할 수 없게 만든다. 게다가 심근경색 또한 왼다발갈래차단이 존재할 때는 진단이 어려울 수 있다. 그 이유는 제6장에서 알아보자.

4 반차단 Hemiblocks

여기 심실전도계에 관한 그림이 있다. 왼다발갈래는 3개의 다발로 이루어져 있다–중격섬유다발, 왼앞섬유다발, 왼뒤섬유다발. 반차단이라는 용어는 이 다발 중 1개의 차단이 발생했을 경우를 의미한다. 오른다발갈래는 다발이 구분되어 있지 않다. 따라서 반차단은 왼심실전도 체계에서만 발생할 수 있다.

여기에서는 중격 차단은 중요하지 않다. 왼앞섬유다발과 왼뒤섬유다발의 반차단이 꽤 흔하고 중요하다.

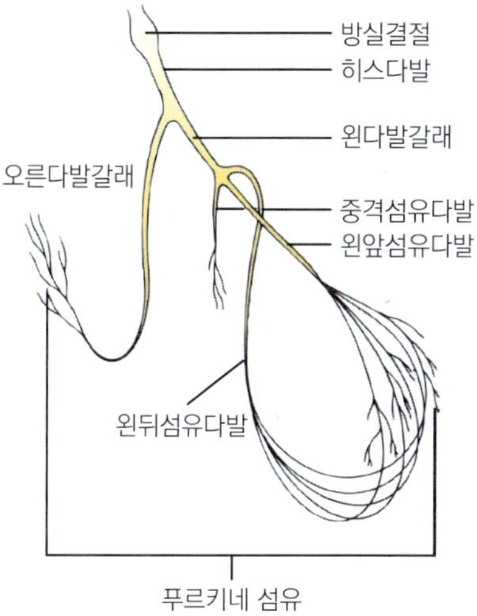

심실의 전도계. 오른다발갈래는 그대로 유지되지만 왼다발갈래의 경우 세 가지의 다발로 나누어진다.

1) 반차단은 축편위를 야기한다(Hemiblocks Cause Axis Deviation)

반차단 심전도상의 주된 영향은 축의 편위이다. 그 이유는 다음과 같다.

이전 페이지에서 볼 수 있듯이, 왼앞섬유다발은 왼뒤섬유다발의 위쪽에 놓여있다. 왼앞섬유다발의 반차단이 생기면, 왼앞섬유다발을 따라 내려가는 전도는 차단된다. 따라서 모든 전류가 왼뒤섬유다발을 따라 내려가 심장의 하벽 쪽으로 집중된다. 이때 왼심방의 탈분극이 일어나고, 아래에서 위로, 우측에서 좌측으로 전달된다.

따라서 심실 탈분극의 축이 위쪽을 향하고 약간 좌측으로 재편성되며, 좌측 측면 유도에서 높은 양성 R파, 아래쪽 유도에서 깊은 S파로 나타난다. 결과적으로 좌축편위되어 심실 탈분극의 전기축은 -30°~-90° 사이에 위치하게 된다.

좌축편위를 어떻게 구분하는지 기억하는가? 가장 간단한 방법은 I과 aVF 유도의 QRS 복합체로 구분하는 것이다. QRS 복합체는 I 유도에서는 양성, aVF 유도에서는 음성일 것이다. 그러나 이 방법으로는 0°~-90° 사이의 구간만 알아낼 수 있다. 따라서 +60° 각도인 II 유도에서 QRS 복합체가 음성이면, 축은 -30°보다 더 음성으로 볼 수 있겠다.

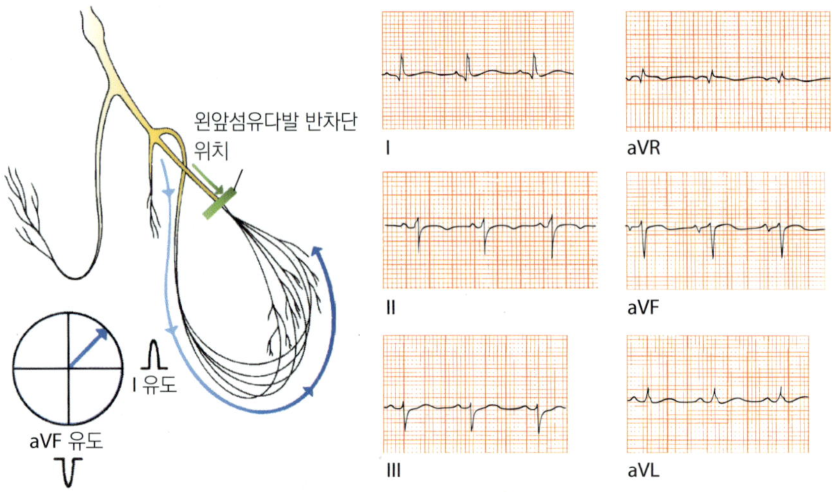

왼앞섬유다발 반차단. 왼앞섬유다발로 내려가는 전류가 차단된다. 따라서 모든 전류가 왼뒤섬유다발로 내려가야 한다. 그 결과 전기축이 왼위쪽(좌축편위)으로 변하게 된다.

왼뒤섬유다발 반차단에서는 반대 현상이 일어난다. 모든 전류가 왼앞섬유다발로 내려가게 되고, 심실의 탈분극이 위에서 아래로, 좌측에서 우측 방향으로 전달된다. 따라서 탈분극의 축은 아래쪽으로 또 우측으로 향하게 되고, 아래쪽 유도에서 높은 R파, 좌측 측면 유도에서 깊은 R파로 나타난다(즉, 탈분극의 전기축은 +90°~180°에 위치하게 된다). QRS 복합체는 I 유도에서는 음성, aVF 유도에서는 양성일 것이다.

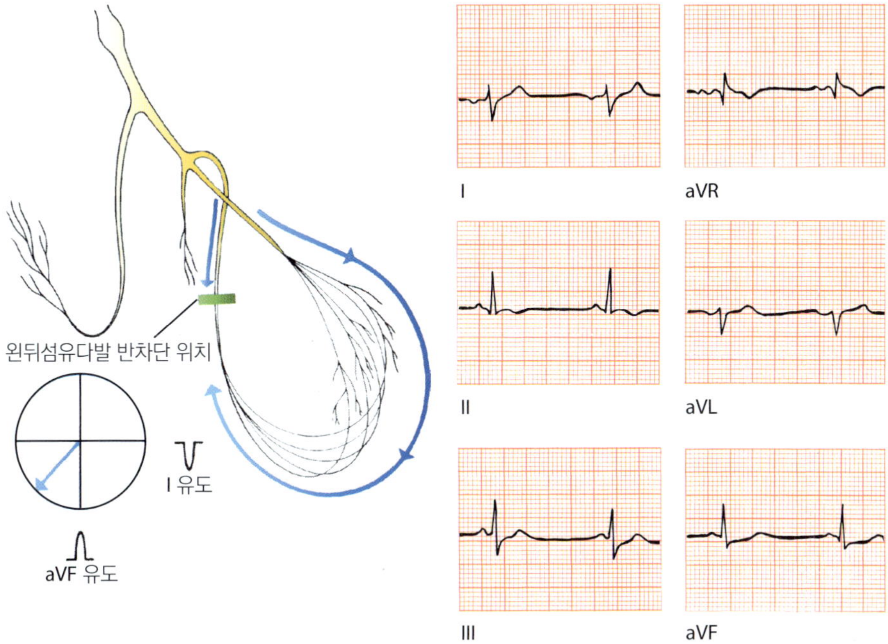

왼뒤다발갈래 반차단. 왼뒤다발갈래를 따라 내려가는 전류가 차단되므로, 모든 전류는 왼앞섬유다발을 통해 이동해야 한다. 그 결과 전기축은 오른쪽과 아래쪽(우축편위)으로 변하게 된다.

왼앞섬유다발 반차단의 좌축편위와 마찬가지로 우축편위의 원인은 왼뒤섬유다발 반차단 외에도 있다. 흔한 원인 중 하나는 만성 폐질환인데 이는 제7장에서 다룰 것이다.

우축편위의 다른 원인이 없는 경우에만 왼뒤섬유다발 반차단을 진단할 수 있다.

2) 반차단은 QRS 복합체를 연장시키지 않는다 (Hemiblocks Do Not Prolong the QRS Complex)

완전 왼다발갈래차단과 오른다발갈래차단에서는 QRS 복합체가 넓어지는 것을 볼 수 있지만, 반차단에서 QRS 간격이 정상이다(사실상 연장이 아주 조금 있지만 알아채기에는 불충분하다). 또한 ST 분절과 T파의 변화도 없다.

왼앞섬유다발 반차단은 왼뒤섬유다발 반차단보다 흔한데, 이는 앞다발이 뒤다발에 비해 더 길고 가늘며 혈액 공급을 미약하게 받기 때문이다. 왼앞섬유다발 반차단은 정상 혹은 병이 있는 심장에서 모두 나타날 수 있는 반면, 왼뒤섬유다발 반차단은 병적인 상태에서만 발생한다.

다음의 심전도에는 반차단이 있는가?

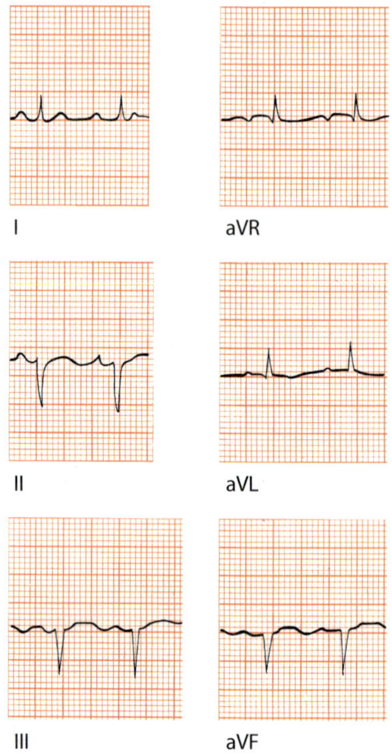

−30° 이상의 좌축편위는 좌측전방 반차단을 암시한다.

반차단 여부를 판단하기 전에, 심실비대 같은 축 편위의 다른 원인은 없는지 확인해 보아야 한다. 또한, 심한 만성 폐질환 같은 다른 임상질환에서 우축편위가 나타날 수 있다. 그렇지만 대부분의 환자에서, 축편위만 있고 다른 이상이 없을 경우에는 반차단을 의심할 수 있다.

3) 반차단의 기준

반차단은 좌축편위 혹은 우축편위가 있을 때 진단할 수 있다.

(1) 왼앞섬유다발 반차단(Left Anterior Hemiblock)

1. 정상 QRS 기간과 ST 분절 혹은 T파의 변화가 없을 때
2. 좌축편위(-30°~+90°)
3. 좌축편위의 다른 원인이 없을 때

(2) 왼뒤섬유다발 반차단(Left Posterior Hemiblock)

1. 정상 QRS 기간과 ST 분절 혹은 T파의 변화가 없을 때
2. 우축편위
3. 우축편위의 다른 원인이 없을 때

5 오른다발갈래차단과 반차단의 동반

Combining Right Bundle Branch Block and Hemiblocks

오른다발갈래차단과 반차단은 함께 나타날 수 있다. 두다발차단은 왼앞섬유다발 반차단 혹은 왼뒤섬유다발 반차단과 오른다발갈래차단이 함께 나타나는 경우를 말한다. 두다발차단이 있으면 왼다발갈래에서 1개의 다발만이 양쪽 심실에 전류를 전달하는 역할을 하게 된다. 심전도에서는 반차단과 오른다발갈래차단의 특징이 모두 관찰된다.

1) 두다발차단의 기준(Criteria for Bifascicular Block)

왼앞섬유다발 반차단이 동반된 오른다발갈래차단의 모양은 다음과 같다:

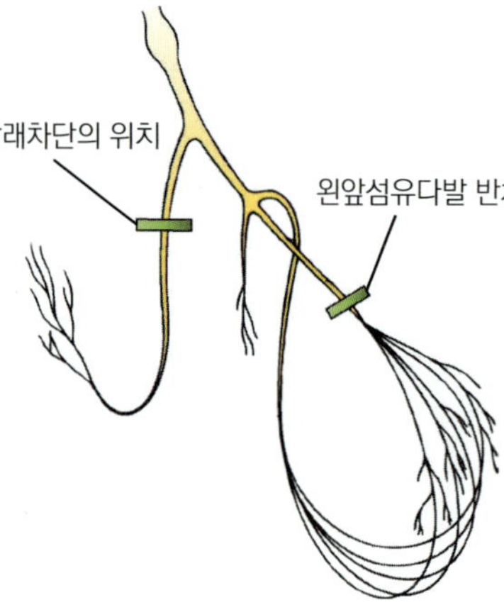

(1) 오른다발갈래차단

- QRS > 0.12초
- RSR′ in V1 and V2

(2) 왼앞섬유다발 반차단

- 좌축편위 (-30° and -90°)

왼뒤섬유다발 반차단이 동반된 오른다발갈래차단의 모양은 다음과 같다:

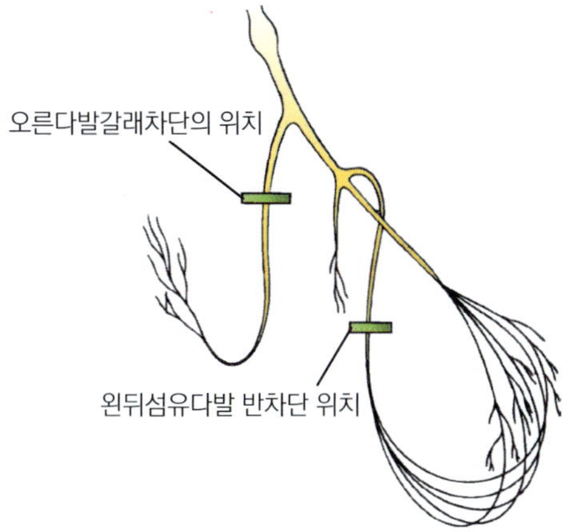

(1) 오른다발갈래차단

- QRS > 0.12초
- RSR′ in V1 and V2

(2) 왼뒤섬유다발 반차단

- 우축편위

이 심전도에서 두다발차단을 찾아볼 수 있겠는가?

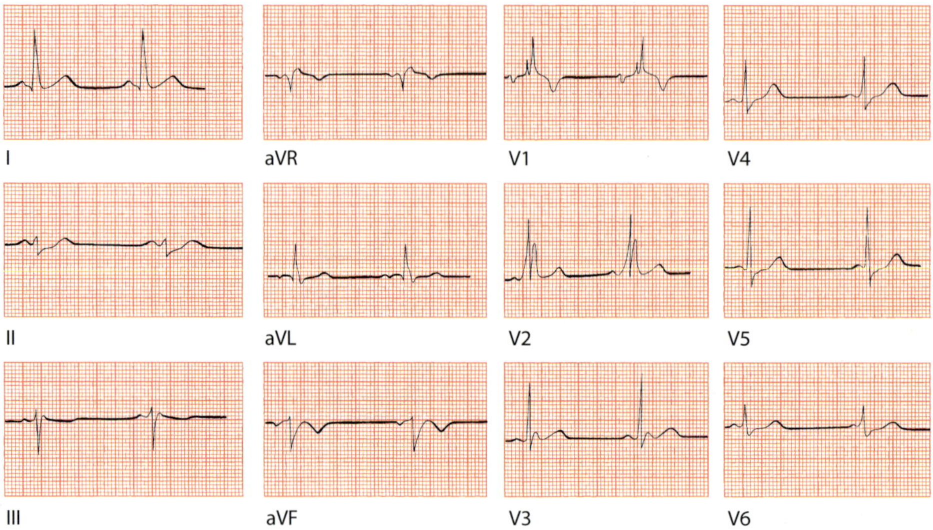

이것은 왼앞섬유다발 반차단이 동반된 오른다발갈래차단 심전도이다. 오른다발갈래차단의 특징인 V1과 V2에서의 넓어진 QRS와 토끼 귀 모양이 관찰되며, 사지유도에서 관찰되는 좌축편위는(QRS 복합체는 I 유도에서 주로 양성이고 aVF와 II 유도에서 음성임) 왼앞섬유다발 반차단을 의미한다.

6 기준에 못 미치는 전도차단 Blocks That Underachieve

모든 전도차단이 다발갈래차단 혹은 두다발차단의 기준에 다 맞지는 않다. 이것은 매우 흔하고 대개 2가지 유형으로 나뉜다:

QRS 복합체가 0.10초 이상으로 늘어나 있으면서 다발갈래차단이나 두다발차단의 기준에 맞지 않을 경우 비특이적 심실내 전도차단이라 할 수 있다.

심전도의 형태는 왼다발갈래차단 혹은 오른다발갈래차단 형태이지만 QRS 복합체가 0.10~0.12초 사이일 때는 불완전 다발갈래차단으로 볼 수 있다.

이러한 전도차단은 다른 전도차단과 같은 원리로 일어난다.

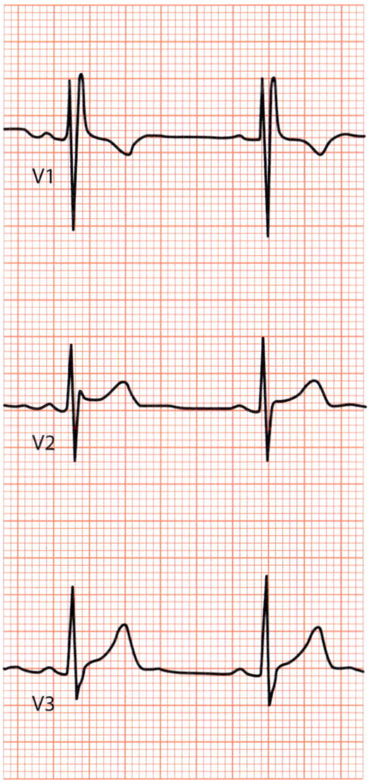

불완전 오른다발갈래차단; V1에서 전형적인 토끼 귀 모양을 띠고 있으나 QRS가 넓지 않다.

7 방실차단, 오른다발갈래차단 및 반차단의 동반

The Ultimate in Playing with Blocks: Combining AV Blocks, Right Bundle Branch Block, and Hemiblocks

오른다발갈래차단, 반차단, 두다발차단은 방실차단과 동반될 수 있다. 다음의 심전도에서 서로 다른 전도차단이 발견되는지 살펴보자.

1. 방실차단이 있는가? P파와 QRS 복합체의 관계를 보자.
2. 다발갈래차단이 존재하는가? 흉부유도에서 넓고 특징적인 모양의 QRS 복합체를 보라: ST 분절이나 T파의 이상은 없는가?
3. 반차단은 없는가? 축편위를 관찰해 보자.

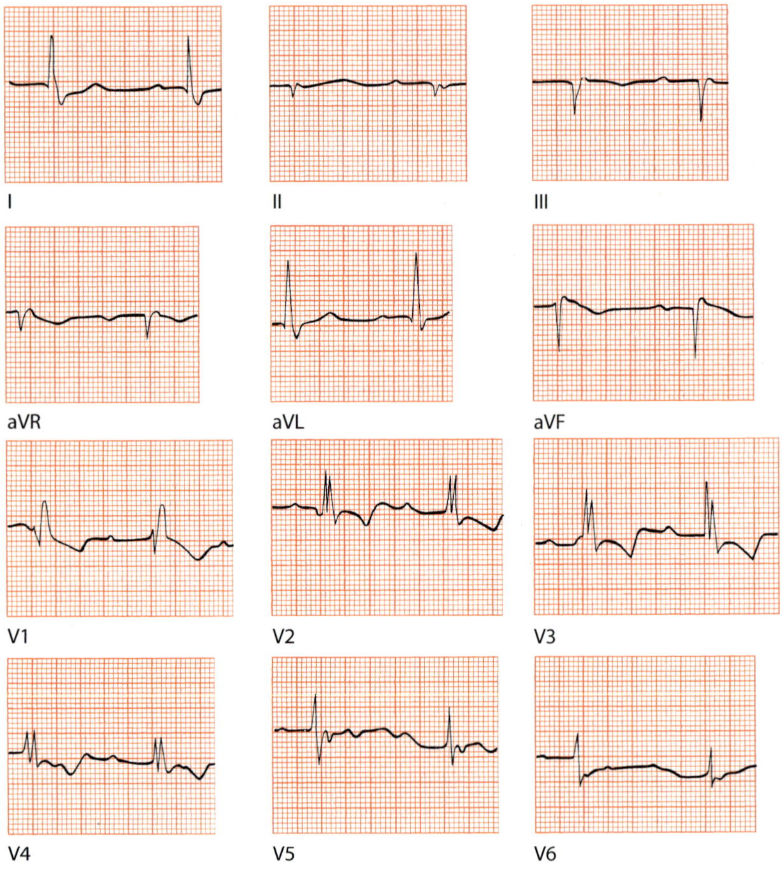

이 심전도는 다음을 나타낸다:

1. 1도 방실차단(PR 간격 > 0.20초)
2. 오른다발갈래차단(V1~V4까지 토끼 귀 모양의 넓은 QRS 복합체)
3. 왼앞섬유다발 반차단(좌축편위가 관찰된다)

8 박동조율기 Pacemakers

임시형 및 영구형 박동조율기를 포함한 많은 박동조율기가 해마다 삽입되고, 그로 인해 불충분한 심박출량 부족으로 인한 증상이 호전되고, 완전전도차단이나 빠른부정맥으로 인한 급성 심장정지를 예방할 수 있다. 박동조율기는 다음과 같은 환자에서 임상적으로 유용하다:

- 3도(완전)방실차단
- 1도나 2도 방실차단 혹은 서맥 환자중에 증상이 있는 경우(특히 심방세동)
- 급성심근경색 환자에서 갑자기 발생한 여러 종류의 방실차단이 있을 경우(이런 경우에는 대개 급성기 이후에 회복되므로 임시형 박동조율기만으로 충분하다)
- 고박동조율(overdriving pacing)로 조절할 수 있는 재발성 심실빈맥
- 방실결절 차단제 등에 반응하지 않는 환자, 임상적 증상이 있는 서맥 환자(호흡곤란, 현기증 등)

박동조율기는 단지 마이크로칩에 의해 제어되는 전원과 전극에 연결된 장치일 뿐이다. 전원 장치는 보통 피하에 이식되며, 전극은 심장으로 들어가는 정맥을 통해 우심방과 우심실에 삽입된다. 박동조율기는 심장의 고유 전기 자극원(동방결절)이 손상되었거나 전기 신호를 전달하는 능력이 떨어진 심장에 대체 전기 자극을 제공한다.

초기의 박동조율기는 고정된 속도로만 작동할 수 있었으며, 심장이 어떤 상태이든 상관없이 일정한 속도로 작동했다. 하지만 오늘날의 박동조율기는 심장의 순간적인 필요에 반응할 수 있다. 이들은 프로그래밍이 가능하며, 민감도, 심박동수, 불응기 등을 조절할 수 있다. 또한, 현재의 박동조율기는 동방결절 질환이나 약물의 영향으로 인해 심박수를 적절히 증가시키지 못하는 환자를 위해 움직임이나 호흡 증가에 반응하여 심박수를 증가시킬 수 있다.

최근 가장 많이 사용하는 박동조율기는 수요박동조율기이다. 수요박동조율기는 환자의 심박동수가 역치값보다 낮을 때만 작동한다. 예를 들어 수요박동조율기가 60회/분으로 설정되었을 때, 환자의 심박동수가 분당 60회 이상으로 유지된다면 박동조율기는 작동하지 않는다. 휴지기가 발생해 심장박동수가 60회 미만으로 감소되면 박동조율기는 작동하기 시작할 것이다.

박동조율기의 전극은 심방이나 심실 한 곳에만 위치하기도 하지만 더 흔하게는 심방과 심실 모두에 위치한다. 방실자극 박동조율기는 또한 방실 순차형 박동조율기(A-V sequential pacemakers)라고 불린다. 방실결절 근처에서 기원한 3도 방실차단이 있는 환자에서 심방 박동조율기는 그 전기 신호가 심실로 전달되지 않기 때문에 쓸모가 없다; 대신, 심실 혹은 방실 순차적 박동조율기는 유용하다.

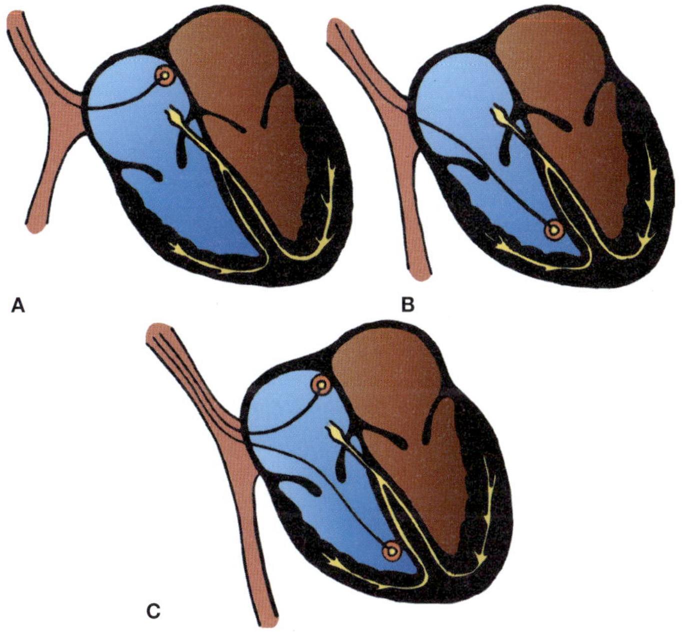

(A) 심방자극 박동조율기. (B) 심실자극 박동조율기. (C) 방실 순차형 박동조율기에서의 전극의 위치

박동조율기가 작동하면, 심전도에서 작은 스파이크가 관찰된다. 심방 박동조율기의 경우 PVC처럼 뒤따르는 QRS 복합체는 넓고 이상하게 보인다. 이유는 전극이 오른심실에 위치하고 있으므로 오른심실이 먼저 수축하고 난 뒤 왼심실이 수축하게 되기 때문이다. 이로 인해 왼심실의 수축이 지연되면서 왼다발갈래차단 패턴의 심전도가 나타난다. 역행 P파는 있을 수도 있고 없을 수도 있다.

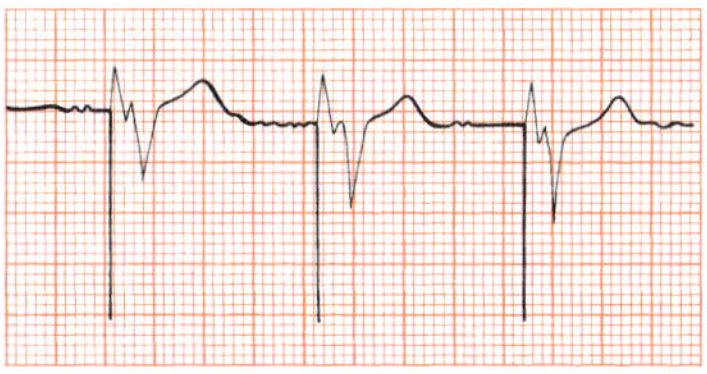

심실자극 박동조율기 환자의 심전도. 뾰족한 하향선은 박동조율기 자극이다.

심방 박동조율기는 스파이크 뒤에 P파, 정상 PR 간격과 QRS 복합체가 따른다.

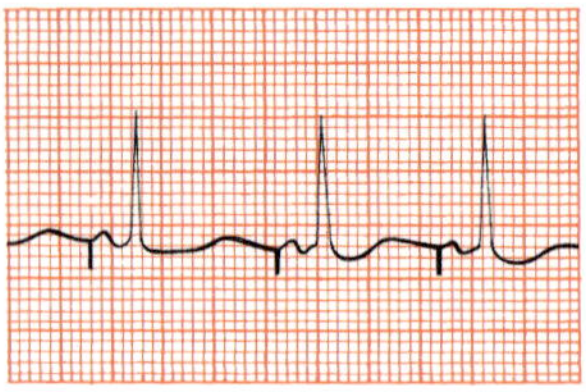

심방자극 박동조율기 환자의 심전도

방실순차형 박동조율기에서는 2개의 스파이크가 관찰되는데, 하나는 P파에 선행하고, 또 하나는 넓고 이상한 모양의 QRS 복합체에 선행한다.

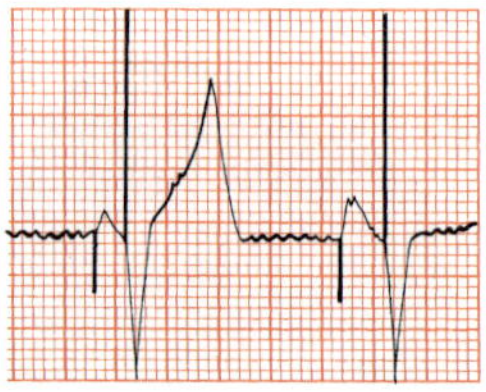

방실순차형 박동조율기 환자의 심전도

박동조율기를 적절하게 사용하면 생명을 구할 수 있지만, 위험도 있다. 첫째, 감염이나 출혈이 있을 수 있다. 둘째, 박동조율기 스파이크 자체가 심각한 부정맥을 유발할 수 있는 잠재력을 항상 가지고 있다. 예를 들어, 박동조율기가 실수로 심실의 재분극 시기에 작동되면(138쪽의 R-on-T 현상을 기억하는가?) 심실빈맥이나 심실세동이 유발될 수 있다. 다행히도, 이러한 현상은 최신 박동조율기 기술의 발전으로 인해 매우 드물게 발생한다.

왼심실 기능이 저하된 환자나 울혈성 심부전을 앓고 있는 환자는 오른심실에 삽입된 박동조율기로부터 항상 이점을 얻는 것은 아니다. 실제로, 이러한 박동조율기는 효과적인 환자 고유의 전기전도를 억제하고 심실 수축기능을 악화시킴으로써 심부전을 유발할 수 있다. 이는 박동조율기가 오른심실을 먼저 박동시키면서 왼다발갈래차단과 유사한 상황을 만들 수 있기 때문이다. 결과적으로 심실 비동시성(즉, 심실이 동시에 수축하지 않음)이 발생하여 심장의 수축능력이 감소할 수 있다. 이러한 심부전 환자에게는, 세 번째 전극을 오른심방에서 관상동맥동으로 삽입하여 왼심실 외측 정맥으로 통과시켜 왼심실 박동을 근접시키는 방법이 사용될 수 있다(박동조율기가 왼심실에 직접 삽입되지 않는 이유는 응고 및 이후 색전의 위험 때문이다). 왼심실 기능이 현저하게 저하된 환자와 선천적인 왼다발갈래차단이 있는 환자는 오른심실과 왼심실(관상동맥동)의 전극을 동시에 삽입하는 장치가 효과적일 수 있다. 이를 심장 재동기화 치료(cardiac resynchronization therapy, CRT)라고 하며 이는 II급 및 III급(증상이 있지만 심각하지는 않은) 심부전 환자에서 입원율과 사망률을 감소시키는 것으로 입증되었다. 심장 재동기화 치료는 주로 넓은 QRS 복합체(>0.15초)와 왼심실 수축 기능 장애와 관련된 심부전 환자에게 효과적이다. 오른심실과 왼심실 전극 모두에서의 박동이 심장을 재동기화하고 왼심실 기능을 개선하여 심부전의 증상을 완화할 수 있다.

최신 박동조율기 기술 중 하나는 전극이 없는 박동조율기이다. 이 박동조율기는 대퇴정맥을 통해 오른심실에 삽입되는 독립형 박동조율기로, 전극과 절개가 필요하지 않다. 현재까지는 심실박동에만 사용할 수 있지만, 이중 감지 및 박동을 위한 기술도 개발되었다.

몇몇 환자에서는 박동조율기의 스파이크가 1 mV보다 작아서 심전도상에서 관찰되기 힘든 경우도 있다. 심전도상에서 QRS 복합체가 넓어져 있고 좌축편위가 있는 환자를 보게 된다면 박동조율기의 스파이크가 관찰되지 않더라도 박동조율기 유무를 확인해야 한다. 환자가 의식이 명료하다면 단순한 질문을 하거나 검사를 통해 박동조율기의 유무를 판단할 수 있다.

사례 6

Sally M.은 병원에서 자원봉사자로 일하고 있다. 그녀는 목정맥 수액을 병원 지하의 약국에서 3층의 중환자실로 옮기고 있었다. 그때 당신은 식당에 가기 위해 3층 엘리베이터 앞에 서 있었다. 엘리베이터 문이 열리자 Sally가 의식을 잃고 바닥에 쓰러져 있었다. 그녀의 활력징후는 안정적이었고 당신은 그녀를 빨리 중환자실로 옮겼다.

중환자실로 가는 길에 당신은 그녀에게 말을 걸었지만 그녀는 혼란스럽고 지남력이 없었으며 배뇨조절이 되지 않는 상태임을 발견하였다. 중환자실에서 심전도를 시행하였다.

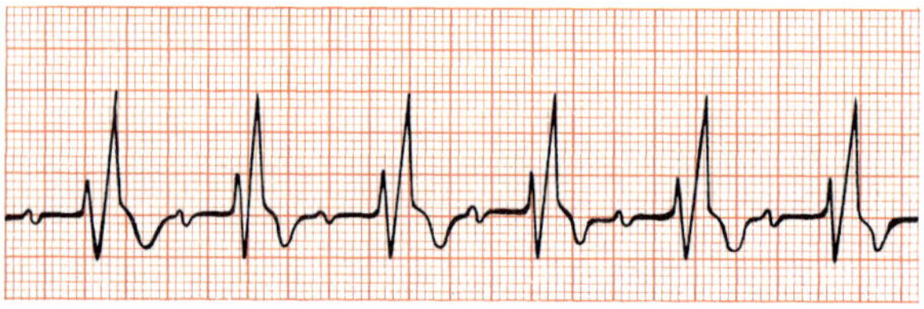

V1

엘리베이터에서 Sally에게 무슨 일이 있었는지 심조율기록지를 보고 설명해줄 수 있는가?

대답은 'No'다. 심조율기록지에서는 동빈맥, 1도 방실차단, 오른다발갈래차단을 의미하는 토끼 귀 모양이 관찰된다. 이 소견만으로는 그녀의 실신을 설명할 수 없다. 뚜렷한 서맥, 심실빈맥이나 2도 이상의 전도차단을 관찰하였는가, 또한 심박출량의 감소로 인한 갑작스러운 의식소실이 나타나는 스톡-아담스 실신을 의심할 만한 소견이 있는가? 쓰러진 뒤의 혼미한 기간은 스톡-아담스 실신의 전형적인 양상이 아니며 발작 후에 볼 수 있는 전형적인 모습이다.

쓰러지고 나서 15분 후에 그녀는 의식을 정상으로 회복하였고 다시 일하러 돌아가기를 원하였으나 그녀를 설득해 중환자실에 조금 더 머무르기를 권하였다. 지속적인 심전도 모니터링에서 별다른 부정맥이나 전도차단은 관찰되지 않았으나 두부 MRI에서 뇌수막종 소견이 관찰되었다. 따라서 Sally는 뇌병변의 팽창으로 인해 발작을 겪었다고 설명할 수 있다. 뇌수막종은 합병증 없이 수술로 제거하였고 몇 달 후 그녀는 다시 정상적으로 업무에 복귀할 수 있게 되었다.

사례 7

화려한 맞춤 양복을 입고 수제화를 신은 Jamar N.은 한 달 동안 해외 의료 병원을 운영할 수 있는 비용을 쓸 수 있는 대형 투자 회사의 CEO이다. 그는 이 직책을 "내 친구인 당신이 상상할 수 있는 그 어떤 것보다 스트레스가 많다."라고 설명한다.

"그는 당신의 새로운 실습상대로 최근에 약간의 운동에도 호흡곤란을 겪고 있지만 병력과 신체검진 등 모든 말도 안 되는 것"을 할 시간이 없다고 말한다. 그는 심전도를 검사하고 심장마비가 있는지만 알려주면 된다고 주장한다. 당신은 심호흡을 하고 심전도 기계를 부착한다. 12 유도 심전도는 급성 허혈을 보이진 않지만 V1 유도는 다음과 같이 관찰된다.

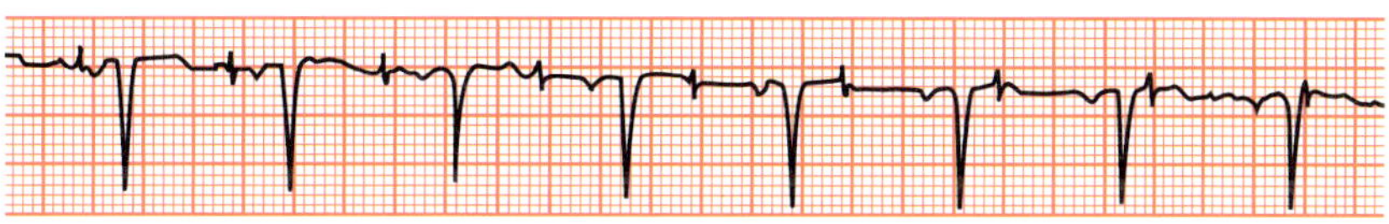

당신은 무엇을 보고, 무엇을 추론하고 무엇을 하는가?

가장 눈에 띄는 것은 박동조율기 스파이크 자극이다. P파와 QRS 복합체와 아무런 연관이 없이 박동조율기가 심장을 포획하지 못하고 있다. 애초에 박동조율기가 필요했던 심장병력을 유추할 수 있다. 속도와 리듬이 잘 유지되는 것처럼 보이기 때문에 이 환자의 호흡곤란이 박동조율기의 포획실패와 관련이 있는지는 불분명하다. 물론 당신이 하는 일은 주의 깊게 병력을 확인하고 다음 진행을 위해 신체검사를 하는 것이다(처음에 언급하지 않았던 박동조율기를 적용해야 하는 고도의 방실차단이 있었고, 심근경색이 발생한 적이 있다는 사실을 알게 되더라도 놀라지 않을 것이다).

사례 8

Jeong O.는 60세의 생화학자로 발열, 오한, 배뇨곤란으로 진료실에 내원하였다. 그녀는 몇 년 전 선천성 이첨판막 질환으로 대동맥 판막을 교체한 병력이 있다. 요로 감염이 의심되지만 심장 청진상에 큰 수축기 잡음과 두드러진 이완기 잡음이 들리며, 이는 대동맥 판막 협착증 및 기능부전의 증상과 일치한다. 그녀의 심전도는 아래와 같은데 무엇이 보이는가?

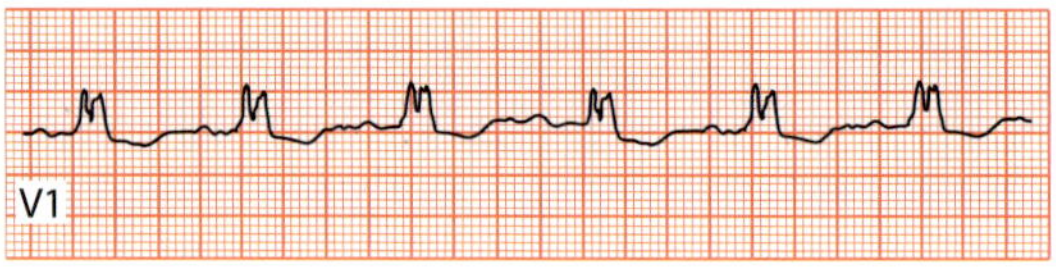

그녀의 심전도는 정상적인 PR 간격(자세히 보아라, P파는 작지만 존재한다)과 오른다발갈래차단의 전형적인 토끼 귀가 관찰된다. 다행히도 1년 전에 찍은 심전도와 같다.

세균성 심내막염(판막치환술을 받은 환자의 발열, 오한, 새로운 심장 잡음)이 의심되면 혈액 배양 검사를 시행한다. 심장 초음파 상에 우종(미생물 덩어리)이 관찰되며 혈액 배양검사에서 장구균이 자란다. 항생제를 투여하기 시작했고, 24시간 후에 시행한 심전도 검사결과이다.

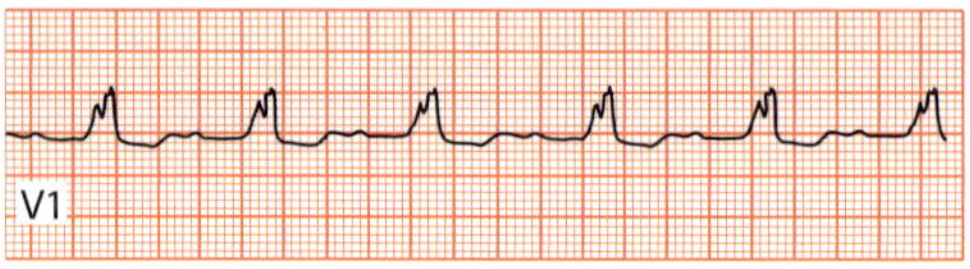

심전도상에 PR 간격이 연장되었다. 1도 방실차단이다. 대부분의 상황에서 1도 방실차단은 양성소견이지만, 세균성 심내막염 환자에서는 감염이 전도계로 확장되었음을 시사한다. 해부학적으로 참고해 보자: 대동맥 판막은 히스다발에 인접해 있다. 감염이 확장되어 전도에 지장을 주고 있다. 이것은 예후가 좋지 않음을 알려주는 신호이며 적극적인 개입이 필요하다. Jeong의 경우, 긴급 대동맥 판막 치환술이 필요하다.

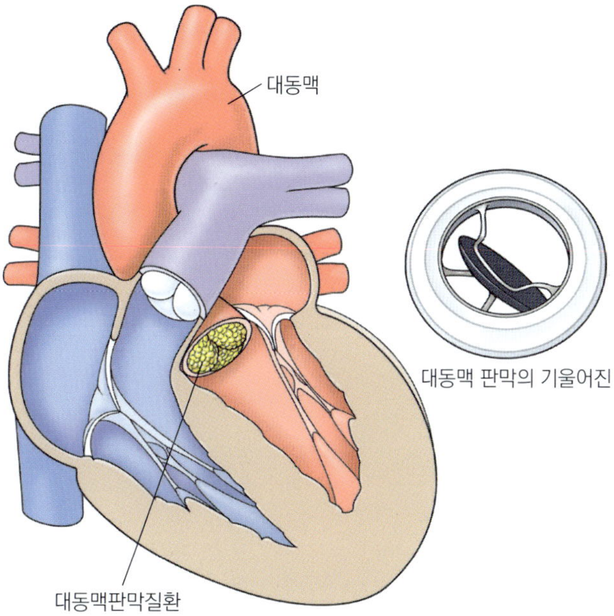

Jeong O.의 심전도에 세심한 주의를 기울이고 1도 방실차단으로 진행되는 것을 인식하여 그녀의 생명을 구하는 데 도움이 되었다.

제 5 장

조기흥분 증후군

Preexcitation Syndromes

학습 목표

1. 심실 내로 전도가 정상보다 빨리 일어나면 어떤 일이 발생하는지 알아보자.
2. 부전도로란 무엇인지 살펴보자.
3. Wolff-Parkinson-White와 Lown-Ganong-Levine이 법률회사 이름이 아니라는 것을 이해하자.
4. 부전도로가 왜 부정맥을 일으키는지 알아보자.
5. 조기흥분 성격의 Alejandro T.의 증례를 살펴보자.

1 조기흥분증후군이란 무엇인가? What Is Preexcitation?

앞 장에서 심방에서 심실로 전달될 때 지연되거나 차단되면 어떤 일이 벌어지는지 알아보았다. 이 장에서는 반대의 상황을 다룰 것이다. 전기가 심실로 너무 빨리 전달되면 어떤 일이 일어날 것인가? 어떻게 그런 일이 벌어질 수 있을까?

정상 전도에서는 심방과 심실 사이에서 방실결절을 통한 전도가 가장 느리게 탈분극하는데 0.1초가 걸리고 이는 심방이 수축해서 심방의 혈액을 심실로 보내는데 충분한 시간이다. 조기흥분증후군에서는 부전도로가 있어서 전기신호가 방실결절을 우회하여 원래 시간보다 빨리 심실로 도달하게 된다.

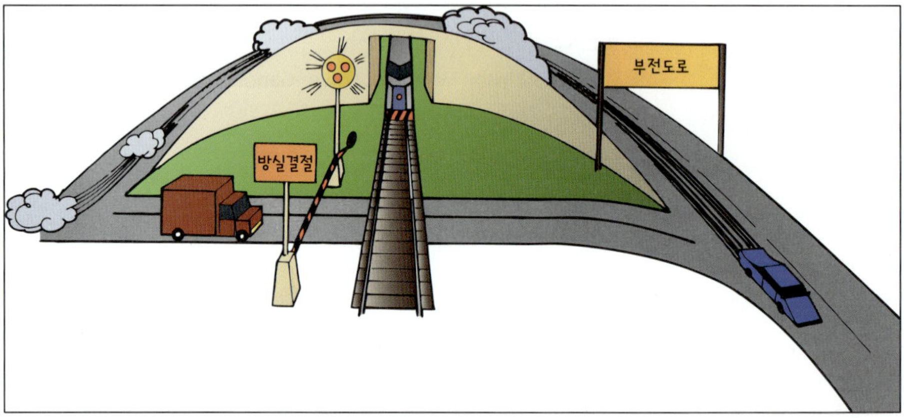

여러 가지 다른 부전도로가 발견되어 왔다. 약 1% 이내에서 부전도로를 가지고 있으며, 남성에게 더 많이 발생한다. 부전도로는 정상적인 심장에서 단독으로 나타나기도 하지만, 승모판 탈출증, 비대성 심근병증, 다양한 선천성 질환과 동반될 수 있다.

가장 중요한 조기흥분증후군은 Wolff-Parkinson-White(WPW) 증후군이다. WPW는 심전도로 쉽게 진단할 수 있다. WPW에서는 부전도로가 단락 회로 역할을 하여 심방의 탈분극 파동이 방실결절(AV node)을 우회하고 심실을 조기에 흥분시키게 된다.

2 Wolff-Parkinson-White, WPW

WPW 증후군은 우회로가 심방과 심실을 연결하는 별개의 비정상 부전도로이며, 좌측(왼심방과 왼심실을 연결)일 수도 있고 우측(오른심방과 오른심실을 연결)일 수도 있다.

부전도로를 통한 조기 심실 탈분극은 심전도에서 두 가지로 나타나게 된다.

1. 심방 탈분극 시작부터 심실 탈분극 시작까지의 시간을 나타내는 PR 간격이 짧아진다. 진단의 특정 기준은 PR 간격이 0.12초 미만이다.
2. QRS는 '델타파(delta wave)'로 인해 0.1초 이상으로 넓어진다. QRS가 지연된 심실 탈분극에 의해 넓어지는 다발갈래차단과는 다르게 WPW 증후군에서는 조기흥분 때문에 QRS가 넓어진다. WPW에서의 QRS는 융합박동의 형태로 나타난다: 대부분의 심실 심근은 정상 전도 경로를 통해 활성화되지만, 일부분은 부전도로를 통해 조기에 탈분극된다. 부전도로를 통해 탈분극된 작은 심근 영역이 QRS에 특징적인 델타파라 불리는 QRS 시작에서 불분명한 위쪽을 향하는 심전도가 나타난다. 델타파는 일부 유도에서만 보일 수 있으므로 12 유도 심전도 전체를 확인해야 한다.

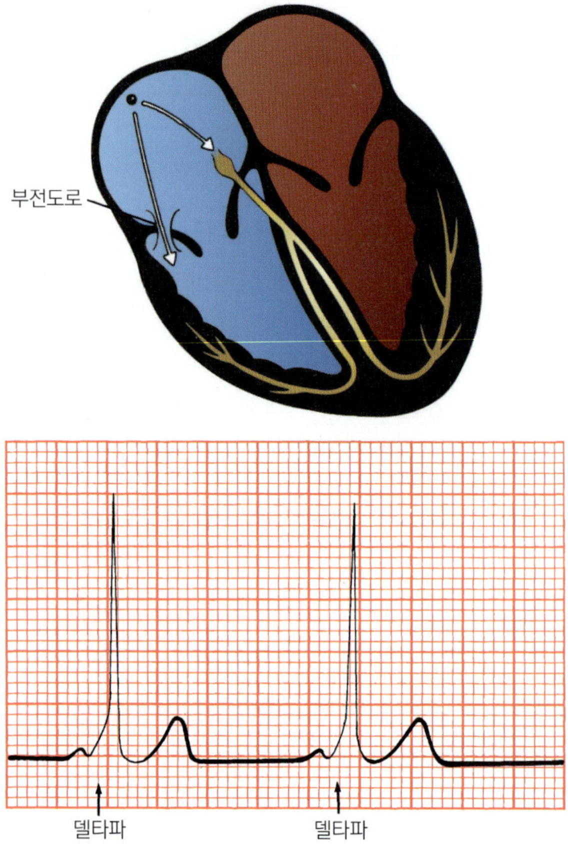

WPW 증후군. 정상적인 방실결절에서 지연되는 경향이 있으나 부전도로를 통해 내려가는 전류는 지연되지 않는다. 심전도에서 짧아진 PR 간격과 델타파가 관찰된다.

3 델타파 없는 짧은 PR 간격
A Short PR Interval Without a Delta Wave

WPW보다 더 흔한 것은 델타파 없이 짧은 PR 간격이 존재하는 것이다. 명확한 이유는 밝혀지지 않았으며, 다양한 구조적 이상으로 인한 결과일 가능성이 크다고 본다. 일부 환자는 방실결절 또는 매우 가까운 곳에 작은 부전도로를 가질 수 있다. 단순히 정상보다 빠르게 전도되는 방실결절을 가질 수 있다.

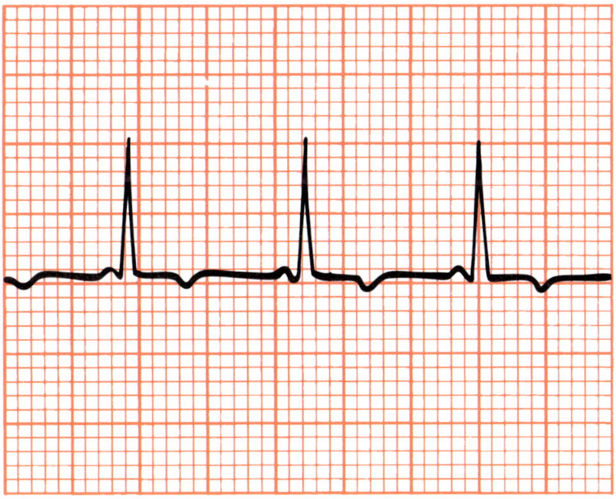

PR 간격은 짧지만 델타파는 관찰되지 않는다.

4 왜 우리는 조기흥분증후군을 중요하게 생각해야 할까?
Why Do We Care About Preexcitation?

WPW를 가진 많은 환자 중에는 조기흥분이 별다른 임상적 문제를 일으키지 않는 경우도 있다. 그러나 조기흥분은 다양한 발작성 부정맥을 유발할 수 있다. WPW를 가진 환자 중 약 50~70%가 한 번 이상의 심실위부정맥을 경험한다. 이후 두근거림, 호흡곤란 등의 증상을 발생할 수 있다. 전형적인 심전도 이상 소견과 증상이 함께 나타날 경우 이를 WPW 증후군이라고 정의한다.

WPW에서 가장 흔히 볼 수 있는 두 가지 발작성 부정맥은 상심실빈맥과 심방세동이다.

1) WPW에서의 심실위빈맥(Supraventricular Tachycardia in WPW)

정상 심장에서는 심실위빈맥(supraventricular tachycardia)은 보통 회귀현상에 의해 발생한다[방실결절회귀성빈맥(AVNRT), 123쪽 참고]. WPW에서도 마찬가지이다. 부전도로의 존재가 회귀현상의 완벽한 조건을 제공한다. 그 원리는 다음과 같다.

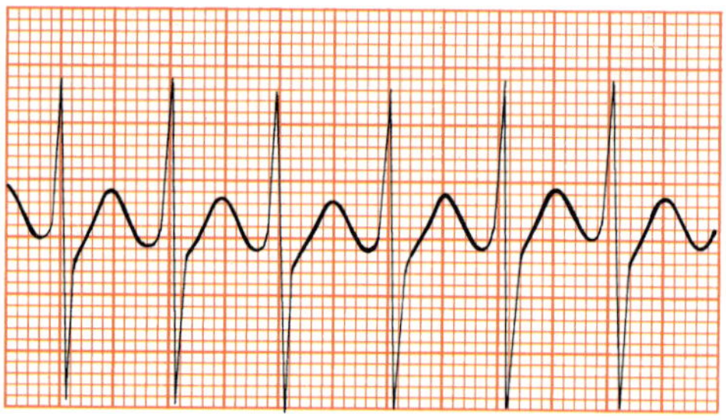

A

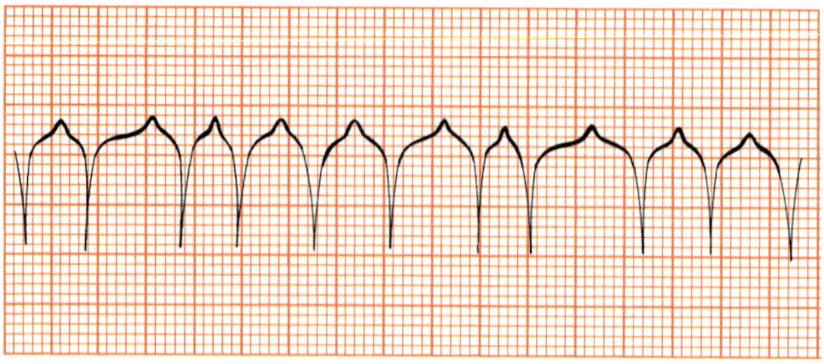

B

(A) 심실위빈맥 : 규칙적인 리듬에 주목
(B) 심방세동 : 고전적인 불규칙한 리듬에 주목

WPW에서 정상적인 박동이 부전도로와 방실결절을 통해 각각 전도되어 QRS 복합체를 만들며, 이는 두 개의 파형이 결합된 결과이다. 부전도로는 보통 방실결절보다 전류를 더 빨리 전도하지만, 재분극 후에는 더 긴 불응기를 가지는 경향이 있다. 그렇다면, 만약 정상적인 동방결절 자극 후에 갑자기 조기심방박동이 발생하면 어떻게 될까? 이 조기박동은 방실결절을 통해 정상적으로 전도되겠지만, 부전도로가 여전히 불응기 상태일 수 있어 대체 경로로의 전도가 차단될 수 있다. 그러면 탈분극의 전파는 방실결절을 통해 다발갈래와 심실 심근으로 전달된다. 이때 심실 쪽에서 부전도로에 도달하면, 부전도로는 불응기 상태를 벗어나 전류가 다시 심방으로 전도될 수 있다. 이후 이 전류는 다시 방실결절을 통해 심실로 되돌아가면서, 회귀성 메커니즘(reentrant mechanism)이 형성된다. 그 결과 심실위빈맥이 발생한다. 부정맥이 발생하는 동안 QRS 복합체는 좁게 나타나는데, 이는 심실 탈분극이 정상적인 다발갈래 경로를 통해 일어나기 때문이다.

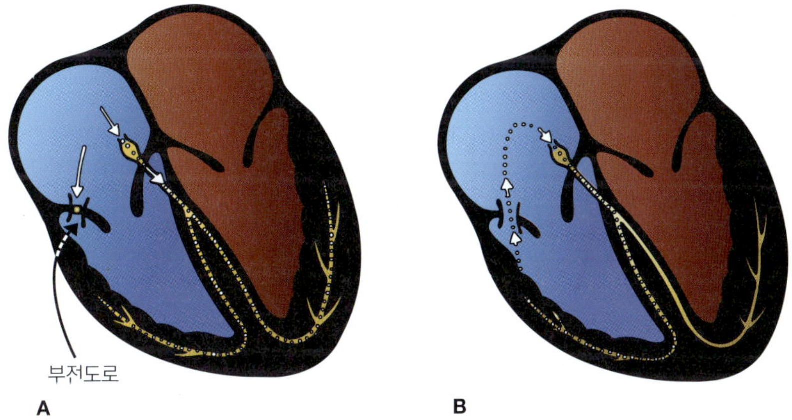

WPW 증후군에서 회귀현상. (A) 심방조기수축이 생기면 전류는 아직 불응기인 부전도로로 전도되지 못하고 방실결절을 통해 내려간다. (B) 심실로 내려간 전류는 불응기에서 회복된 부전도로 속을 통해 심방 쪽으로 되돌아오면서 회귀고리를 형성한다.

드물게 회귀성 메커니즘이 반대로 일어나는 경우가 있다. 부전도로를 통해 심실로 내려갔다가 방실결절을 통해 심방으로 올라오는 현상이다. 결과적으로 다시 심실위빈맥이 발생하지만 심실의 탈분극이 정상 전도로(다발갈래)를 따라 일어나지 않으므로 QRS가 넓고 이상한 형태를 보인다. 이런 경우 심전도에서 심실빈맥과 구분하기 어렵다.

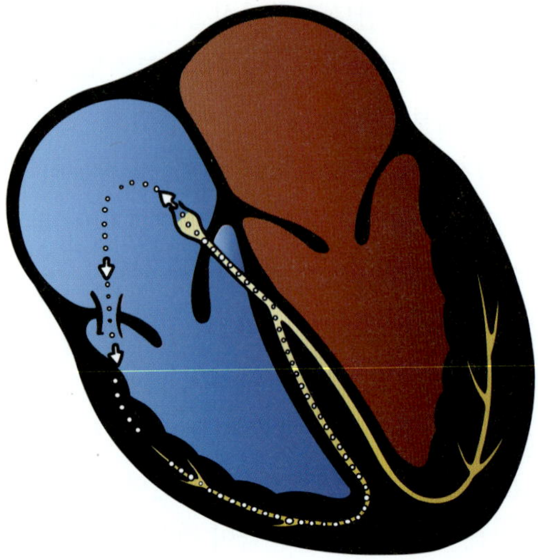

WPW 증후군에서의 두 번째 유형의 회귀고리. 전류는 부전도로를 따라 내려가고 방실결절을 통해 올라간다.

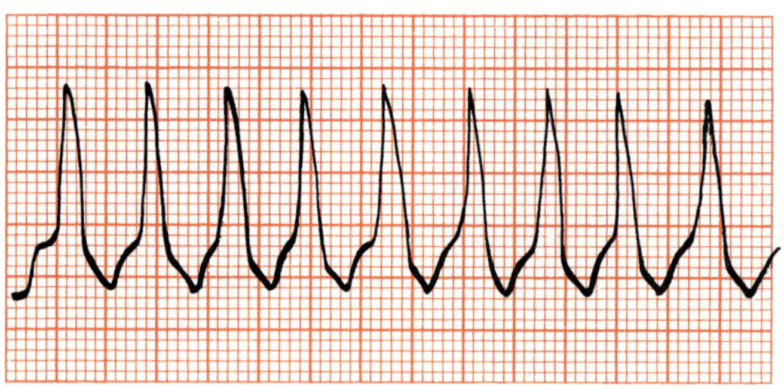

WPW 증후군에서 넓은 QRS의 심실위빈맥

다시 한번 강조하면, 정상 심장에서의 심실위빈맥의 "일반적인" 형태는 보통 방실결절 내에서 회귀성 고리로 인해 발생하며, 이를 방실결절회귀성빈맥(AVNRT)이라고 한다. 여기서 WPW에서는 심방과 심실 사이에서 재진입(회귀)이 발생하므로, 이 부정맥은 보다 정확히 방실회귀성빈맥(AVRT)이라고 부른다. 우리가 제3장(122쪽)에서 이 부정맥을 지속적인 심실위빈맥의 원인 중 하나로 언급하고, 나중에 논의할 예정이라고 했던 것을 기억하는가? 정답이 여기 있다!

부정맥이 방실결절을 통해 심실을 활성화하여 좁은 QRS를 생성할 때, 이 부정맥은 "정방향방실회귀빈맥(orthodromic tachycardia)"으로 추가 세분화된다. 접두사 'ortho'

는 '정상적인' 또는 '정통적인'이라는 의미를 전달한다. 부전도로를 통해 심실을 활성화하여 넓은 QRS파를 생성하는 회귀성 빈맥은 "역방향방실회귀빈맥(antidromic tachycardia)"으로 분류된다.

WPW 환자의 약 10~15%에서는 2개 이상의 부전도로가 존재하며, 이는 전류가 여러 부전도로와 방실결절을 통해 상하로 이동하면서 다중회귀고리를 형성할 수 있다.

만약 혈역학적으로 불안정한 환자가 과거 병력을 알 수 없고, 기초 심전도가 없는 상태에서 넓은 QRS 복합체 빈맥을 보이며 응급실에 도착했을 때, 145쪽에서 논의한 여러 방법이 심실빈맥과 넓은 QRS 복합체 심실위빈맥을 구분하는 데 도움이 되지 않는다면 어떻게 해야 할까? 환자가 WPW를 가지고 있을 수도, 아닐 수도 있다. 그러나 델타파를 찾는 것에 의존해서는 안 된다. 심실위빈맥을 겪고 있는 WPW 환자에서 델타파는 거의 보이지 않으며, 정상적인 동리듬으로 회복될 때까지 나타나지 않을 것이다. 이 상황에서의 정답은 다음과 같다: 환자가 심실빈맥을 가지고 있다고 가정하고, 그에 맞게 치료를 진행한다. 심실빈맥은 훨씬 더 흔하고, 치명적일 수 있기 때문이다.

2) WPW에서 심방세동(Atrial Fibrillation in WPW)

WPW에서 흔한 또 다른 부정맥인 심방세동은 특히 위험할 수 있다. 부전도로는 빠르고 혼란스러운 심방의 활동을 자유롭게 방실로 전달하는 역할을 한다. 방실결절이 심방과 심실 사이에 장벽으로 작용하지 않기 때문에, 심실 박동수는 분당 최대 300회까지 상승할 수 있다. 정확한 속도는 부전도로의 불응기에 따라 달라질 것이다. QRS 복합체는 종종 다양한 형태를 보일 수 있는데, 이는 일부 신호가 방실결절을 통한 정상 전도를 통해 유발되고, 다른 일부는 부전도로를 통해 전도가 발생하기 때문이다. 또 다른 경우는 방실결절과 부전도로가 동시에 전도되는 융합 박동(fusion beats)일 수 있다. 이 매우 빠른 심방세동은 방실결절에 의한 정상적인 필터 역할을 하지 못하여 심실의 빠른 반응으로 인해 심실세동을 유발할 수 있다. 다행히도 WPW에서는 심방세동이 드물긴 하지만, 갑작스러운 급사나 실신 후 심전도에서 조기흥분을 발견한 환자는 진단적 가능성으로 고려되어야 한다.

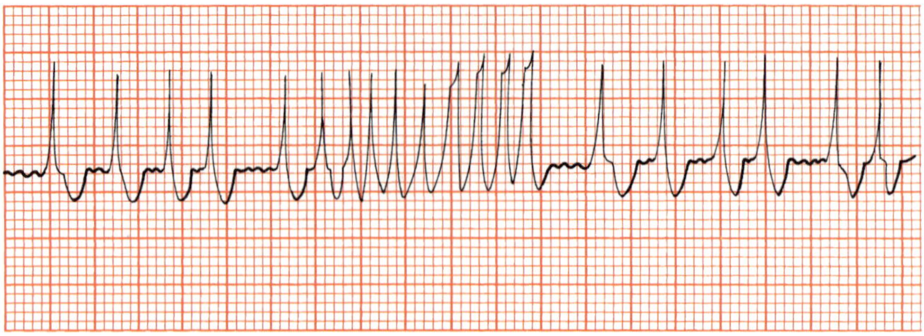

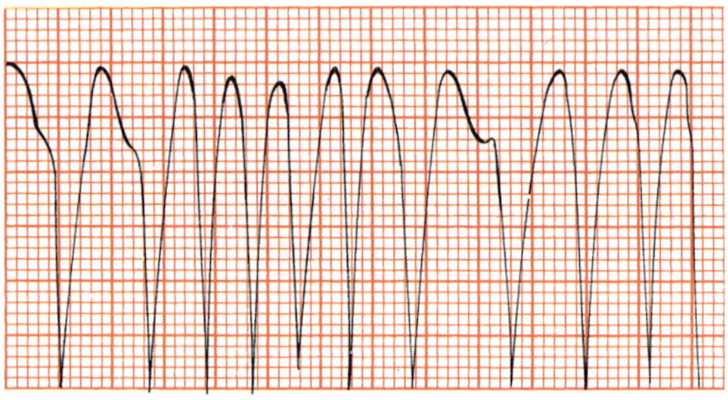

WPW에서 심방세동의 두 가지 예이다. 심실박동수는 매우 빠르게 관찰된다.

WPW 환자의 비정상 경로를 찾는 것은 전기생리학적 검사(EPS)를 통해 확인할 수 있으며, 증상이 있는 환자들(예: 실신, 부정맥)에서 시행되고 있다. 전기생리학검사 동안 심방과 심실을 연결하는 부전도로를 고주파 절제술(ablation)로 제거하여 문제를 해결할 수 있다.

WPW 환자는 급성심장사(sudden cardiac death)의 위험이 증가하지만, 이 증상이 첫 번째로 나타나는 나타나는 경우는 매우 드물기 때문에 심장정지가 발생하기 전에 성공적인 임상적 치료를 통해 시간을 확보할 수 있다. 오늘날 WPW 환자의 전반적인 예후는 매우 좋다.
한편, 델타파 없이 짧은 PR 간격을 가진 환자들도 빠른부정맥의 위험이 증가할 수 있다. 그러나 그 위험은 매우 적은 것으로 보이며, 급성심장사의 위험이 증가한다는 증거는 없다. 델타파 없이 짧은 PR 간격을 가지며 최소 한 번의 빠른부정맥을 경험한 환자는 Lown-Ganong-Levine 증후군(LGL 증후군)을 가진 것으로 알려져 있다.

이 장에서 중요한 정보는 다음과 같다: 빠른부정맥을 암시하는 병력을 가진 환자, 예를 들어 두근거림 또는 실신을 호소하는 환자의 심전도에서 항상 짧은 PR 간격과 델타파를 찾아보길 권유한다. 12개의 모든 유도를 확인하길 바란다. 뚜렷한 델타파는 일부 유도에서만 보일 수 있기 때문이다.

SUMMARY

▶ 조기흥분

조기흥분증후군의 진단은 PR 간격이 짧으면 가능하다.

WPW 패턴의 기준은 다음과 같다:

1. PR 간격 <0.12초
2. 넓은 QRS 복합체
3. 일부 유도에서 관찰되는 델타파

부정맥에는 다음이 포함될 수 있다:

1. 발작성심실위빈맥 : QRS가 넓은 경우보다 좁은 경우가 흔하다.
2. 심방세동은 매우 빠를 수 있으며, 드물게 심실세동으로 이어질 수 있다.

넓은 복합체 빈맥의 감별진단:

1. 심실빈맥
2. 비정상 전도를 동반한 심실위빈맥(예: 다발갈래차단을 동반한 심실위빈맥); 종종 빠른 심박수에서만 나타난다.
3. 조기흥분이 있는 환자에서 AV 회귀성 빈맥(WPW)
4. 박동 리듬

넓은 QRS 복합체 빈맥이 관찰되는 경우 그리고 직접 심전도를 시행한 것이 아니라면–예를 들어 병원 모니터에서 보고 있는 경우–환자의 활동에 의해 발생한 인위적 신호(artifact)가 아닌지 확인해야 한다. 이는 환자가 이를 닦는 것과 같은 간단한 활동에 의해 발생할 수도 있다!

WPW에서 부전도로의 존재는 전류 흐름의 벡터를 어느 정도 변경시키기 때문에 축(axis)이나 진폭(amplitude)을 정확하게 평가할 수 없다. 따라서 심실비대 또는 다발갈래차단 존재를 판단하려는 시도는 신뢰할 수 없게 된다.

사례 9

생화학 엔지니어인 Alejandro T.는 아내에 의해 응급실에 실려 왔다. 저녁식사 중 어지럽고 메스꺼움이 지속되었다.

응급실 도착 시 Alejandro는 가슴통증이나 호흡곤란은 호소하지 않았다.

처음 Alejandro를 진찰한 의학과 학생이 환자가 스스로 확실한 진단을 안다고 자신하는 것을 보았다. 학생은 피곤하고 일을 많이 한 상태에서 환자의 이야기를 듣고 식중독으로 진단하고 퇴원시키려 했을 때 간호사가 환자의 맥박이 매우 빠른 것을 발견하였다. 심전도는 다음과 같다.

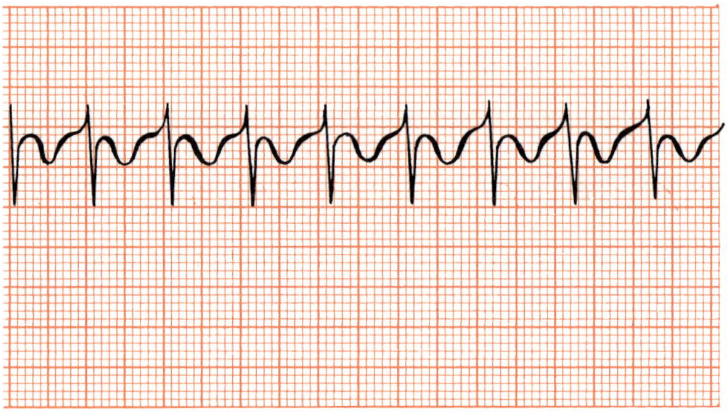

부주의에 당황한 의학과 학생은 얼굴이 창백해진다. 응급의학과 의사가 상황을 인계받아 환자의 빠르고 규칙적인 맥박을 확인하고, 심전도를 살펴본 후 즉시 전기적 심장리듬전환을 지시한다. 이후 빈맥은 즉시 종료되었고, 다시 시행된 심전도는 다음과 같다.

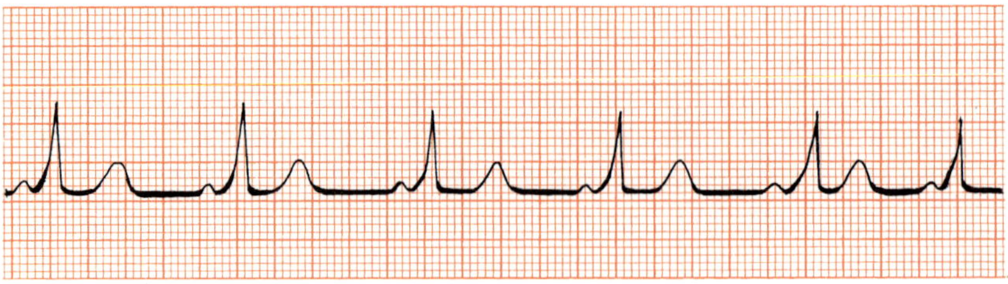

응급의학과 의사의 날카로운 감각과 당신의 지식을 동원해서 무슨 일이 일어났는지 알아낼 수 있는가?

Alejandro는 WPW 증후군이었다. 두 번째 심전도에서 확인 가능하다. 짧은 PR 간격, 델타파, 그리고 연장된 QRS 복합체를 보여준다. 초기 심전도는 이러한 환자들에서 발생할 수 있는 전형적인 좁은 QRS 복합체의 발작성심실위빈맥 소견을 보여주고 있다. 빠른 빈맥이 Alejandro의 증상의 원인이었으며, 식중독이나 다른 요인은 관련이 없다.

Alejandro의 첫 임상증상 발생이었고, 대부분의 WPW 환자들은 빈맥 발작을 드물게 겪기 때문에 지속적인 항부정맥 요법은 현재 시점에서 권장되지 않는다.

의학과 학생은 이번 일을 통해 항상 활력징후를 측정해야 한다는 것을 절대 잊지 않게 되었다. "Vital(바이탈; 생명에 중요한, 필수적인)"이라고 불리는 데는 분명한 이유가 있다.

제 6 장

심근 허혈과 경색

Myocardial Ischemia and Infarction

학습 목표

1. 심근경색 발생 시 심전도에서 나타날 수 있는 주요 세 가지 사항(T파 상승과 역전, ST 분절 상승 또는 하강, 새로운 Q파의 발생)을 알아보자.
2. 정상 Q파와 경색의 Q파를 구별하는 방법을 학습하자.
3. 심전도를 통해 경색의 부위를 감별하는 방법을 익히자.
4. 다양한 급성 관상동맥증후군, 특히 ST 분절 상승 심근경색(STEMI)과 비ST 분절 상승 심근경색(NSTEMI)의 차이점을 살펴보자.
5. 관상동맥질환 진단에서 스트레스 검사의(value of stress testing) 중요성을 이해하자.
6. 급성 심근경색을 겪은 Joan L.의 사례와 주의가 필요한 여러 합병증, 그리고 심전도에 나타난 이상을 보였으나 증상이 없었던 Saul S.의 사례를 살펴보자.

1 안정형 협심증과 급성 관상동맥증후군
Stable Angina and Acute Coronary Syndromes

먼저 몇 가지 주요 용어를 정의해 보자.

협심증은 심장 허혈의 대표적인 증상으로 환자는 주로 광범위한 가슴통증이나 압박감을 호소하며 목, 팔, 등으로 통증이 방사될 수 있다. 또한 숨참(호흡곤란, dyspnea), 구역(메스꺼움, nausea), 구토(vomiting), 어지러움(dizziness), 식은땀(sweating) 등의 증상이 동반될 수 있다. 심장 허혈이 있는 일부 환자(특히 여성, 당뇨, 노인)는 가슴과 관련된 증상이 전혀 없을 수도 있다.

병태 생리는 죽상동맥경화증에 의해 관상동맥이 점진적으로 좁아져 심장 근육으로 가는 혈류가 방해받는 것이다(협심증의 또 다른 원인으로는 대동맥판 협착증 및 비대성 심근병증 등이 있다). 신체 활동을 할 때, 제한된 혈액 공급은 증가된 심장의 요구를 충족시키기에 부족하다. 환자마다 차이가 있긴 하지만 일반적으로 혈관 내강이 약 70% 막히면 신체활동 시 협심증이 발생할 수 있다. 특정 수준의 신체 활동(예: 계단오르기)에서만 가슴 불편감이 나타나고 휴식 시 완화되는 환자는 안정형 협심증으로 정의한다. 이러한 환자는 즉각적인 심근경색의 위험에 처해 있지는 않다.

급성 관상동맥증후군은 심장으로 가는 혈액 공급이 급격히 부족해지는 응급 상황이다. 급성 관상동맥증후군은 대부분 죽상동맥경화 플라크의 급성 파열 또는 침식으로 인해 발생하며, 이는 관상동맥에 혈전을 형성시켜 혈류를 더 제한하거나 완전히 차단한다. 그 결과 불안정형 협심증 또는 심근경색이라고 하는 상태가 발생할 수 있다.

급성 관상동맥증후군의 발생에서 플라크의 크기보다 플라크의 파열 또는 침식에 대한 취약성이 더 중요하다는 것을 아는 것이 중요하다. 섬유막의 두께(얇으면 위험함), 지질핵의 크기(크면 위험함), 그리고 플라크 내 염증 세포의 존재는 불안정한 플라크와 그에 따른 파열을 유발할 수 있다. 작은 플라크도 불안정해져 파열되고 심근경색을 일으킬 수 있다(217쪽 그림 참고). 이것이 중요한 이유는 무엇인가? 그 이유는 운동 부하 검사(stress test)나 표준 심장 도관 삽입술(standard cardiac catheterization)로는 플라크가 안정적인지 불안정한지를 알 수 없기 때문에 환자의 심근경색 위험을 예측하는 데 한계가 있다는 점이다.

불안정형 협심증은 안정형 협심증 환자와 동일한 유형의 증상을 경험하지만, 훨씬 적은 노력으로도(심지어 휴식 중에도) 증상이 발생할 수 있다. 이러한 증상은 일반적으로 더 심하고 오래 지속되는 경향이 있다. 이들 중 많은 환자는 안정형 협심증 병력을 가지고 있으며, 기존 증상의 간격이 변하거나 휴식 중에 새로 증상이 나타나는 것이 불안정형 협심증의 특징이다.

심근경색은 두 가지 기본 형태로 발생한다. 관상동맥의 혈류가 완전히 차단되면 ST 분절 상승 심근경색(ST elevation myocardial infarction, STEMI)이 발생한다. 이름에서 짐작할 수 있듯이, 가장 특징적인 징후는 심전도(electro cardiogram, EKG)에서 ST 분절이 상승하는 것이다. ST 분절 상승 심근경색은 심장근육으로 혈액 공급이 차단되기 때문에 응급 상황이다.

그러나 혈류가 감소하지만 완전히 차단되지 않은 경우, 불안정형 협심증(unstable angina, UA) 또는 비ST 분절 상승 심근경색(non-ST elevation myocardial infarction, NSTEMI)으로 진단할 수 있다. 비ST 분절 상승 심근경색과 불안정형 협심증에서는 ST 분절이 상승하지 않으며, 정상으로 남아 있을 수 있지만, 대개 ST 분절이 하강하는 소견이 보인다.

그렇다면 ST 분절은 무엇을 의미할까? ST 분절은 허혈성 심장병을 진단하는 중요한 징후로, 이 장에서 이들에 많은 시간을 할애할 것이다. 그러므로 왜 때때로 ST 분절 상승하거나 하강하는지에 대해 지금 알아보는 좋은 시간이 될 것이다. 답은 복잡하고 명확히 밝혀지지는 않았지만, 우리는 심근에서 혈류와 산소가 결핍되면 심근세포의 전기적 특성이 변경되어 정상 심근과 허혈성 심근 사이의 전압 차이가 발생한다. 이 전압 차이들은 심장 조직 내에 손상 전류를 생성하고, 이것들이 ST 분절을 한 방향 또는 다른 방향으로 움직이는 것처럼 보인다.

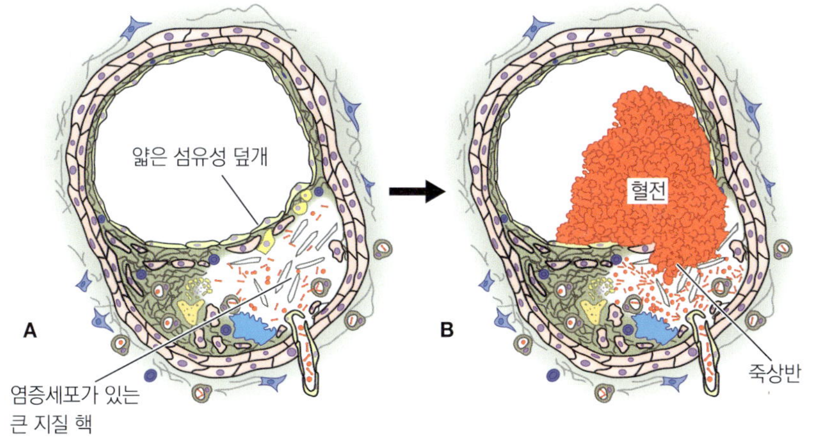

관상동맥의 폐쇄는 그 부분의 혈류를 공급받던 부분 심근의 경색을 일으킨다. (A) 관상동맥은 죽상동맥 경화에 의해 서서히 좁아진다. (B) 경색은 원래 존재하던 숙상반에 급성 혈전이 생겨 발생한다.

심근경색이 모두 관상동맥의 폐쇄로 발생하는 것은 아니며, 일부는 심근의 산소 요구량이 혈액 공급 능력을 초과할 때 발생한다. 이러한 환자들은 폐쇄성 관상동맥질환을 가지고 있을 수도 있고 가지고 있지 않을 수도 있다. 원인으로는 극도의 빈맥 및 출혈로 인한 심한 저혈압(쇼크)이 있다. 심전도는 심근경색의 원인을 구별하지 못하지만, 관상동맥 폐쇄가 주된 원인이 아닐 때는 심전도의 변화와 환자의 증상이 보통 그렇게 심하지 않거나 뚜렷하게 나타나지 않을 수 있다.

2 심근경색의 진단 방법 How to Diagnose a Myocardial Infarction

심근경색 진단에는 세 가지 요소가 있다: (1) 병력 및 신체 검사, (2) 심근효소 검사, (3) 심전도.

1) 병력청취 및 신체 검사(History and Physical Examination)

심근경색의 전형적인 증상을 보일 때–가슴 중앙에서 통증이 시작되어 턱, 어깨 또는 왼팔로 퍼지는 갑작스럽고 짓누르는 듯한 강한 통증이 지속적으로 발생하며 구토, 땀 흘림(식은땀), 호흡곤란이 동반된다. 이러한 전형적인 통증이 발생한 경우 진단에 대해 확신할 수 있다. 하지만 많은 환자가 이 모든 증상을 모두 경험하지 않는다. 증상은 비전형적일 수 있다. 예를 들어, 가슴이 타들어 가는 통증을 호소하거나, 목에 덩어리가 걸린 느낌 또는 목이 꽉 찬 느낌을 호소할 수도 있다. 앞서 말한 바와 같이 일부 환자는 구토, 호흡곤란 또는 가슴과 관계없는 복통 같은 증상만 호소할 수도 있다. 전체 심근경색의 약 1/3이 "침묵성"인 것으로 추정된다. 즉, 어떠한 명확한 임상 증상도 전혀 동반되지 않는다. 협심증이 있을 때 그 심각성은 심근경색 발생 가능성이나 심근경색의 크기를 정확하게 예측하는 데 유용한 지표가 되지는 않는다.

설하 니트로글리세린(nitroglycerin, NTG)은 혈관을 확장시키는 질산염으로 허혈성 심장병 증상을 가진 환자에게 치료 목적으로 사용되며, 치료에 있어 매우 중요한 역할을 하고 있다. 환자의 증상은 단 하나의 설하 투여로 빠르게 사라질 수 있다. 그러나 니트로글리세린에 대한 반응은 환자의 증상 원인을 예측하는 데 매우 부정확하다. 왜냐하면 식도 경련과 같은 다른 질환을 가진 환자들도 심장 허혈 환자들처럼 니트로글리세린에 반응할 수 있기 때문이다. 따라서 니트로글리세린은 우수한 치료적 중재가 될 수 있지만, 진단 도구로는 매우 부적합하다.

2) 심근효소(Cardiac Enzymes)

심근세포가 파괴되면 내부 내용물을 혈류로 흘려보낸다. 역사적으로 크레아틴 키나제(CK)와 CK-MB 혈중 농도 상승은 심근경색의 진단 도구로 사용되었다. 최근에는 심장 트로포닌 효소의 높은 농도가 심근경색의 진단에서 중요한 역할을 차지하고 있으며, 트로포닌 효소 측정은 심근경색의 여부를 판별하는 데 중요한 혈액 검사이다. 트로포닌은 CK-MB보다 빨리 상승하고(심근경색 발생 후 2~3시간 이내), 그리고 몇 일 동안 높은 상태를 유지한다. 반면 CK는 심근경색 발생 후 6시간 후에 상승하며, 48시간 이내에 정상 수준으로 돌아온다.

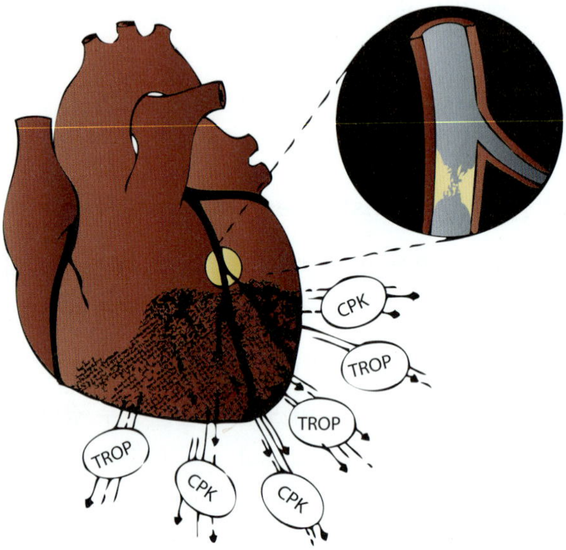

관상동맥 폐쇄로 인해 급성 심근경색이 발생하면, 죽어가는 심근세포에서 세포 내 효소가 방출

심근경색을 진단하는 기준이 심장 트로포닌 검사를 통해 향상되었지만, 이 검사는 결코 심전도와 동등하게 중요한 도구로 활용하지는 않는다. 응급상황에서는 환자의 병력과 일치하는 심근경색 징후가 심전도에서 나타나면, 심장효소 수치 결과를 기다리지 않고 즉시 혈관조영실로 옮겨지게 된다. 또한 심장 트로포닌은 심근경색 이외의 상태에서도 상승할 수 있다. 예를 들어 폐색전증, 패혈증, 호흡부전, 신장 기능 장애 등에서 상승 할 수 있으며, 또한 울혈성 심부전, 심근염, 또는 심막염과 같은 심근 손상과 관련된 다른 질환에서도 상승할 수 있다. 따라서 정상적인 트로포닌 수치는 환자가 심근경색을 겪고 있을 가능성이 매우 낮다는 것을 의미하지만, 위양성(false positive)은 흔히 발생할 수 있다. 임계값(cutoff)을 어디에 두느냐에 따라 트로포닌 수치가 상승한 일부 환자는 심근경색이 아닌 다른 문제를 가지고 있을 수 있다.

3) 심전도(The EKG)

대부분의 심근경색에서 심전도는 정확한 진단을 보여준다. 심근경색에는 특징적인 심전도 변화가 동반되며, 가장 초기의 변화는 심근 손상이 발생하자마자 거의 즉시 나타난다. 심근경색이 의심되는 모든 환자는 즉시 심전도 검사를 해야 한다. 그러나 초기 심전도가 항상 명확한 진단을 제공하지 않을 수도 있으며, 심전도 변화의 진행은 사람마다 다를 수 있다. 따라서 연속적으로 심전도를 찍는 것이 중요하다.

환자가 심근경색 초기 단계일 수 있다고 의심되지만 심전도가 명확한 진단을 제공하지 않는다면, 심전도를 반복해서 시행해야 한다. 대부분의 가이드라인은 첫 번째 심전도 후 15~30분 내에 두 번째 심전도를 시행할 것을 권장하며, 필요하다면 세 번째 또는 네 번째 심전도도 시행할 것을 권장한다. ST 분절 상승 심근경색의 약 20%는 반복적으로 측정한 심전도에서만 진단된다.

3 ST 분절 상승 심근경색 ST-Segment Elevation Myocardial Infarctions

급성 ST 분절 상승 심근경색(STEMI) 동안 심전도는 세 단계로 진행된다:

1. T파의 상승 후 T파의 역전(그림 A와 B)
2. ST 분절 상승(그림 C)
3. 새로운 Q파의 출현(그림 D)

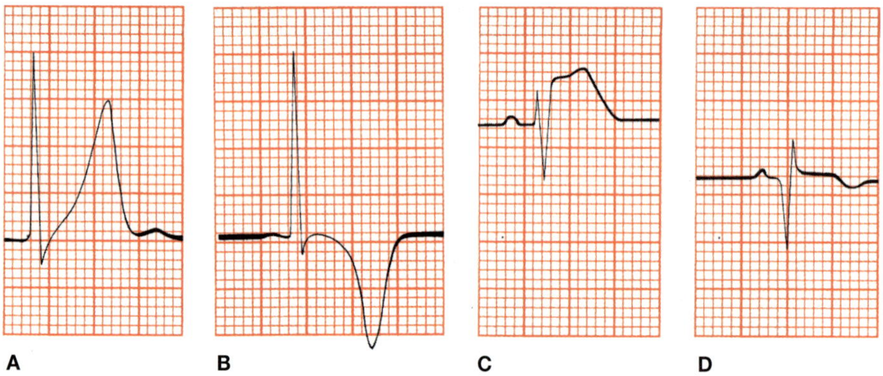

(A) T파의 상승. (B) T파의 역전. (C) ST 분절 상승. (D) 새로운 Q파의 출현

진행하기 전에 한 가지 주의 사항: 급성 ST 분절 상승 심근경색 동안 심전도는 일반적으로 이 세 단계를 거치지만, 항상 그런 것은 아니며, 이 변화들 중 하나만 나타나고 다른 변화는 나타나지 않을 수 있다. 예를 들어, T파의 역전 없이 ST 분절 상승만 볼 수 있는 경우도 드물지 않게 나타난다. 그럼에도 불구하고 이 세 가지 변화를 인식하고 심근경색에 대한 의심을 높게 유지한다면, 심근경색을 진단하는데 어렵지 않을 것이다.

1) T파(The T Wave)

심근경색이 시작되면 T파가 높아져서 같은 유도에서 QRS와 높이가 거의 같거나 그 이상으로 상승한다. 이 현상을 "peaking(뾰족해짐)"이라고 한다. 이러한 peaked(뾰족해진) T파는 종종 "초급성 T파(hyper acute T)"라고 부른다. 보통 몇 시간 후에 T파는 뒤집어(역전)진다. 즉, 상향 peaked(뾰족해진) T파가 하향으로 변하게 된다.

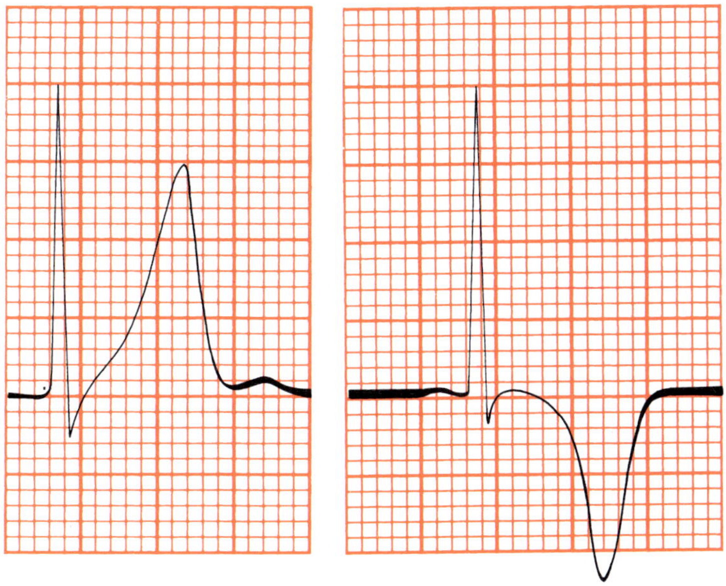

A B

(A) 급성 심근경색 환자에서 T파의 상승. (B) 2시간 후 같은 유도에서 T파의 역전 관찰

이러한 T파 변화는 심근 허혈, 즉 심근으로의 부적절한 혈류량으로 인해 발생한다. 허혈은 잠재적으로 되돌릴 수 있다.

혈류가 회복되거나 심장의 산소 요구량이 줄어들면 T파는 정상으로 돌아 올 수도 있다. 반면에 실제 심근세포가 괴사(cell death)된 경우, T파 역전은 몇 개월에서 몇 년 동안 지속될 수 있다.

T파 역전만으로 심근경색을 진단할 수 없다. 이는 매우 비특이적인 소견이다. 많은 요인들이 T파를 역전시킬 수 있다. 예를 들어, 이미 살펴본 바와 같이 다발갈래차단과 재분극 이상을 동반한 심실비대는 T파 역전과 관련이 있다.

한 가지 유용한 진단적 소견이 있다면, 심근 허혈에서 T파는 대칭적으로 역위되는 반면에 대부분의 다른 원인에서는 T파가 비대칭적으로 완만하게 내려가고 급격하게 올라가는 형태를 보인다.

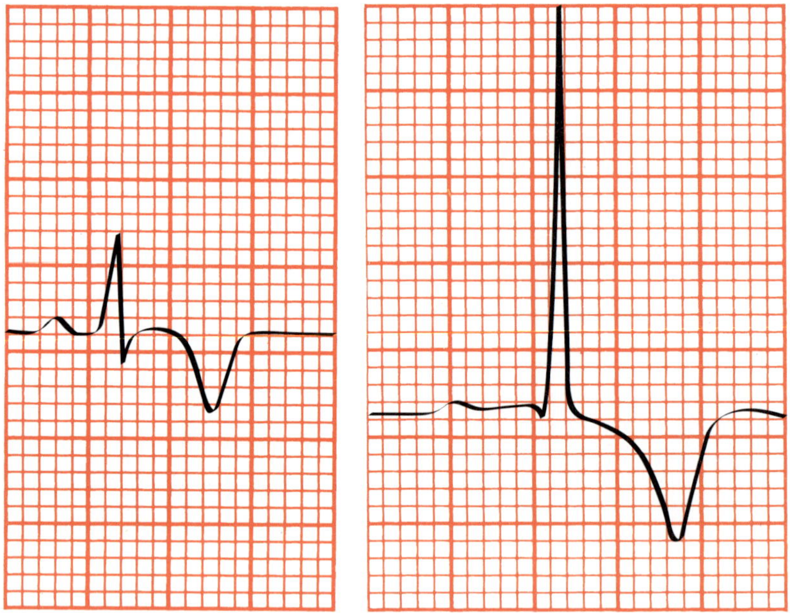

A B

(A) 허혈이 있는 환자에서 대칭적인 T파 역전. (B) 왼심실비대 및 재분극 이상이 있는 환자에서 비대칭적인 T파의 역전

이미 T파가 역전된 환자에서는 허혈이 T파를 정상으로 되돌리는 현상을 일으킬 수 있다. 이 현상을 “pseudonormalization(거짓정상화)”라고 하며, 거짓정상화를 인식하려면 현재의 심전도를 이전의 심전도와 비교할 필요가 있다.

건강한 어린이와 청소년은 V1, V2, V3 유도에서 역전된 T파가 나타나는 것은 일반적이며, 이러한 T파는 성인이 되어서도 반전된 상태로 남아 있을 수 있다. 이를 “지속적인 소아형 T파(persistent juvenile T-wave pattern)”라고 한다. 이 소견은 아프리카계 미국인 운동선수에게서 가장 흔히 관찰된다. 또한, III 유도에서 단독으로 나타나는 T파 역전은 많은 사람에게서 나타나는 정상적인 변형으로 간주된다. 그리고 당연히 aVR 유도에서 역전된 T파는 정상 소견이다. 이는 심전도 유도 중에서도 심장을 우측 상방에서 바라보는 aVR 유도의 독특한 특성이다.

2) ST 분절(The ST Segment)

ST 분절의 상승은 급성 심근경색에서 두 번째 심전도 변화이다.

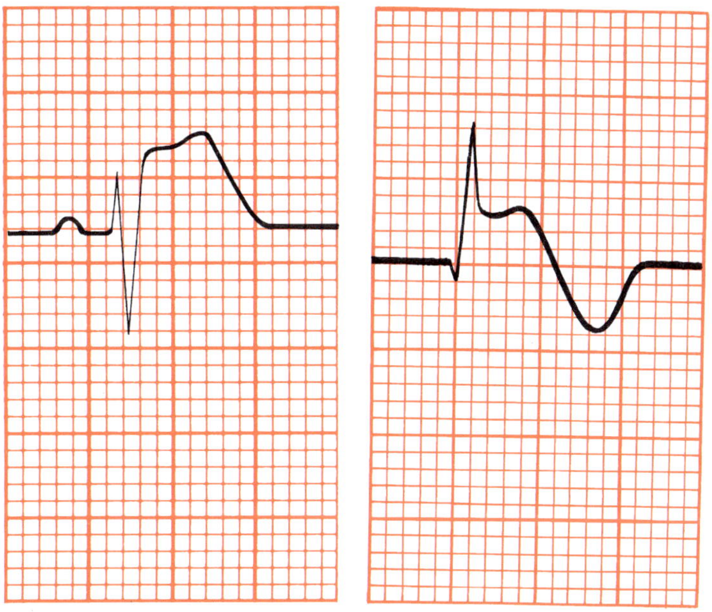

A B

급성 ST 분절 상승 심근경색의 두 가지 예 : (A) T파 역전이 없는 경우, (B) T파 역전이 있는 경우

ST 분절 상승은 심근 손상을 의미한다. 손상(injury)은 단순한 허혈(ischemia)을 넘어선 세포 손상을 반영하는 것으로 보이지만, 이 또한 가역적일 수 있다. 일부 경우에는 치료 없이도 ST 분절이 빠르게 정상으로 돌아올 수 있다. 그러나 대부분의 경우 ST 분절 상승은 실제 심근경색이 발생했음을 나타내는 의미있는 신호이다. 즉각적이고 적극적인 치료적 개입이 이루어지지 않으면, 심근경색의 전형적인 심전도 변화가 진행될 가능성이 크다.

"ST 분절 상승은 무엇을 기준으로 판단하는가?"라는 것이다. 다시 말해, 기준선(reference baseline)은 무엇인가? 가지 명확한 후보는 TP 분절과 PR 분절이다.
가장 적절한 답은 TP 분절이다. 그 이유는 PR 분절이 심막염(pericarditis) 환자에서 하강할 수 있기 때문이다. 심막염은 임상적으로 허혈과 유사한 증상을 보일 수 있다(이는 다음 장에서 다룰 내용이다). PR 분절이 하강하면 ST 분절이 인위적으로 상승한 것처럼 보일 수 있다. 따라서 더 안전한 기준으로 TP 분절을 기준선으로 사용하는 것이 좋다.

실제로 심근경색 상황에서도 ST 분절은 보통 몇 시간 내에 기준선으로 돌아온다. 그러나 지속적인 ST 분절 상승은 심실벽이 약해지고 부풀어 오르는 심실 동맥류를 의심해 보아야 한다.

T파 역전처럼 ST 분절 상승은 진행 중인 심근경색 외에도 여러 다른 상태에서 나타날 수 있으며 가장 흔한 예는 제7장에서 논의되고 요약되었다. 정상적인 심장에서도 매우 흔하게 나타날 수 있는 ST 분절 상승 유형이 있다. 이 현상은 J점 상승(J point elevation)이라고 불린다. J점(J point) 또는 접합점(junction point)은 QRS 복합체가 끝나는 지점에서 ST 분절이 시작되는 부위를 의미한다. 다시 한번 강조하자면: J점 상승은 매우 매우 흔하므로 다음 내용을 주의 깊게 확인해야 한다.

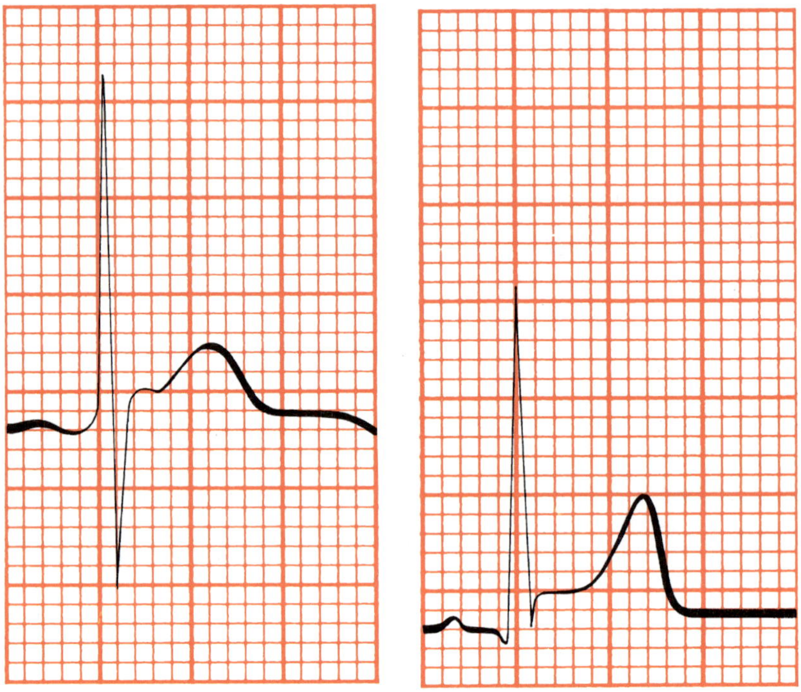

J점 상승의 두 가지 예 : 두 번째 예시는 조기 재분극의 패임을 보여준다(아래에서 더 자세히 논의).

J점 상승은 주로 젊고 건강한 사람에서 흔히 관찰되며, 특히 V1, V2, V3 유도에서 자주 나타난다. 때때로 J점 상승과 함께 R파의 하강부에 작은 패임(notch)이나 굴곡(slur)이 보일 수 있는데, 이러한 소견의 조합을 조기 재분극(early repolarization)이라고 한다. J점 상승 자체는 병리학적 의미가 없으며 환자에게 위험을 초래하지 않는다. 그러나 조기 재분극, 특히 하부유도에서 관찰될 때, 심실빈맥의 위험을 약간(아주 약간) 증가시킬 수 있는지에 대한 논쟁이 계속되고 있다.

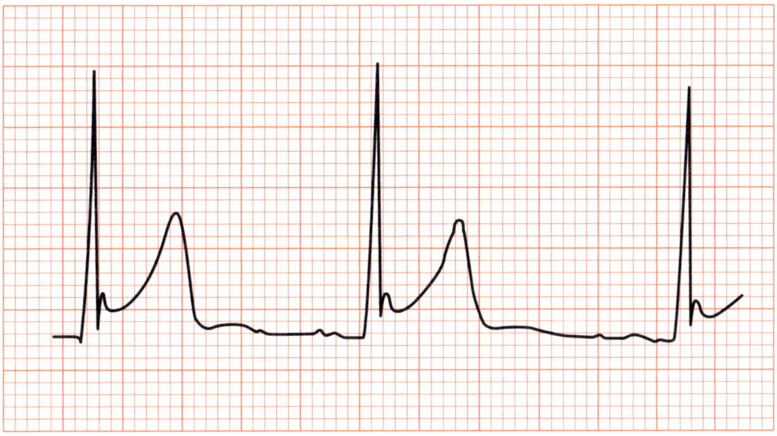

조기 재분극. J점 상승과 R파의 끝부분에서 패임이 있는 것을 주목

그렇다면 심근손상의 ST 분절 상승과 J점 상승을 어떻게 구별할 수 있을까? 심근손상에서는 상승된 ST 분절은 독특한 형태를 띠고 있다. ST 분절은 위로 볼록한 형태(찡그린 얼굴처럼)를 가지며, T파와 경계 없이 자연스럽게 이어지는 경향이 있다. J점 상승에서 ST 분절은 아래로 휘어지며(웃음 그림) T파는 독립적인 파형을 유지한다.

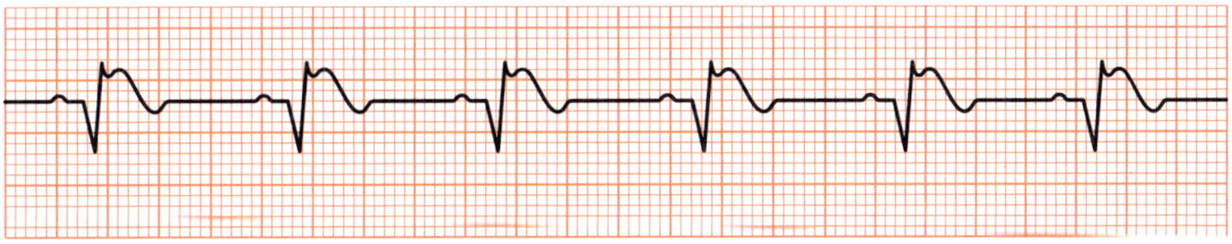

ST 분절 상승 심근경색에서 ST 분절 상승 시 ST 분절과 T파 사이의 명확한 구분 없이 ST 분절과 T파가 어떻게 서로 합쳐지는지 주목하라. ST 분절이 어디에서 끝나고 T파가 시작되는지 확인할 수 없다.

ST 분절 상승의 정도는 ST 분절 상승 심근경색과 양성 조기 재분극을 구별하는 데 도움이 되는 또 다른 유용한 특징이다. 심장 허혈에 의한 ST 분절 상승과 J점 상승을 구별하는데 도움이 되는 특정 기준이 마련되었다. 다음 표는 ST 분절 상승 심근경색 진단 기준을 요약한 것이다:

다음 기준은 J점 상승/양성 조기 재분극보다 ST 분절 상승 심근경색 진단에 유리하다.

ST 분절 상승	40대 이상 남성	40대 이하 남성	모든 여성
V2 또는 V3 유도	> 2.5 mm STE	> 2.0 mm STE	> 1.5 mm STE
기타 모든 유도 (V2~V3 제외)	> 1.0 mm STE	> 1.0 mm STE	> 1.0 mm STE

ST 분절 상승은 적어도 두 개의 연관된 유도에서 나타나야 한다(즉, 한 개의 유도에서 보이는 것이 아니라, 심장의 같은 영역을 담당하고 있는 두 개의 유도에서 나타나야 한다. 예를 들어, 두 개의 하부유도 또는 두 개의 앞쪽 유도에서 보이는 경우이나).

다음과 같은 사항은 아무리 강조해도 지나치지 않다: 이 기준은 단지 지침일 뿐이며 절대적인 규칙이 아니다. 만약 ST 분절 상승이 이 기준을 충족하지 않더라도 임상 상황이 진행 중인 심근경색을 의심하게 한다면 심전도의 세부사항에 시간을 낭비하지 말고, 환자가 신속히 치료를 받을 수 있도록 제공해야 한다.

ST 분절 상승이 확신하지 않을 때 도움이 될 수 있는 몇 가지 간단한 단계가 있다:

1. 이전 심전도 비교 : 이전 심전도를 가지고 있다면 새롭게 시행한 심전도와 비교해 보길 바란다. 만약 ST 분절 상승이 새로 나타난 것이라면, 급성 관상동맥증후군일 가능성이 높다.
2. 반복 심전도 촬영 : 이 부분은 이미 언급했지만, 다시 한번 강조하겠다. 환자가 안정적이고 응급치료가 가능한 환경에 있다면 15~60분 간격으로 심전도를 반복해서 촬영하길 권장한다. ST 분절 상승이 증가하면 심장허혈을 의미한다. J점 상승/양성 조기 재분극 변화는 시간이 지나도 변하지 않는다.

3) Q파(The Q Waves)

새로운 Q파의 출현은 심근세포가 되돌릴 수 없을 정도로 파괴되었음을 나타낸다. Q파가 존재하면 심근경색을 진단할 수 있다.

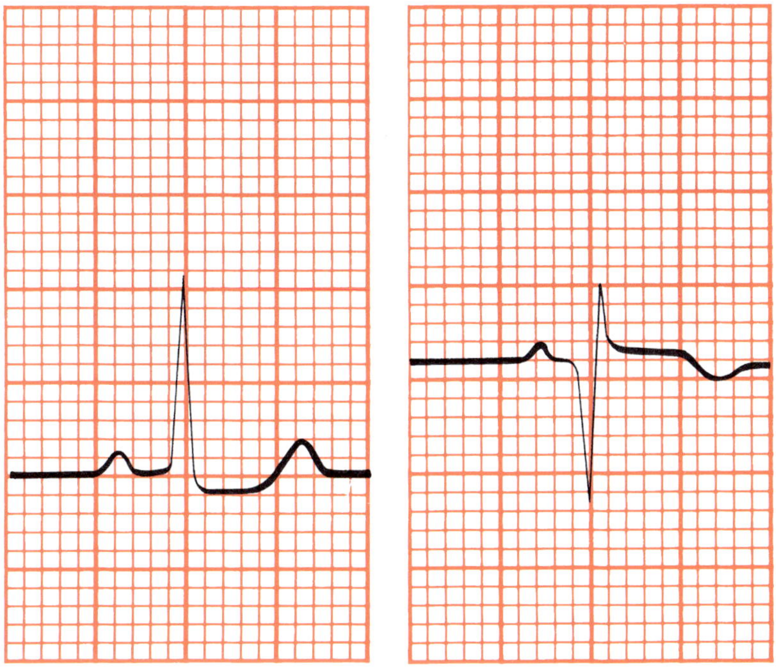

A B

(A) 건강한 환자에서 III 유도. (B) ST 분절 상승 심근경색 진단 후 2주 후 동일한 환자에서 동일한 유도에서 깊은 Q파가 관찰된다.

Q파는 일반적으로 ST 분절 상승 심근경색 발생 후 몇 시간 내에 나타나지만, 일부 환자에서는 수일이 걸리기도 한다. Q파가 나타날 때쯤이면 ST 분절은 보통 기준선으로 돌아오며, 한번 발생한 Q파는 환자의 평생 동안 계속 유지된다.

4) 왜 Q파가 만들어지는가?(Why Q Waves Form?)

Q파가 심근경색의 징후로 나타나는 원리는 이해하기 쉽다. 심근의 일부가 파괴되면 전기적으로 기능을 잃어 더 이상 전류를 전달할 수 없게 된다. 그 결과, 심장의 모든 전기적 힘이 경색 부위에서 멀어지게 된다. 따라서 경색 부위에 위치한 전극은 깊은 음성 편향(negative deflection)을 만들어 Q파를 기록하게 되는 것이다.

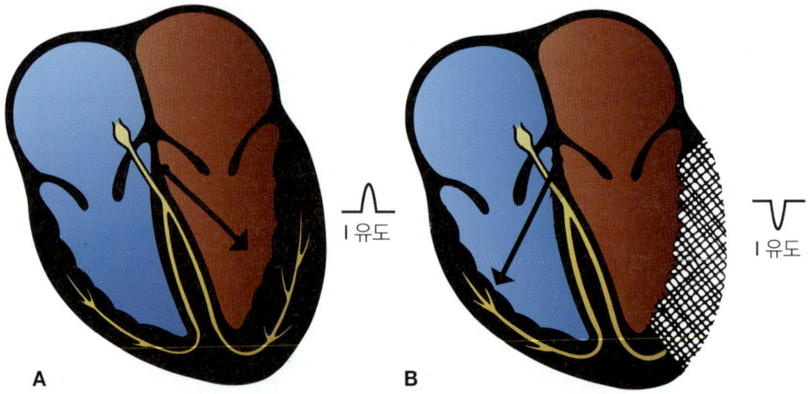

(A) 정상 왼심실 탈분극에서 화살표는 전기축을 나타낸다. I 유도에서 높은 R파가 관찰된다. (B) 왼심실의 측벽에 심근경색이 생길 경우 결과적으로 그 부위는 전기적으로 기능이 없어진다. 따라서 전기축은 우측으로 향하고 I 유도로부터 멀어져 I 유도에서 Q파가 관찰된다.

5) 역변화(Reciprocal Changes)

경색부위로부터 떨어져 있는 다른 유도는 자신을 향해 움직이는 전기적 힘이 증가한 것처럼 보인다. 그것은 높고 양성인 R파로 기록된다.

이렇게 경색 부위에서 멀리 떨어진 유도에 의해 보이는 상반된 변화를 역변화(reciprocal change)라고 한다. 이러한 개념은 Q파뿐만 아니라 ST 분절과 T파 변화에도 적용된다. 따라서 경색부위에서 멀리 떨어진 유도에서 ST 분절 하강이 관찰되는 것이다.

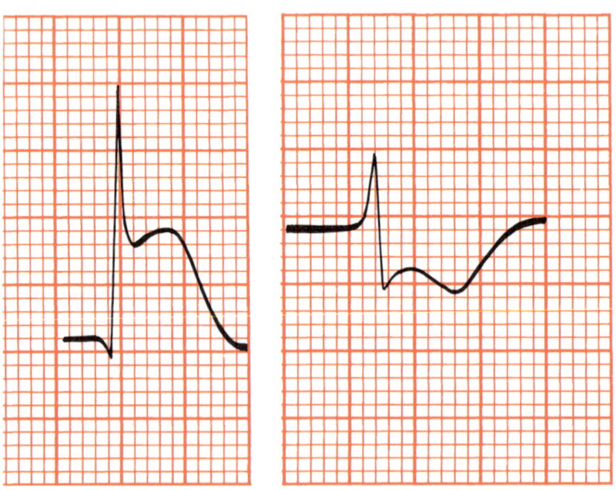

하벽 심근경색에서의 역변화. III 유도에서의 ST 분절 상승과 T파 역전이 관찰되고, 반대로 V3 유도에서 ST 분절 하강과 T파의 역전이 관찰된다.

역변화가 관찰되면, ST 분절 상승 심근경색 진단이 훨씬 더 가능성이 높다. J점 상승/양성 조기 재분극은 역변화를 동반하지 않는다. 그러나 ST 분절 상승 심근경색을 진단하기 위해 역변화를 볼 필요는 없다. 심장의 하벽(inferior surface)이 관련된 사실상 모든 (전부는 아니지만 대부분의) 경색은 심장의 먼 곳에 있는 유도에 역변화를 동반하지만, 심장의 전벽(anterior surface)이 관련된 경색의 30%는 역변화가 나타나지 않을 수 있다.

6) 정상 Q파 vs 병적 Q파(Normal vs Pathologic Q Waves)

일부 Q파는 완전히 정상이다. 1장에서 논의한 것처럼, 작은 Q파는 종종 좌측 측면 유도(I, aVL, V5, V6)에서 볼 수 있다. 이러한 Q파는 심실중격의 초기 좌우 탈분극에 의해 발생하며 큰 Q파도 유도에서 흔히 볼 수 있다. III 유도에서만 나타나고 다른 하부 유도에서는 나타나지 않을 때는 정상적으로 볼 수 있다.

병적 Q파는 심근경색을 나타내며, 더 넓고 깊다. 이러한 Q파는 흔히 '의미 있는 Q파' 라고도 하며 병적 Q파의 기준은 다음과 같다:

1. Q파의 지속시간 > 0.04초
2. Q파의 깊이가 같은 QRS 복합체의 R파 높이의 1/3 이상

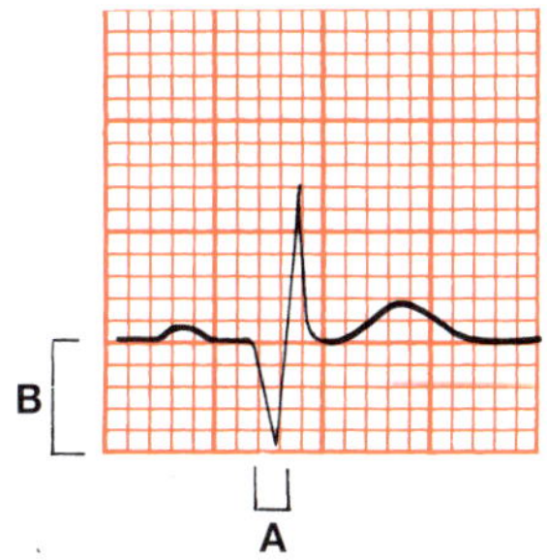

병적 Q파. 너비는 (A) 0.004초 이상과 그 깊이(B)는 R파의 1/3 이상

참고 : aVR 유도는 앞쪽에서 동 떨어진 위치에 있기 때문에 일반적으로 매우 깊은 Q파가 존재한다. 따라서 가능한 한 심근경색을 진단할 시 Q파를 사용할 때는 aVR 유도를 고려해서는 안 된다.

병적 Q파는 하나의 유도에만 나타나지 않으며, 두 개 이상의 인접 유도에서 나타난다. 이는 하벽 유도, 전벽 유도, 또는 좌측 측벽 유도처럼 심장의 동일한 지리적 영역을

관찰하는 유도들이다. 위에서 언급했듯이, III 유도에서의 단독 깊은 Q파는 매우 흔한 정상 변이로, 거의 심근경색을 의미하지 않는다. 이 마지막 점을 기억하면 앞으로 불필요한 걱정을 많이 줄일 수 있을 것이다.

심전도에서 위의 기준을 충족하는 의미 있는 Q파가 관찰되지만, 심근경색을 의심할 만한 이유가 없다면 심전도를 더 자세히 살펴봐야 한다. 하향 파형 앞에 작은 R파가 있는 것을 자주 발견하게 될 것이다. 처음에는 Q파로 보였던 것이 실제로 S파이므로 걱정할 필요가 없다.

다음 중 의미 있는 Q파가 무엇인가?

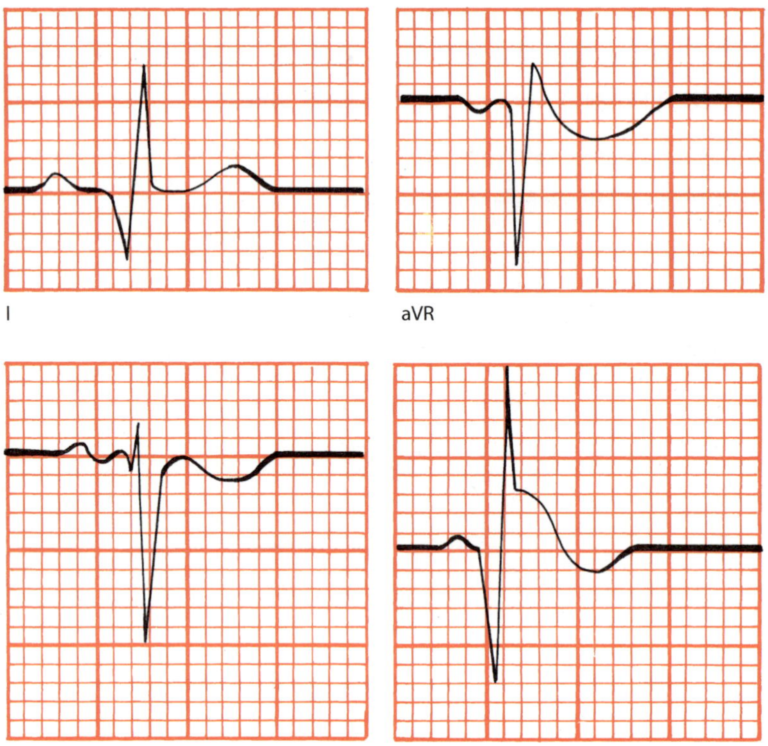

I　aVR　V2　aVF

답 : I과 aVF 유도의 Q파는 의미가 있다. V2의 Q파는 너무 얕고 좁아서 기준에 부합하지 않으며(작은 Q파와 큰 S파를 혼동하지 말자) aVR의 Q파는 매우 크지만, aVR의 Q파는 절대 의미가 없다.

SUMMARY

▶ 심근경색에서 심전도의 변화과정

1. 가장 먼저 T파가 급격히 상승한 후 역전된다. T파 변화는 심근허혈을 반영하며, 실제로 심근경색이 발생하면 T파는 수 개월에서 수 년 동안 역전된 상태로 지속된다.
2. ST 분절이 상승하고 T파와 합쳐진다. ST 분절 상승은 심근손상을 반영하며, 심근경색이 발생한 경우에도 ST 분절은 보통 몇 시간 내에 기준선으로 돌아온다.
3. 새로운 Q파는 몇 시간에서 며칠 내에 나타난다. 이는 심근경색을 의미한다. 대부분의 경우, Q파는 환자의 평생 동안 지속된다.

심근경색은 초기 단계에서 진단하는 것이 매우 중요하다. 심근경색이 시작된 지 수시간 내로 병원에 도착한 환자에서 빨리 치료를 시작하는 것은 경색이 완전히 진행되는 것을 예방하고 생존율을 증가시킬 수 있으므로 최대한 빨리 심근경색을 진단하는 것이 가장 중요하다. 혈전 용해제는 관상동맥 내 혈전을 용해시키고 근육이 모두 손상되기 전에 혈류를 호전시킬 수 있다. 카테터 삽입술과 혈관 성형술이 가능한 병원에서는 심근경색 증상 발생 후 90분 이내에 시행되는 응급 혈관 성형술이 단독 혈전 용해제 치료보다 생존율을 높이며, 단기 및 장기 추적 관찰에서 더 나은 결과를 보였다. 경구 항혈소판 요법과 정맥 항응고제(예: 비발리루딘)의 투여로 환자의 결과를 더욱 호전시켰다. 어떤 중재를 선택하든 성공적인 치료의 성공요소는 시간임을 명심해야 한다. 빠르게 시술해야 하고, 심전도에서 심근경색의 급성 변화를 일찍 알아차리는 것이 가장 중요한 진단 기술이고, 이로 인해 생명을 살릴 수 있다.

4 경색의 위치 Localizing the Infarct

심근경색이 발생하는 심근의 부위는 어느 관상동맥이 막혔는지와 측부 혈류의 정도에 따라 달라지게 된다. 심장은 혈액을 공급받는 두 가지 주요 경로가 있다. 하나는 심장의 오른쪽에 혈액을 보내고, 또 다른 하나는 왼쪽에 혈액을 공급하게 된다.

오른관상동맥(right coronary artery, RCA)은 심장의 오른심방과 오른심실 사이를 지나서 심장의 뒷면으로 방향을 전환한다. 대부분의 사람에서 방실결절에 혈액을 공급하는 아래쪽으로 가는 가지를 내보낸다.

왼관상동맥(left coronary artery, LCA)은 두 갈래로 나눠지게 된다. 하나는 왼앞내림동맥(좌전하행지; left anterior descending, LAD)이고, 다른 하나는 왼휘돌이동맥(휘돌이가지; left circumflex artery, LCx)이다. 왼앞내림동맥은 두 심실 사이를 지나가며 심장의 전벽과 대부분의 심실중격에 혈액을 공급하며 휘돌이동맥은 왼심방과 왼심실 사이를 지나가며 왼심실의 측벽에 혈액을 공급한다. 약 10%의 사람들에서는 이 동맥이 방실결절에 혈액을 공급한다.

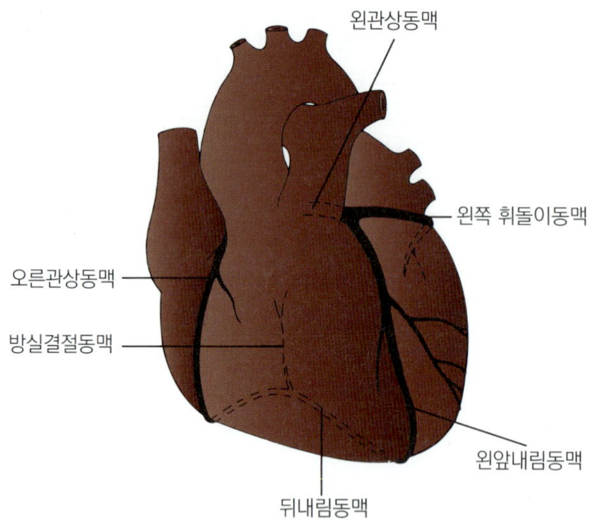

주요 심장동맥들

심근경색의의 부위에 따라 예후와 치료가 결정되므로 경색의 부위를 알아내는 것은 중요하다.

일반적으로 몇 가지 해부학적 범주에 따라 나눌 수 있다. 이 범주에는 심근 하벽, 측벽, 전벽, 후벽 경색을 포함한다. 또한 전측벽과 후하벽 경색과 같은 2개 이상이 함께 존재할 수 있다.

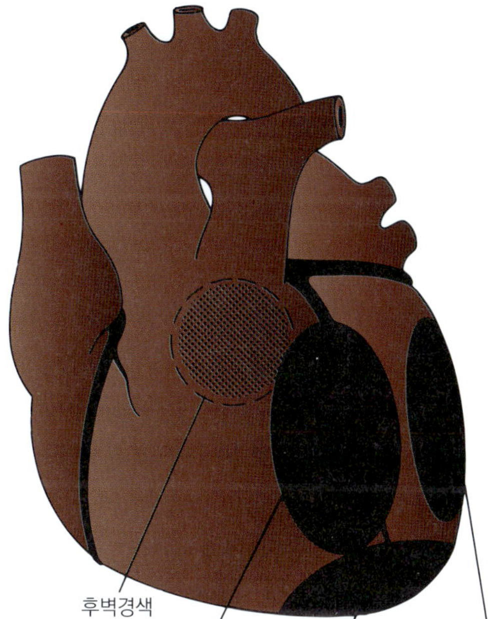

심근경색의 네 가지 기본 해부학적 위치

대부분의 심근경색은 왼심실과 관련되어 있다. 왼심실이 가장 근육이 발달되어 있으며 가장 많은 일을 하기 때문이다. 따라서 왼심실은 혈액공급이 저하될 경우 가장 취약한 위치에 있다.

심근경색의 특징적인 심전도 변화는 주로 경색 부위 유도에서 나타난다:

1. **하벽경색**은 심장의 횡격막 면에 발생한다. 이는 주로 오른관상동맥 또는 그 내림가지의 폐쇄로 인해 발생한다. 경색의 특징적인 심전도 변화는 하벽유도(II, III, aVF)에서 관찰된다.
2. **측벽경색**은 심장의 좌측 측벽에 발생하며, 주로 왼휘돌이동맥의 폐쇄로 인해 발생한다. 심전 변화는 좌측 측벽유도(I, aVL, V5, V6)에서 관찰된다.

3. **전벽경색**은 좌심실의 전면에 발생하며, 대개 왼앞내림동맥의 폐쇄로 인해 발생한다. 전흉부 유도(V1~V6)에서 변화를 볼 수 있다. 왼관상동맥의 폐쇄는 전흉부 유도와 더불어 I과 aVL 유도에서도 변화를 보이는 광범위한 전측벽경색을 유발한다.
4. **후벽경색**은 심장의 후면에 발생하며, 주로 오른관상동맥의 폐쇄로 인해 발생한다. 후벽 경색은 단독으로 발생하는 경우가 드물며, 대개 하벽경색이나 드물게 측벽경색과 함께 발생한다. 후벽을 직접 관찰할 수 있는 유도는 없으므로, 전벽유도(V1, V2, V3)의 높은 R파와 같은 역변화를 통해 진단해야 한다.

중요 : 개인마다 심장동맥의 해부학적 구조가 매우 다를 수 있으므로, 정확한 동맥이 심전도에서 예측한 것과 항상 일치하지 않을 수 있다.

1) 하벽경색(Inferior Infarcts)

심근 하벽경색은 주로 오른관상동맥이나 내림가지의 폐쇄에 의해 발생한다. 심전도의 변화는 II, III, 그리고 aVF 유도에서 관찰되고 역변화는 전벽 및 좌측측벽 유도에서도 관찰된다.

의외로, 좌측측벽 유도의 aVL에서의 T파 역전이 하벽경색에서 특히 흔하게 나타난다. 이는 역변화의 일종이며, 하벽 ST 분절 상승과 T파 역전 같은 급성 하벽경색과 관련된 변화를 나타내기 전에 관찰되는 첫 번째 신호일 수 있다. 반복적인 심전도 검사에서는 예상되는 하벽 변화를 곧 확인할 수 있으며, 이는 대개 몇 분 이내에 나타난다.

심근경색 대부분에서는 Q파가 환자의 일생 동안 지속된다. 그러나 하벽경색에서는 그렇지 않다. 하벽경색 환자의 경우, 6개월 이내에 50% 정도에서 Q파가 소실된다. 따라서 아래에 작은 Q파가 있으면 예전에 있었던 하벽경색의 징후일 수 있다. 그러나 기억해야 할 점은, 특히 III 유도에서의 Q파는 정상 심장에서도 관찰될 수 있다. 환자의 임상 증상과 문진이 중요하다.

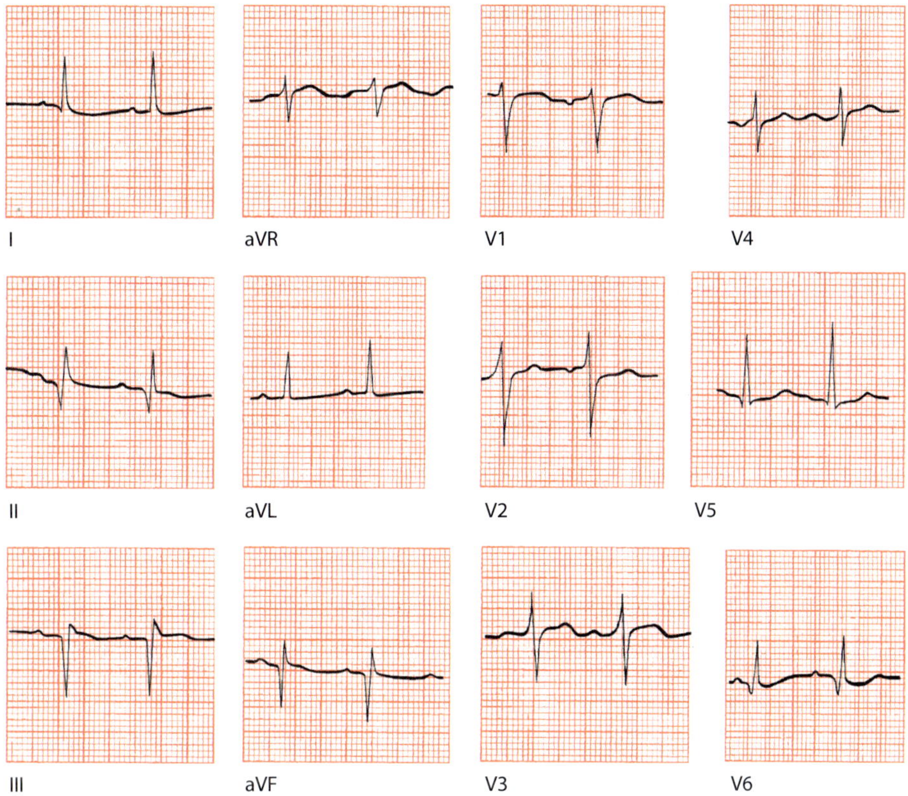

진행된 하벽경색에서는 II, III, 그리고 aVF에서 깊은 Q파가 관찰된다.

2) 측벽경색(Lateral Infarction)

왼휘돌이동맥이 폐쇄됨에 따라 측벽경색이 발생할 수 있다. 심전도의 변화는 I, aVL, V5, V6 유도에서 관찰될 수 있으며, 역변화는 하벽유도(II, III, aVF)에서 관찰된다.

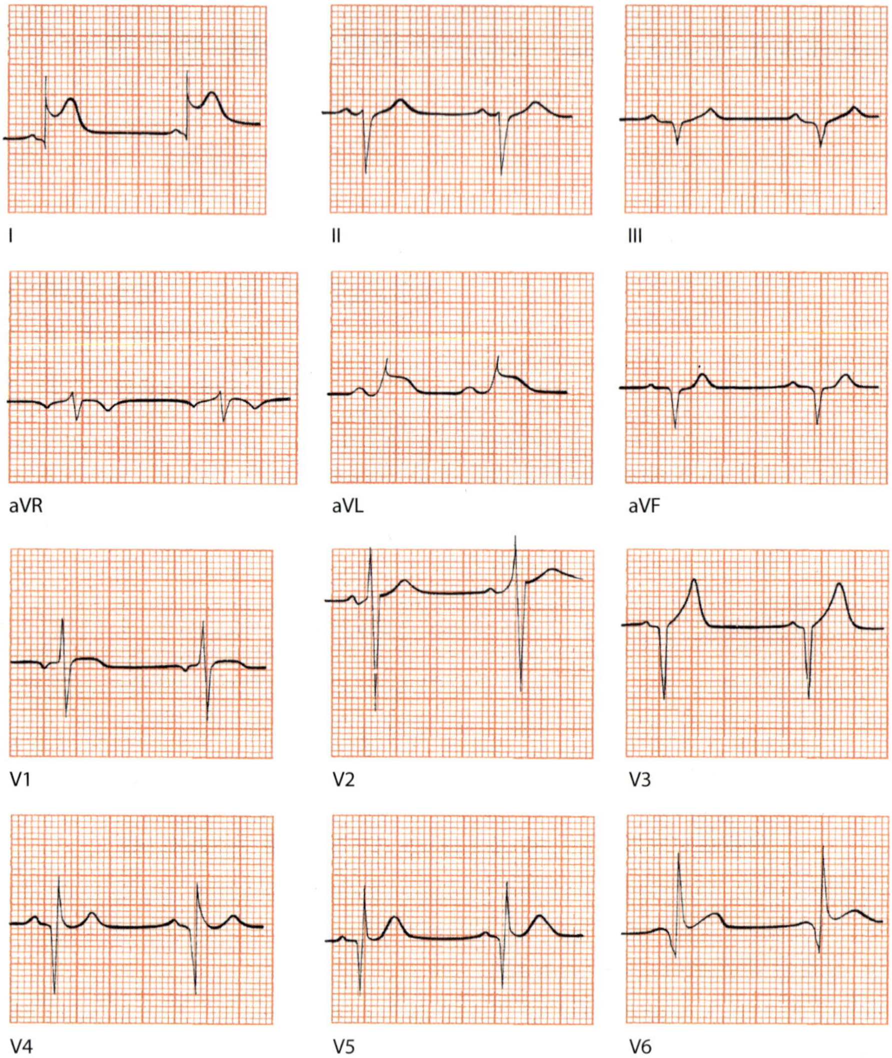

급성 측벽 심근경색. ST 분절 상승이 I, aVL, V5, V6 유도에서 관찰된다. 또한, II, III, aVF 유도에서 깊은 Q파가 보이는 것을 주목해야 한다. 여기에서 보이는 깊은 Q파는 이전 하벽경색을 나타낸다. 그리고 V3부터 V6 유도에서 깊은 Q파는 이전에 발생한, 좌측측벽의 심근경색을 의미한다.

3) 전벽경색(Anterior Infarcts)

전벽경색은 대부분 왼앞내림동맥(LAD)의 폐쇄에 의해 발생한다. 심전도의 변화는 전흉부유도(V1부터 V6)에서 관찰된다. 만약 왼관상동맥이 폐쇄되면 전측벽경색이 발생할 수 있으며, 이는 전흉부유도와 I 및 aVL 유도에서 변화를 보이게 된다. 역변화가 나타날 경우, 하벽유도(II, III, aVF)에서 관찰된다.

전벽 ST 분절 상승 심근경색에서 전기적 힘이 상실되었다고 해도 항상 Q파가 형성되는 것은 아니다. 몇몇의 환자에서는 전흉부 정상 R파가 사라지거나 감소하는 것으로 심전도의 변화가 나타날 수 있다. 정상 환자의 흉부유도에서는 V1~V5에서 점차 높아지는 R파를 보여준다. 정상 심장에서는 V1~V4(때로는 V5)로 진행할수록 R파의 높이가 최소 1 mm씩 증가한다. V4에서 R파의 높이는 S파의 높이를 초과한다. 이 패턴은 전벽경색이 나타나면 사라질 수 있으며, 이를 'R파 진행장애(poor R-wave progression)'라고 한다. R파 진행장애를 진단하는 간단한 기준 중 하나는 V3에서 R파가 3 mm보다 크지 않은 경우이다. 유의미한 Q파가 없더라도 R파 진행장애는 전벽경색을 의미한다.

주의할 점 : R파 진행장애는 전벽심근경색 진단에 특이적이지 않다. 오른심실 또는 왼심실비대, 왼앞섬유다발 반차단, 만성폐쇄폐질환, 비만 환자, 노인, 그리고 아마도 가장 흔하게는 흉부유도를 잘못 배치한 경우에도 나타날 수 있다. 심지어 정상적인 환자에게서도 관찰될 수 있다.

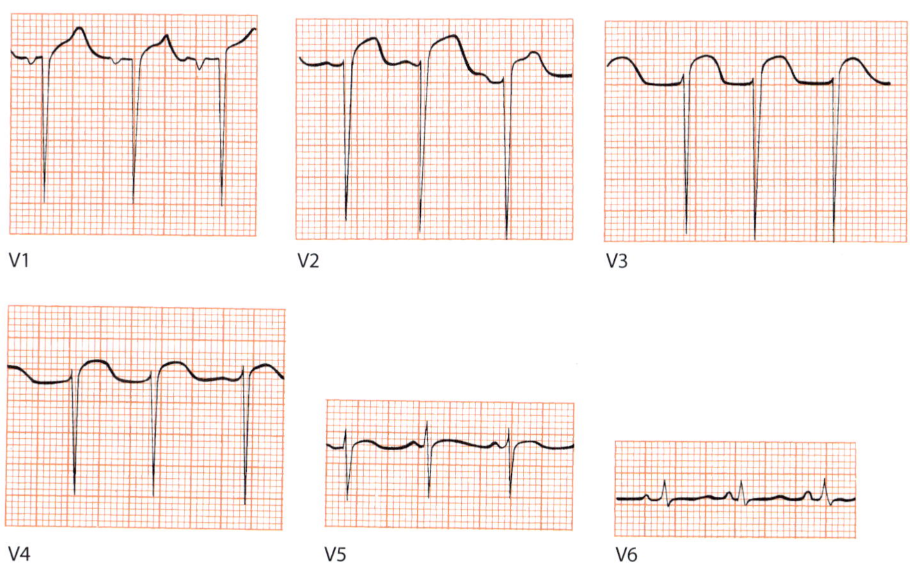

흉부유도에서 R파 진행장애를 보이는 전벽경색

전벽 ST 분절 상승 심근경색은 왼심실 근육의 대부분에 영향을 줄 수 있어 치명적인 임상 결과를 초래할 수 있다. 조기에 심근경색을 인식하는 것이 환자에게 매우 중요하다. 따라서 왼앞내림동맥(LAD) 폐쇄와 전벽심근경색을 예측할 수 있는 두 가지 특수한 T파 이상을 관찰하는 것이 중요하다.

1. de Winter T파 : 가슴 통증을 호소하는 환자에서, 전흉부유도에서 위로 경사진 ST 하강(upsloping ST depression)이 높고 대칭적인 과급성 T파(hyperacute T waves)로 이어지는 소견이 전벽경색의 첫 번째 신호일 수 있다. 이러한 뾰족한 T파를 de Winter T파라고 하며, 이는 ST 분절 상승만큼이나 왼앞내림동맥 폐쇄를 의심해야 할 중대한 소견으로 간주해야 한다. 급성 왼앞내림동맥 폐쇄의 약 2%는 ST 분절 상승 대신 de Winter T파로 나타난다.

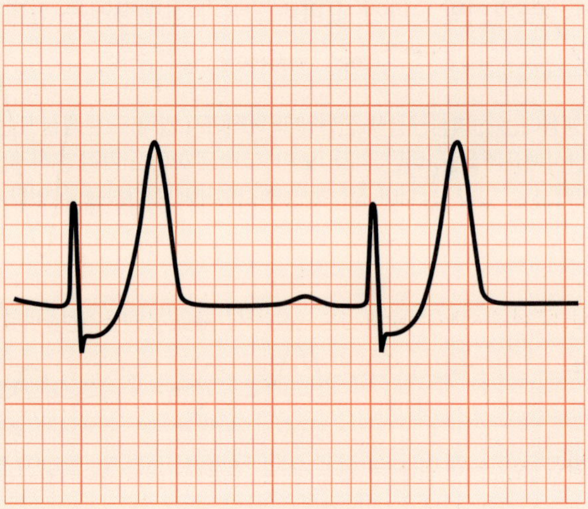

de Winter T파

2. Wellens파 : V2, V3 때로는 V4에서 깊은 T파 역전 또는 이상성 T파(biphasic T파)는 왼앞내림동맥의 근위부 폐쇄를 예고하는 소견이다. 이 소견은 de Winter T파와 관련된 급성 상황이기보다는 다소 아급성 상황으로 판단할 수 있다. V2, V3 또는 V4에서 이상성 T파를 볼 때, Wellens파의 가능성을 시사하는 소견은 T파의 초기 부분이 양성(positive)으로 나타난 뒤, 말단 부분이 역전(negative)되는 것이다. ST 분절의 상승은 있을 수도 있고 없을 수도 있다.

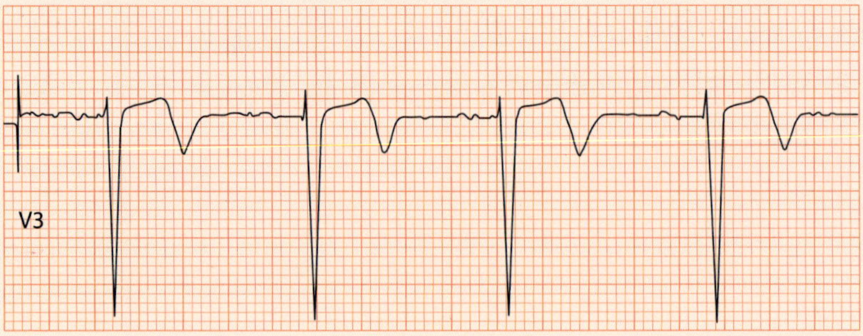

Wellens파

4) 후벽경색(Posterior Infarction)

후벽경색은 주로 오른관상동맥의 폐쇄로 인해 발생하며, 대부분의 하벽경색도 오른관상동맥에 의해 발생한다. 따라서, 앞서 언급했듯이 후벽경색은 단독으로 발생하는 경우가 드물며, 대개 하벽경색과 동반되거나 때로는 측벽경색과 함께 발생한다. 여러 유형의 심근경색 중에서도 후벽경색은 가장 자주 오진되는 경향이 있다. 특히, 후벽경색이 단독으로 발생하는 드문 경우에(전체 후벽경색의 최대 10% 정도) 오진될 가능성이 높다. 기존의 유도는 후벽을 직접 관찰할 수 없기 때문에, 진단은 전방 유도에서의 역변화를 찾아야 한다. 다시 말해, 후벽유도가 없어서 ST 분절 상승과 Q파를 찾을 수 없기 때문에 전중격유도(V1~V4)에서 특히 V1 유도에서 ST 분절 하강과 높은 R파를 찾아야 한다. 후벽경색은 심전도에서 전벽경색의 거울 이미지로 관찰된다.

V1에서 정상적인 QRS는 작은 R파와 깊은 S파로 구성되어 있다. 따라서 특히 ST 분절 하강과 함께 높은 R파가 있는 경우 쉽게 발견할 수 있어야 한다. V1에서 S파보다 큰 R파의 존재는 후벽경색의 강력한 의심 기준이 된다.

대부분의 후벽경색에서는 하벽경색의 증거도 함께 나타나므로, 전체 심전도 소견에서 하벽의 명확한 ST 분절 상승이 관찰될 수 있다.

후벽경색을 진단하는 또 다른 방법은 환자의 등에 전극을 부착하여 후벽의 전기적 신호를 관찰하는 것이다. 이 방법은 간단하지만 아쉽게도 잘 시행되지 않는다. 이러한 이른바 15 유도 심전도는 등에 배치된 세 개의 유도(V7, V8, V9)를 포함하며, 표준 12 유도 심전도로는 진단이 어려운 후벽 ST 분절 상승 심근경색이 의심되는 환자에서 종종 ST 분절 상승을 발견할 가능성을 크게 높여준다.

후벽경색에 대한 내용을 마치기 전에 한 가지 주의할 점이 있다. V1에서 동반하는 S파보다 큰 R파가 존재하는 것은 오른심실비대 진단의 기준 중 하나이다. 그러나 오른심실비대 진단은 또한 우축편위의 존재를 요구하며, 이는 후벽경색에서는 나타나지 않으므로, 이를 통해 두 상태를 구별할 수 있다.

5) 오른심실 경색(Right Ventricular Infarctions)

왼심실은 오른심실보다 훨씬 강력하기 때문에 혈액 공급에 훨씬 많은 요구를 하며, 혈액 공급이 저하될 경우 심근경색에 매우 취약하다. 그러나 오른심실 경색도 발생할 수 있으며, 오른심실 경색은 대부분 하벽경색이 동반된다. 심전도에서 관찰되는 소견은 II, III, aVF 유도에서의 ST 분절 상승과 함께 V1에서 T파 변화와 ST 분절의 상승이다. 만약 V2에서도 ST 분절 상승이 나타나면 크기는 V1보다 작을 것이며 V2에서는 종종 ST 분절 하강이 나타날 수 있다. 사지유도에서 하벽경색이 오른심실 ST 분절 상승 심근경색을 동반했음을 나타내는 심전도의 변화는 III 유도에서 ST 분절 상승이 II 유도보다 높은 것이 특징이다(왜냐하면 III 유도는 II 유도보다 오른쪽에 위치하기 때문이다).

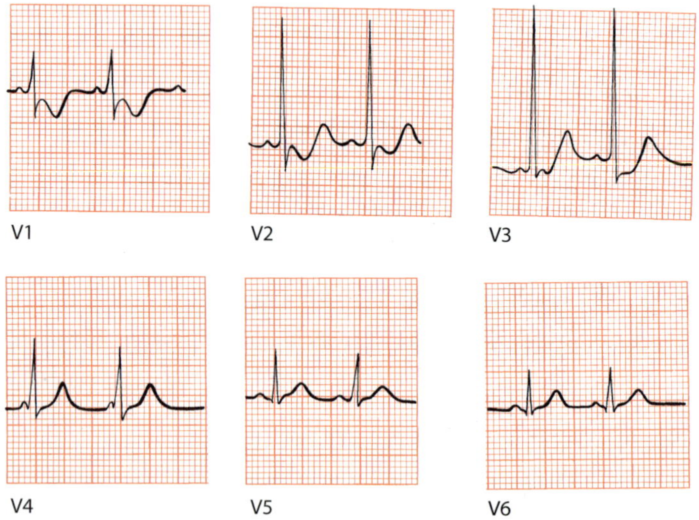

후벽경색 심전도. V1에서 R파가 S파보다 크다. 또한 V1과 V2 유도에서 ST 분절 하강과 T파 역전이 있다.

오른심실 심근경색을 인식하는 또 다른 방법은 아래 그림에 나와 있는 것처럼 오른쪽 흉벽에 전극을 부착하는 것이다. 아래 그림에서 보여주는 것처럼, 이러한 전극은 오른심실 위에 위치하게 되며, 경색의 특징적인 소견을 보여줄 수 있다.

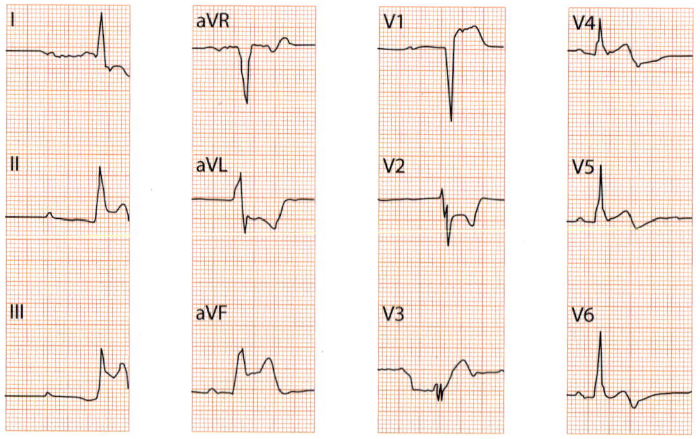

진행 중인 하벽 ST 분절 상승 심근경색과 오른심실 ST 분절 상승 심근경색이 동반된 사례이다. 하벽 변화로는 III 유도에서의 ST 분절 상승이 II 유도에서의 ST 분절 상승보다 큰 소견이 관찰된다. 또한, V1 유도에서의 ST 분절 상승과 V2 유도에서의 ST 분절 하강도 함께 나타난다.

하벽경색(왼심실 하벽경색)이 오른심실 경색을 동반하느냐가 임상적으로 중요한가? 그렇다. 오른심실 경색이 환자는 “전부하 민감성(preload sensitive)”을 가지며, 적절한 심박출량과 혈압을 유지하기 위해 많은 양의 체액이 필요하다. 이러한 환자들에게 혈관 확장제, 예를 들어 니트로글리세린과 같은 질산염을 투여하면 극심한 저혈압이 발생할 수 있다. 따라서 오른심실 경색 환자에게는 신중한 치료 접근이 필요하다.

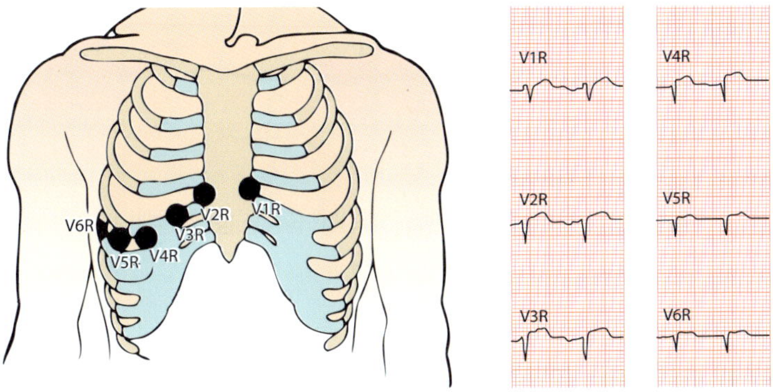

왼쪽 그림은 오른심실 유도를 올바르게 부착한 모습을 보여준다. 오른쪽의 심전도는 오른심실 심근경색이 있는 환자의 심전도 결과를 보여준다. ST 분절 상승은 V3R~V6R 유도에서 가장 잘 관찰된다.

경색은 어디에 있는가? 급성인가?

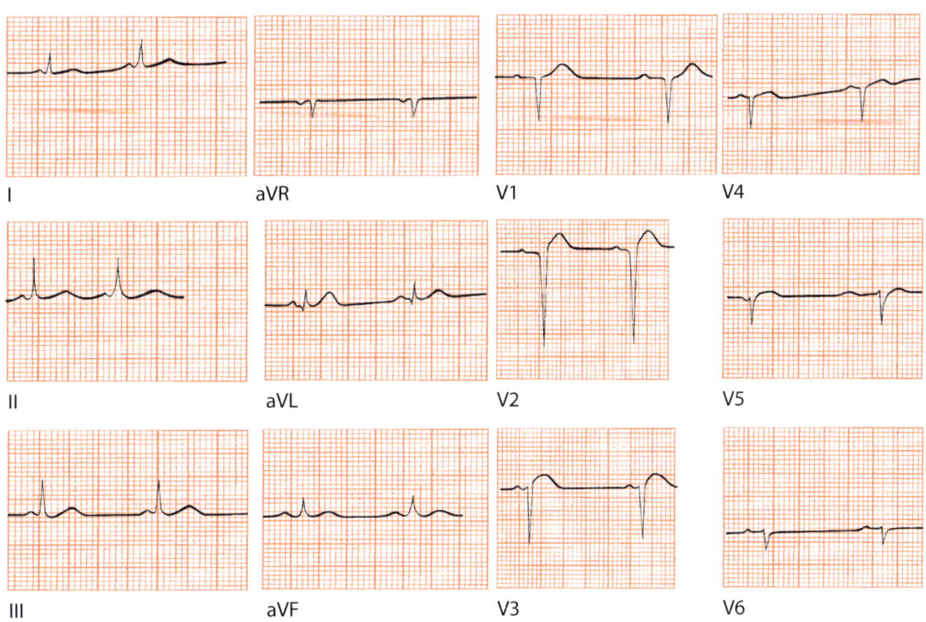

이 심전도는 전벽경색의 예시다. R파 진행장애와 V2와 V3 유도에서 ST 분절 상승이 관찰된다.

경색은 어디에 있는가? 급성인가?

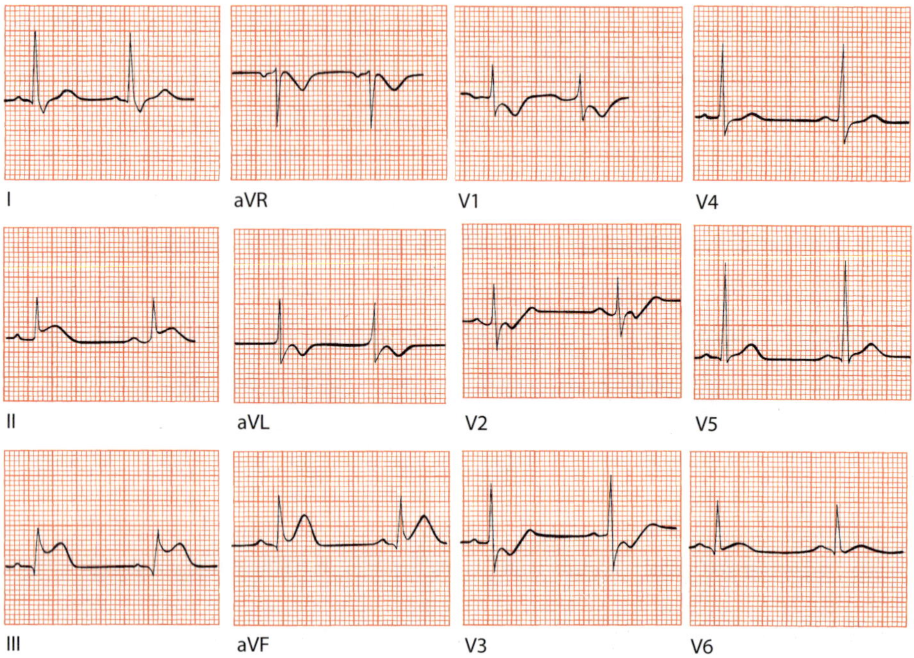

이 심전도는 급성 후벽 및 하벽 경색을 나타낸다. (대부분의 후벽경색은 하벽경색의 증거를 동반한다고 언급했던 것을 기억하라.) II, III, aVF 유도에서 ST 분절 상승이 관찰되며, 이는 급성 하벽경색을 의미한다. 또한, V1 유도에서 높은 R파, ST 분절 하강, 그리고 T파 역전이 관찰되며, 이는 후벽이 영향을 받았음을 나타낸다.

5 비ST 분절 상승 심근경색
Non-ST-Segment Elevation Myocardial Infarctions

모든 심근경색이 ST 분절 상승과 관련 되지는 않는다. 비ST 분절 상승 심근경색 환자는 깊은 Q파의 발생 관찰되지 않으며, 관상동맥의 비폐쇄성 혈전 형성이나 관상동맥 중 하나의 작은 가지의 완전 폐쇄로 인해 발생한다. ST 분절 상승 심근경색과는 달리 비ST 분절 상승 심근경색은 심장 근육의 전체 두께보다 작은 범위를 영향을 준다. 또한 ST 분절 상승 심근경색과 달리 특정한 관상동맥이 공급하는 심장의 어느 부위에서 발생했는지 정확히 확인할 수가 없다. 비ST 분절 상승 심근경색에서 관찰되는 유일한 심전도의 변화는 T파의 반전과 ST 분절 하강뿐이며, ST 분절 상승은 나타나지 않는다.

비ST 분절 상승 심근경색은 사실 ST 분절 상승 심근경색보다 훨씬 더 흔하다. 작고 불완전한 심근경색과 비슷하게 작용하며, 초기 사망률은 낮지만 ST 분절 상승 심근경색보다 추가 경색과 사망 위험은 더 높다. 초기에는 약물로 치료를 시작하지만, 종종 적극적인 치료를 제공하기도 한다. 특히 추가 심근경색 및 사망 위험이 높은 환자는 관상동맥 조영술을 시행하고 즉시 재관류 치료를 진행하기도 한다.

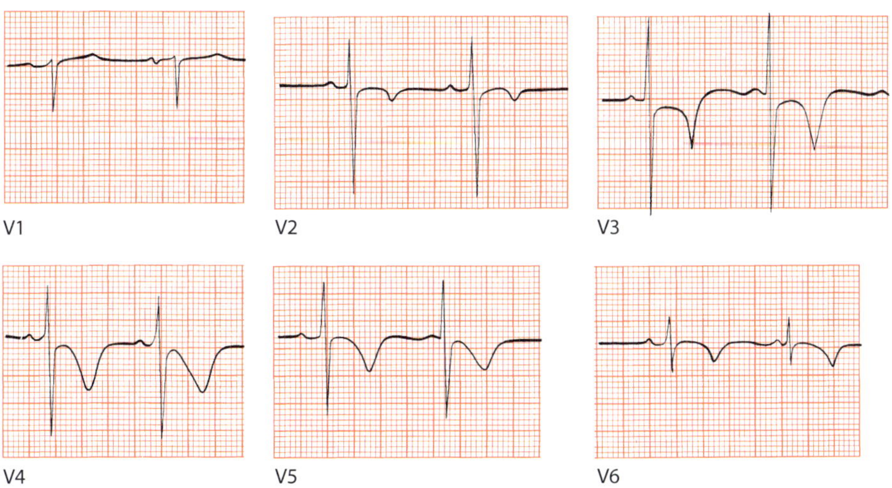

비ST 분절 상승 심근경색 환자의 심전도. ST 분절 하강은 V2, V3, 그리고 V4 유도에서 가장 두드러지며, T파 역전은 V2부터 V6 유도까지 관찰된다. 이 환자는 Q파 변화가 발생하지 않았지만 심장 효소 수치가 급격히 상승하여 실제 심근경색이 발생했음을 확인하였다.

6 타코츠보 심근병증 Takotsubo Cardiomyopathy

타코츠보 심근병증은 심전도에서 급성 ST 분절 상승을 매우 유사하게 모방할 수 있는 상태로, T파 역전과 ST 분절 상승을 동반하는 질환이다. 최대 2%의 환자들이 극심한 정신적 스트레스(예: 가족의 사망 또는 손자의 긴장감 있는 축구 경기 관람 등)를 겪고 있는 폐경 후 여성에서 발생하며, 심전도에서 급성 경색이 있는 것처럼 보이지만 실제로는 이 증후군일 수 있다. 심전도의 변화는 왼심실의 팽창을 반영하며, 이로 인해 이 질환은 종종 심첨부 풍선확장증후군(apical ballooning syndrome)으로도 불린다. "타코츠보"라는 이름은 일본어로 문어 덫(takotsubo)을 뜻하는 단어인데, 심장이 팽창한 모습이 원래의 연구자 중 한 명에게 문어 덫의 모양을 연상시켜서 붙여졌다.

타코츠보 심근병증은 주로 심리적이거나 감정적 스트레스로 인해 발생하는 경우가 많아서 "상심증후군(broken heart syndrome)"이라는 이름으로도 부른다.* 병리적 기전은 완전히 명확히 밝혀지지 않았으나, 주요 이론 중 하나는 과다한 카테콜아민 자극 상태를 제시한다. 일부 환자에서는 기저에 죽상동맥경화증이 있을 수도 있지만, 이 증후군의 원인이 되지는 않는다. 대부분의 환자에서 관상동맥은 완전히 정상적으로 보인다. 타코츠보 심근병증은 편두통과 레이노 증후군을 가진 사람들에게서 더 자주 발생한다는 연구 결과가 있어서 일반적인 혈관운동장애가 그 발생 원인에 관여할 가능성이 제기되고 있다.

트로포닌 수치는 상승할 수 있지만 급성 심근경색에서처럼 매우 높지는 않으며 혈관조영술에서 중요한 관상동맥질환의 증거는 관찰되지 않는다. 이러한 환자들의 경우 최대 50%가 일시적인 심장기능상실이 발생할 수 있으며 드물게는 쇼크 상태에 빠질 수도 있다. 일반적으로 몇주에 걸쳐 호전되지만 재발이 발생할 가능성도 있다.

타코츠보 심근병증과 관상동맥 폐쇄에 의한 ST 분절 상승 심근경색을 감별할 수 있는 심전도 기준은 없다. 이 질환의 감별은 혈관조영실에서 이루어지게 된다. 타코츠보 심근병증 환자는 ST 분절 상승 심근경색에서 볼 수 있는 관상동맥 폐쇄 증상을 보이지 않는다.

---

* 급성 호흡부전이나 수술과 같은 신체적 요인이 감정적 스트레스보다 더 흔한 유발 원인이다.

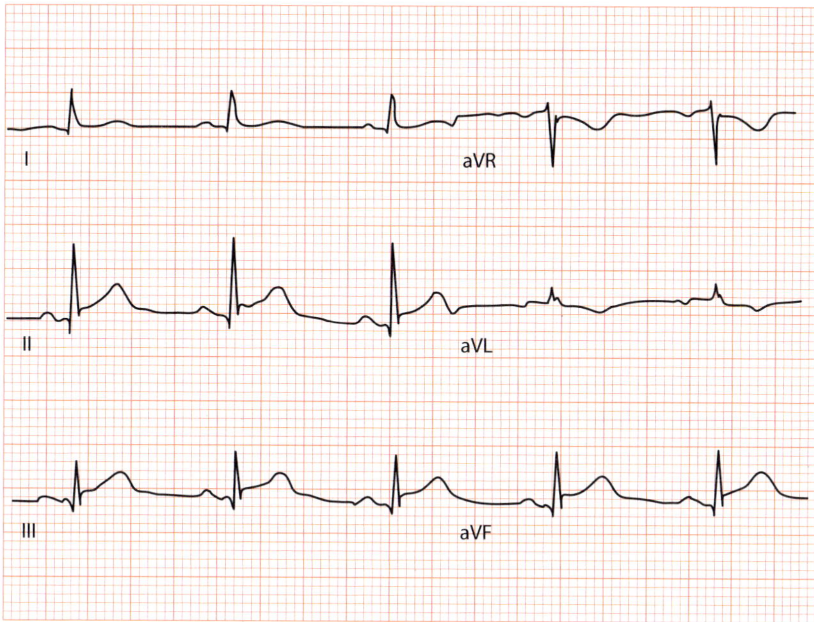

타코츠보 심근병증 환자의 사지유도. ST 분절 상승은 하벽경색 심전도와 같아 보인다.

타코츠보 심근병증은 “정상 관상동맥을 동반한 심근경색(MINOCA)”이라는 용어 하에 그룹화된 여러 장애 중 하나이다. 타코츠보 심근병증 외에도 다른 원인으로는 소혈관 관상동맥질환, 관상동맥 경련, 자발적 관상동맥 박리, 그리고 심근염 등이 있다.

7 협심증 Angina Without Infarction

협심증에는 안정형 협심증과 불안정형 협심증 모두 심전도에서 T파 역전과 ST 분절 하강이 나타날 수 있다. 임상증상이 없는 동안에는 심전도는 보통 정상적으로 관찰된다.

비ST 분절 상승 심근경색 환자의 심전도에서도 이러한 변화가 나타나기 때문에 환자가 협심증인지 아니면 비ST 분절 상승 심근경색인지 진단하기가 어렵다. 하지만 답은 간단하다: 심장 효소 수치를 검사하여 수치가 크게 상승해 있다면 환자는 ST 분절 비상승 심근경색일 것이고 만약 정상이라면 심근경색 가능성은 매우 낮을 것이다.

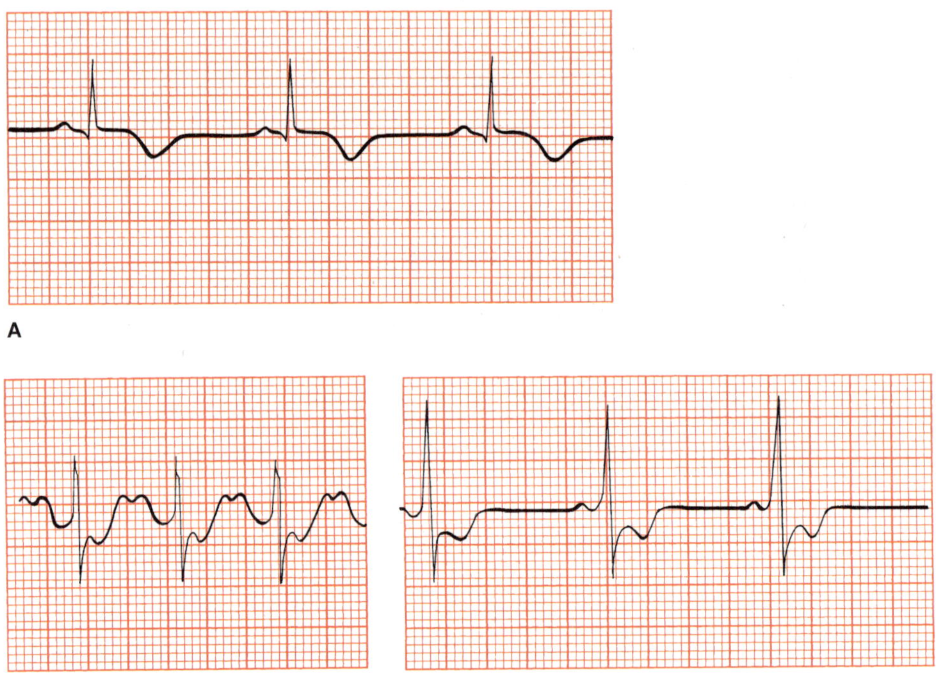

A

B

C

협심증이 있지만 심근경색이 없는 경우에 동반될 수 있는 심전도 변화의 세 가지 예 : (A) T파의 역전. (B) ST 분절 하강. (C) ST 분절 하강과 T파 역전(ST 분절과 T파가 매끄럽게 연결)

1) 프린츠메탈 협심증(Prinzmetal Angina)

ST 분절 상승과 연관된 형태의 협심증이 있다. 전형적인 협심증은 보통 운동에 의해 유발되고 점진적인 죽상동맥경화성 심장혈관 질환의 결과로 발생하는 반면, 프린츠메탈 협심증은 어느 때나 발생할 수 있으며, 심각한 관상동맥 질환이 없는 상태에서 관상동맥 경련으로 인해 발생한다. 추정컨대, ST 분절 상승은 가역적인 전층 손상을 반영한다. 프린츠메탈 협심증에서 ST 분절의 형태는 진정한 심근경색의 둥글고 돔 형태와는 다르게 나타날 수 있으며, 환자에게 항협심증 약물(예: 니트로글리세린)을 투여하면 ST 분절이 빠르게 기준선으로 돌아온다.

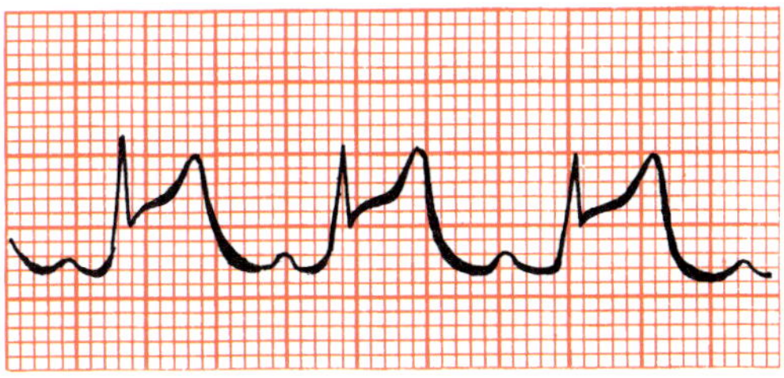

ST 분절 상승을 동반한 프린츠메탈 협심증

8 다양한 허혈 증후군 정리하기

Sorting Out the Different Ischemic Syndromes

심근 허혈의 다양한 증상과 증후군이 심전도에 미치는 영향을 기억하는 데 어려움을 겪고 있는가? T파 변화는 어떤 종류의 허혈도 T파 역전을 일으킬 수 있기 때문에 특히 도움이 되지 않는다. 핵심은 ST 분절에 집중하고 심장 효소를 측정하는 것이 중요하다. 또한 Q파가 발생하는지 여부는 일반적으로 급성기에는 크게 도움이 되지 않는다. 다음 표는 관상동맥질환을 구분하는데 도움이 될 것이다:

증상 및 증후군	ST 분절 변화	심근효소
안정형 협심증	하강	정상[a]
불안정형 협심증	하강	정상[a]
ST 분절 상승 심근경색	상승	상승
비ST 분절 상승 심근경색	하강	상승
타코츠보 심근병증	상승	상승[b]
프린츠메탈 협심증	상승	정상

a : 안정형 협심증과 불안정형 협심증은 앞서 설명한 임상 병력으로 구별된다.
b : 이를 경색과 구별하기 위해 환자는 혈관조영술을 시행해야 하는 경우가 많다.

상승된 ST 분절을 인식하는 것은 심근경색을 빠르게 진단하는 데 중요하지만, J점 상승과 조기 재분극을 논의할 때 언급했듯이 ST 분절을 상승시킬 수 있는 다른 것들이 있다는 것을 기억하는 것이 중요하다. 임상적 맥락은 이러한 원인을 구별하는 데 항상 유용하며, 심전도에서 동반되는 특징(예: 역변화)도 도움이 될 수 있다. 우리는 다음 장에서 이러한 혼란을 유발할 수 있는 다른 요인들에 대해 논의할 것이므로, 이 목록의 모든 것을 인식하지 못하더라도 걱정하지 말고, 잘 살펴보자.

우선, 이 감별진단을 머릿속에 정리하기 위해 목록을 잘 살펴보도록 하자:

ST 분절 상승의 원인

- 진행하는 ST 분절 상승 심근경색(STEMI)
- 프린츠메탈 협심증
- J점 상승/조기 재분극
- 타코츠보 심근병증
- 급성 심낭염
- 급성 심근염
- 폐색전증
- 브루가다 패턴
- 저체온증(Osborn wave)
- 심실동맥류
- 중추신경계 심각한 질환이나 손상(CNS catastrophes)
- 심율동전환 후(postcardioversion)
- 왼다발갈래차단(드물게)
- 왼심실비대(드물게)
- 인공심박조율 리듬

ST 분절 하강의 여러 원인이 있지만, 많지 않다;

ST 분절 하강의 원인

- 안정형/불안정형 협심증
- 비ST 분절 상승 심근경색(non STEMI)
- 심실위빈맥에서 나타나는 ST 분절 하강은 허혈성 질환을 의미하지 않는다.
- 오른다발갈래차단에서 V1~V3 유도에서 일반적으로 관찰
- 저칼륨혈증

9 심근경색 진단에 있어서 심전도의 한계
Limitations of the EKG in Diagnosing an Infarction

진행 중인 심근경색의 심전도에는 T파 변화, ST 분절 변화 그리고 새로운 Q파 형성을 포함한다. 그러나 T파, ST 분절 및 QRS 복합체를 왜곡하여 이러한 변화를 가리는 심장질환이 있는 경우, 심전도를 통해 경색 진단을 매우 어렵게 만든다. 이미 논의한 바와 같이, Wolff-Parkinson-White(WPW) 증후군, 왼심실비대, 왼다발갈래차단은 심전도를 왜곡하여 우리가 방금 논의한 기준으로 경색을 인지하기 어렵게 만든다. 반면, 오른다발갈래차단은 일반적으로 덜 우려되는 이유는 대부분의 심근경색이 왼심실에 발생하기 때문이다.

왼다발갈래차단 환자의 심근경색에 대한 심전도 평가를 돕기 위해 다양한 기준과 알고리즘이 고안되고 평가되었다. 다소 복잡할 수 있지만, 다음의 핵심 사항을 참고하라: 왼다발갈래차단 환자의 경우 (1) R파 진행장애(poor R-wave progression)를 가진 유도에서 1 mm 이상의 ST 분절 상승 또는 (2) 깊은 S파가 있는 V1~V3 유도에서 1 mm 이상의 ST 분절 하강이 있는 경우 진행 중인 심근경색을 강력하게 시사하는 소견이다.

한 가지 중요한 점은 새로운 왼다발갈래차단의 출현은 경색을 의미할 수 있는 소견이며 ST 분절 상승 심근경색에 준하여 치료를 해야 한다.

WPW 증후군 환자에서 델타파는 하벽 유도(II, III, aVF)에서 종종 음성으로 나타난다. 이 형태는 델타파가 Q파처럼 보일 수 있기 때문에 종종 거짓경색 양상(pseudoinfarct pattern)이라고 불린다. 이러한 상황의 심전도에서 WPW와 실제 심근경색을 구별할 수 있는 유일한 단서는 짧은 PR 간격이다.

10 부하검사 Stress Test

부하검사는 관상동맥질환의 존재와 중증도를 평가하는 비침습적 방법이다. 완벽한 검사법은 아니며, 위양성(false-positive) 및 위음성(false-negative) 결과가 많이 나타날 수 있지만, 동맥경화증이 있거나 의심되는 환자들에게 유용한 가장 좋은 비침습적 선별 검사이다. 이 검사는 환자의 심장이 스트레스를 받을 때 심장근육에 혈액이 충분히 흐르지 않는 증거가 있는지 확인하는 검사이다.

부하검사는 환자가 러닝머신을 걷는 것으로 이루어진다. 고정 자전거를 사용하는 경우도 있지만 효과는 동일하다. 환자에게 심전도를 연결하고 검사하는 동안 심전도 리듬을 계속 관찰한다. 매 분 또는 운동 최고점에서 12 유도 심전도를 검사한다. 몇 분마다 러닝머신의 속도와 경사도가 증가하며 특별한 상황이 발생할 때까지 증가한다: (1) 환자가 더 이상 운동을 못할 때; (2) 환자의 최대 심박수가 도달했을 때; (3) 가슴통증 같은 증상이 나타날 때; (4) 심전도에 특별한 변화가 보일 때.

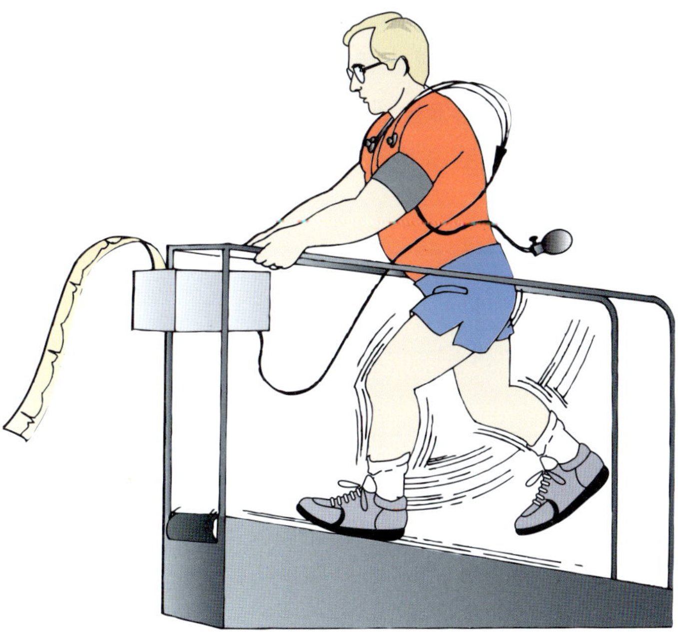

부하검사의 생리는 간단하다. 단계적으로 운동 강도를 높여서 환자의 심박수와 수축기 혈압을 안전하게 서서히 증가시킨다. 환자의 혈압과 심박수를 곱한 값을 심근부담도(double product)라고 하며, 이는 심근 산소 소비량을 잘 나타내는 지표이다. 만약 심장이 필요로 하는 산소량이 소비량을 초과하면, 심전도에 변화가 나타나고 심근 허혈 증상(산소 부족으로 인한 증상)이 생길 수 있다.

하나 또는 여러 개의 관상동맥에 심각한 관상동맥질환이 있으면 심장 근육으로 가는 혈류가 제한되어 산소 소비가 제한된다. 환자의 휴식 중 심전도는 정상일 수 있지만, 운동으로 인한 요구가 증가하면 숨겨져 있던 관상동맥질환의 증거가 나타날 수 있다.

관상동맥질환에서 양성 검사 소견의 경우 심전도에서 ST 분절 하강이 나타난다. T파 변화는 너무 비특이적이라 의미가 없다.

운동부하검사 중 중요한 ST 분절 하강이 무엇을 의미하는지에 대한 많은 연구가 진행되었다. 일반적으로, J점 이후 0.08초 이상 지속되는 1 mm 이상의 수평 또는 하향 경사진 ST 분절 하강은 관상동맥질환을 시사한다고 알려져 있다. 기준을 2 mm 하강으로 설정하면 위양성 결과는 크게 줄어들지만 위음성 결과는 증가하게 된다. 가끔씩 상향 경사진 ST 분절 하강도 관상동맥질환을 의미할 수 있지만 이 경우 위양성 결과가 매우 많다.

만약, 부하검사 중 ST 분절 상승이 보이면 어떻게 해야 할까? 다행히 이런 일은 매우 드물다. 하지만 이는 불안정한 혈관 플라크(죽상판)와 임박한 심근경색의 가능성이 높음을 의미한다. 부하검사 중 aVR을 제외한 어떤 유도에서라도 ST 분절 상승이 보인다면, 환자를 즉시 혈관조영실로 옮겨 검사를 시행해야 한다.

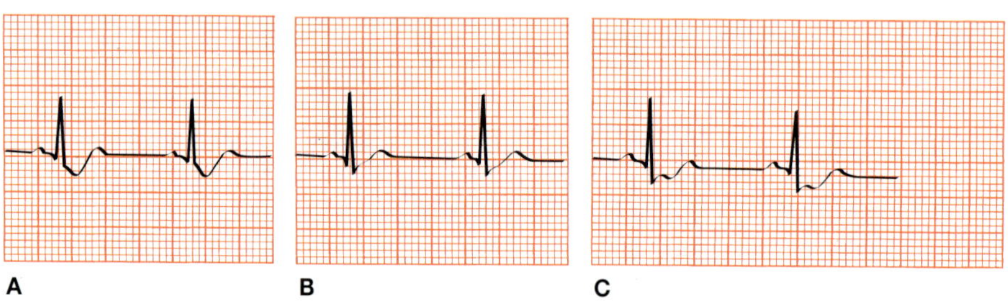

부하검사 중 ST 분절의 변화. (A) 하향 경사진 ST 분절 하강. (B) 상향 경사진 ST 분절 하강. (C) 수평적인 ST 분절의 하강. A와 C만이 관상동맥질환의 강력한 시사 증거이다.

부하검사 중 검사 초기에 ST 분절 하강이 나타날수록(특히, 회복 기간에 몇 분 동안 지속된다면) 관상동맥질환 가능성이 높고 왼관상동맥이나 여러 관상동맥이 관여할 가능성이 크다. 반면 검사가 끝날 때 ST 분절 변화가 빨리 회복되면 긍정적인 예후 지표이다. 증상 발생(예: 가슴통증이나 어지러움)과 혈압 하락은 매우 나쁜 예후 지표이며, 이 경우 검사를 즉시 중단하고 추가 검사를 시작해야 한다.

검사 결과의 위양성과 위음성의 발생률은 시험 대상이 되는 환자 집단에 따라 다를 수 있다. 즉, 증상이 없고 관상동맥질환 위험이 없는 젊고 건강한 사람에서 양성 결과는 위양성일 가능성이 높다. 반면, 가슴통증이 있고 이전 심근경색과 고혈압이 있는 노인 남성에서 양성 결과는 진성 양성일 가능성이 훨씬 높다. 누구도 음성 결과가 절대적으로 관상동맥질환 가능성을 완전히 배제하지는 못한다.

이 플라크 중 많은 것이 사실 "작은" 것은 아니라, 오히려 혈관벽 안쪽으로 자라나기 때문에 혈관내강(동맥 내부 공간)을 크게 막지 않는다. 부하검사는 혈류를 상당히 방해하는 70% 이상의 내강을 막는 플라크만 발견할 수 있다. 부하검사로 관상동맥질환을 배제한 사람도 여전히 위험할 수 있고, 이것이 부하검사의 유용성을 제한하는 주요 이유 중 하나이다. 관상동맥질환이 의심되는 병력을 가진 환자에서 부하검사가 음성일 경우 추가 검사가 필요하다. 대안 중 하나로 큰 관상동맥에서는 플라크를 전체적으로 더 잘 시각화할 수 있는 CT 혈관조영술이 있다.

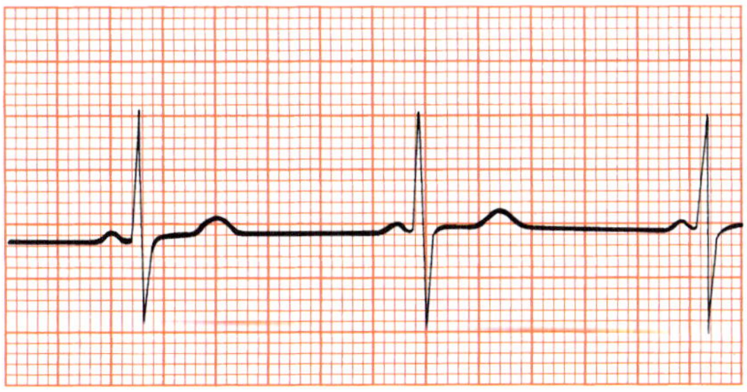

A

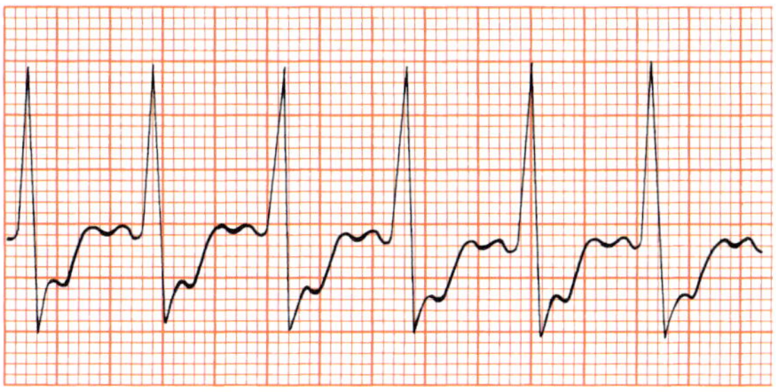

B

(A) 환자의 안정 시 심전도. (B) 동일한 환자의 동일 유도, 운동 검사 시작 후 12분 지난 후 심박수 증가와 ST 분절 하강이 관찰된다.

부하검사의 적응증은 다음과 같다:

1. 이전 심전도가 정상인 환자에서 가슴통증의 감별진단
2. 최근 심근경색을 겪은 환자의 평가에서 예후 및 심장 혈관 조영술과 같은 추가 침습적 검사 필요 여부 평가
3. 당뇨, 말초혈관질환, 심근경색 과거력 또는 심장병의 가족력 등 관상동맥질환의 위험 요소를 갖는 40세 이상의 환자
4. 가슴통증은 없지만 운동 시 호흡 곤란, 피로감 또는 두근거림을 호소하는 환자에서 침묵성 허혈이 의심될 때

부하검사의 금기 사항은 급성 전신 질환, 심한 대동맥 협착증, 조절되지 않는 울혈성 심부전, 심한 고혈압, 불안정형 협심증, 그리고 중요한 부정맥이 포함된다.

부하검사로 인한 사망률은 매우 낮지만, 항상 소생 장비를 준비해 두어야 한다.

운동 부하검사의 민감도와 특이도는 다음과 같은 방법으로 높일 수 있다:

1. 검사 전/후로 심초음파를 시행하여 운동으로 인한 심장 벽 운동의 이상을 찾아 심근이 위험에 처해 있는지 확인하는 방법
2. 검사 중 환자에게 방사성 조영제를 투여하여 심장의 영상을 기록하는 방법

후자의 절차는 심근 섬광조영술(myocardial scintigraphy)이라 불리며, 심근이 관상동맥 순환에서 방사성 추적자를 흡수한다. 하지만 혈류가 부족한 부위는 방사성 추적자를 흡수할 수 없다. 심근 섬광조영술에서는 휴식 시와 운동 부하 시 각각 영상을 얻는다. 정상 검사에서는 좌심실이 방사성 동위원소를 휴식과 운동 상태에서 모두 균일하게 흡수한다. 그러나 관상동맥 협착이 있는 환자에서는 운동 중에 큰 관류 결손(perfusion defect)이 발생할 수 있다.

운동을 할 수 없는 환자들에게는 전통적인 부하검사의 대안이 있다. 이것은 아데노신 부하검사(adenosine stress testing)와 도부타민 부하검사(dobutamine stress testing)이다.

아데노신을 정맥으로 주사하면 일시적인 관상동맥 확장이 발생하여 관상동맥 혈류가 최대 400%까지 증가한다. 그러나 심한 협착이 있는 혈관은 이미 휴식 상태에서 최대한으로 확장되어 더 이상 확장할 수 없기 때문에 해당 심장 부위의 관상동맥 혈류는 증가하지 않는다. 이 부하검사 동안에는 일반적으로 진단적인 심전도의 변화가 나타나지 않는 것이다.

도부타민 부하검사는 심장에 운동의 스트레스를 받는 것처럼 보이는 검사이다. 도부타민은 아드레날린과 유사한 약물로 몇 분에 걸쳐 점진적으로 투여된다. 관상동맥질환이 있는 환자에서는 운동으로 유도된 것과 같은 심전도의 변화가 나타날 수 있으며, 동반된 심초음파에서는 일시적인 심장 벽 운동 이상이 보일 수 있다.

부하검사는 관상동맥 순환과 기저 동맥경화의 정도를 평가하는 유일한 비침습적 방법이 아니다. 관상동맥 칼슘 점수 측정은 심장의 고속 CT 스캔을 이용하여 수행된다. 이는 환자의 전체 동맥경화 부담을 측정할 수 있지만, 특정 부위의 막힘 정도를 신뢰할 수 있게 예측하지는 못한다. 이는 미래의 관상동맥 사건 위험을 평가하고 예방 치료 시작에 대한 결정을 내리는 데 가장 유용하다(예: 환자가 LDL 콜레스테롤 수치를 낮추기 위해 스타틴을 복용해야 하는지 여부). 이미 언급한 CT 혈관조영술과 심장 도관 삽입술의 침습성 없이 협착된 관상동맥을 식별할 수 있는 MRI 혈관조영술도 점점 더 많이 사용되고 있다.

사례 10

Joan L.은 62세의 사업가이다. 중요한 출장 중이며, 시내 호텔에서 밤을 보내고 있다. 다음날 이른 아침, 그녀는 숨 참과 심한 가슴 압박으로 깨어나는데 이 통증이 턱과 왼팔까지 뻗어 나간다. 침대에서 일어나서 Pepto-Bismol을 복용하지만 통증이 사라지지 않는다. 어지럽고 메스꺼움을 호소하며 프론트 데스크에 전화를 한다. 그녀의 증상은 호텔 담당 의사에게 전화로 전달되고, 의사는 즉시 구급차를 불러 그녀를 인근 응급실로 이송한다. 증상이 시작된 후 2시간 만에 도착했으며 구급차에서 세 개의 설하 니트로글리세린 투여에도 불구하고 증상은 호전되지 않았다.

응급실에서 12 유도 심전도에서 다음과 같다: 그녀는 심근경색 일까? 그렇다면 급성인지, 심장 어느 부위가 영향을 받았는지 말 할 수 있는가?

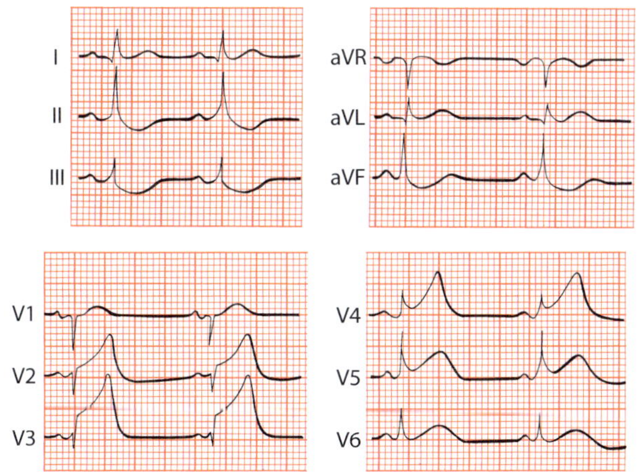

심전도에는 V2~V5 유도까지의 ST 분절 상승이 보인다. Q파는 관찰되지 않는다. Joan은 급성 전측벽 ST 분절 상승 심근경색(STEMI)이다.

심전도에서 ST 분절 상승과 Q파의 부재로 그녀는 혈전용해 요법이나 급성 관상동맥 확장술(PCI) 치료를 제공 받을 수 있음을 알 수 있다. 그러나 유감스럽게도 그녀는 1개월 전 경미한 뇌출혈로 인해 왼팔과 왼쪽 다리에 약간의 약화 증상이 남아 있어

혈전용해 요법 위험이 너무 크다고 한다. 또한 이 작은 지역 병원에서는 급성 관상동맥 확장술을 시행할 수 없고, 가장 가까운 의료기관은 몇 시간 거리에 있다. 따라서 현 상황에서 최선을 다해 의료진은 심장 집중 치료실(CCU)에 입원시켜 모니터링 하기로 결정하였다. 그녀의 통증은 모르핀과 정맥 내 니트로글리세린으로 조절되었고, 아스피린도 투여되지만 뇌출혈 경험으로 인해 다른 혈액 응고 억제제는 투약되지 않았다.

첫 번째, 트로포닌 수치는 상승되었고, 입원 첫날 밤 간호사 중 한 명이 심전도에서 이상한 심장박동을 발견한다:

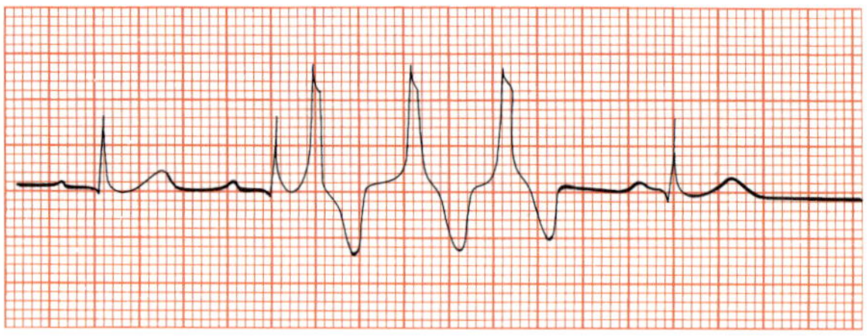

이것은 무엇인가?

환자의 세 번의 연속해서 심실조기수축(PVCs)이 발생하고 있다. 급성 심근경색 상황에서 이러한 심실조기수축은 부정맥을 유발시킬 수 있어 매우 걱정스럽다. 의료진은 심장 근육에 대한 교감신경자극을 감소시키기 위해 베타 차단제를 처방하기로 결정하였다.

다음 날 아침, Joan의 심전도는 다음과 같다. 무엇이 변했는가?

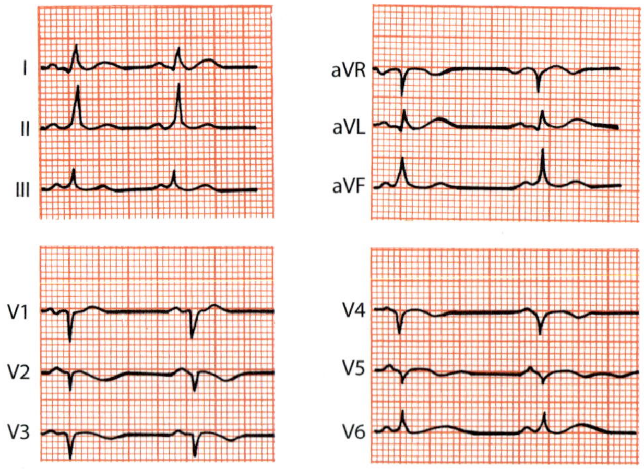

Joan의 심전도는 심실성 이소성 박동(ventricular ectopy)을 보여준다. 또한, 전벽 유도에 새로운 Q파가 관찰되는데, 이것은 전벽경색이 완전히 발생했음을 보여준다.

오후 늦게, Joan은 다시 가슴통증을 시작되었다. 시행한 심전도에서 무엇이 변하였는가?

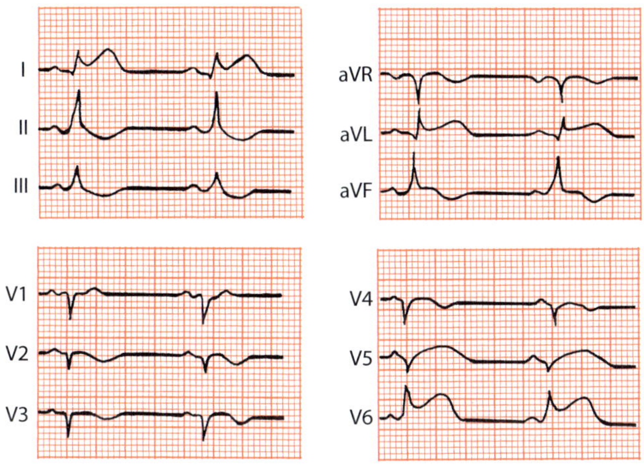

Joan의 심근경색이 확산되고 있다. 좌측측벽 유도(lateral lead)에 새로운 ST 분절 상승이 관찰된다

수 시간 경과 후, 그녀는 약간 어지러움을 호소하였고, 다시 심전도를 시행하였다. 심전도에 관찰되는 것은 무엇인가?

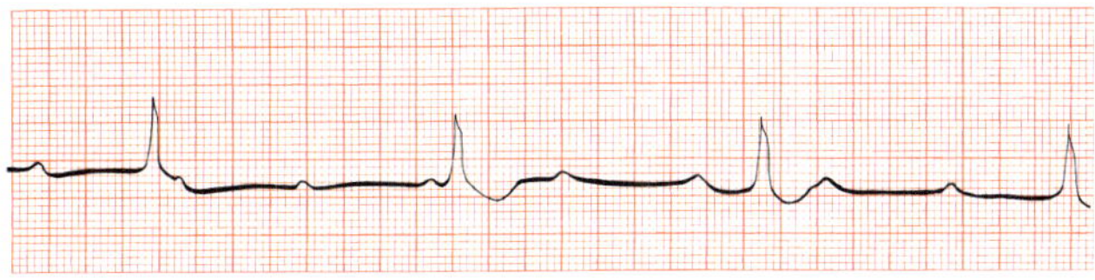

Joan은 3도 방실차단 상태이다. 심근경색 중에 심각한 전도차단이 발생할 수 있다. 그녀의 어지러움은 심실이탈리듬으로 약 35회/분의 맥박 속에서 심장 출력이 충분하지 않아 발생한 것이다. 이 경우 박동조율기(pacemaker) 삽입이 반드시 필요하다.

Joan은 어려움 없이 박동조율기를 삽입받았고, 입원 동안 추가적인 합병증 없이 지냈다. 일주일 후 걷기가 가능하고 통증 없이 퇴원하였다. 집으로 돌아온 다음 날 아침, 다시 숨이 차서 응급실에 실려갔다. 그녀는 심부전을 진단받았다. 심장 초음파 검사에서 큰 심근경색으로 인해 심장의 왼심실 기능이 현저히 감소한 것을 확인하였다. 그녀는 병원에서 치료를 받은 후 3일 후에 퇴원하였고, 추가적인 문제는 발생하지 않았다.

병원에서 자주 볼 수 있는 전형적인 사례이다. 이는 급성 심근경색을 진단하고 치료하는 데 있어서 심전도가 얼마나 중요한지 강조하고 있다. Joan의 경우 심전도는 초기에 심근경색을 의심을 확인하는 데 도움이 되지 않았다. 심장 집중 치료실(CCU)에서 전기적 모니터링은 추가적인 심근경색과 함께 발생하는 리듬 및 전도 장애를 진단하고 주요 치료 결정에 유도하는 데 기여하였다. 마지막으로, Joan이 지역 병원에서 성공적으로 치료를 받았지만 가능하다면 환자는 심장 혈관조영술이 가능한 병원에서 치료받아야 한다.

사례 11

Sam S.는 45세로 꽃집을 운영 중이며 담낭 제거술 전의 수술 전 평가를 받기 위해 병원에 내원하였다. 그의 병력은 특별히 언급할 만한 것이 없으며, 신체검사 결과도 정상이다. 그는 별도의 약물도 복용하고 있지 않았다. 담당 의사는 수술 전 심전도와 혈액검사를 요청하였다.

그 날 오후에 사무실을 나가기 전에 Sam의 심전도를 확인한다. 지금 우리는 흉부 유도만 살펴볼 것이다. 무엇이 관찰되는가?

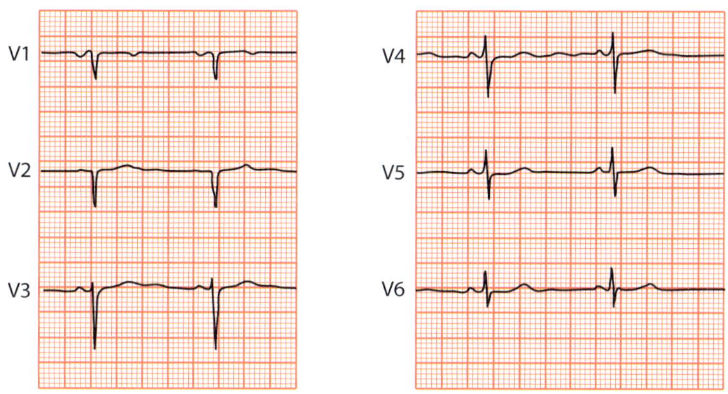

V2 유도에서 Q파(사실 QS파)와 약한 R파 진행이 있는 것을 주목해야 한다. Sam은 과거에 전벽경색을 겪은 적이 있을 수 있다.

당신은 Sam의 꽃집에 전화를 걸어 검진 결과에 대해 말하였고, Sam은 평생 동안 가슴통증을 경험한 적이 없다고 강력하게 전달한다. 그럼에도 불구하고 Sam에게 다음 날 재방문할 수 있도록 요청한다. 다시 한번 심전도를 실시하게 되었다. 다음 심전도에서 무엇이 관찰되었나?

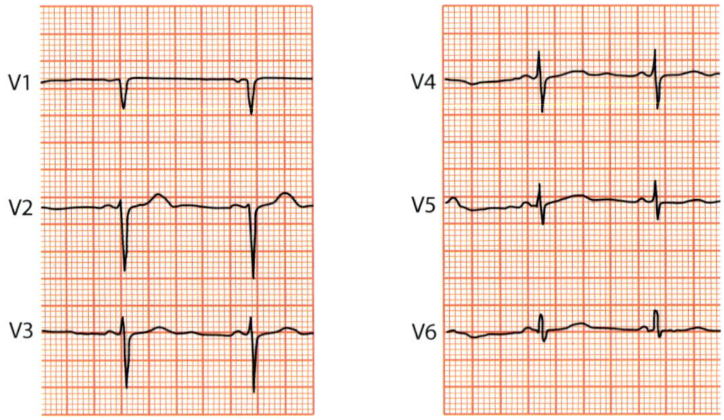

담당 의사는 안도의 한숨을 내쉰다. Q파가 마법처럼 사라졌다. 처음 시행한 심전도에서 V2에서 보였던 Q파는 실제로 작은 R파가 따르는 깊은 S파로, 정상적인 QRS였다. 하지만 이것이 마법처럼 사라진 것은 아니다. 처음 시행한 심전도는 부착한 유도의 설정 오류였다. 특히 V1과 V2 유도를 가슴벽 상단(머리 쪽)에 너무 높게 부착하는 것은 흔한 실수이며 이로 인해 이러한 혼란이 발생할 수 있다. 이런 유도 위치 설정 오류로 인해 심장의 시각이 약간 변경되어 심실 이완 초기 단계 동안 전류가 전극에서 멀어지는 것처럼 보여 Q파가 생성될 수 있다. 누군가의 실수가 중대한 결과를 초래할 수 있었으며, 환자의 수술 지연과 불필요한 검사로 이어질 수도 있었다.

Sam은 합병증 없이 담낭 제거 수술을 받고, 일상생활로 돌아와서 기분 좋게 일을 하고 있다.

제 7 장

마무리 작업

Finishing Touches

학습 목표

1. 심전도가 다양한 심장병 및 비심장병을 진단하는 데 어떻게 도움이 되는지, 특히 다음과 같은 중요한 영역에서의 역할을 살펴보자:
   A. 전해질 장애, 특히 칼륨 및 칼슘 수치의 이상
   B. 저체온증
   C. 디기탈리스의 영향, 치료 및 독성 효과
   D. QT 간격을 연장하는 약물과 일반적인 QT 간격에 대한 지침
   E. 기타 심장병 : 심낭염, 심근병증, 심근염 및 심방중격 결손
   F. 폐 질환
   G. 중추신경계 질환
   H. 수면 장애
   I. 관상동맥질환이 없는 사람의 심장 돌연사
   J. 운동선수의 심전도: 정상 소견과 우려해야 할 원인
   K. 스포츠 참가 전 어린 운동선수의 선별을 위한 심전도 검사 필요성
   L. 수술 전 평가에서의 심전도의 역할
2. 심전도가 생명을 위협하는 응급 비심장병의 실마리를 푸는 중요한 열쇠가 되었던 Amos T.의 사례와 일반적인 약물로 인해 거의 사망에 이를 뻔한 Ursula U.의 사례를 살펴보자.

여러 종류의 약물, 전해질 장애, 다양한 심장병 및 비심장병은 심전도의 정상 패턴을 크게 변화시킬 수 있다.

심전도가 왜 이렇게 다양한 원인에 민감하게 반응하는지는 늘 명확하지는 않지만, 어떤 경우 중 일부는 실제로 심전도가 다가오는 심각한 문제의 가장 민감한 지표이거나 적어도 심각한 상태가 진행 중일 수 있음을 나타내는 첫 번째이자 최고의 단서가 될 수 있으니 잘 알아야 한다. 이러한 상태 중 다수는 심전도의 특정 이상에 직면했을 때 감별진단에 영향을 미친다.

이 장에서는 스포츠 참여 전과 수술 전에 12 유도 심전도를 받는 것의 장단점을 살펴보는 것으로 마무리한다. 가이드라인은 계속 진화하고 있지만 일반적인 합의가 형성되고 있다.

1 전해질 장애 Electrolyte Disturbances

혈청 칼륨과 칼슘 수치의 변화는 심전도에 큰 변화를 일으킬 수 있다.

1) 고칼륨혈증(Hyperkalemia)

칼륨 이온은 심장 세포의 전기 활동에 매우 중요하기 때문에 고칼륨혈증은 심전도에 여러 문제를 일으킬 수 있다.

가장 고전적인–꼭 그렇지만은 않음–표현으로 고칼륨혈증은 심실세동 및 사망으로 이어질 수 있는 심전도의 점진적인 변화를 만든다. 심전도 변화의 존재는 혈청 칼륨 수치보다 더 좋은 임상적으로 중요한 칼륨 독성의 지표가 된다.

칼륨이 상승하기 시작하면 모든 12 유도 심전도의 T파가 뾰족하게(peaked) 나타나기 시작한다. 이 영향은 급성 심근경색으로 인한 뾰족한 T파와 쉽게 혼동될 수 있다. 한 가지 차이점은 경색에서의 변화는 경색 부위의 유도에 국한되지만, 고칼륨혈증에서는 변화가 확산되어 모든 유도에서 나타나지는 않더라도 대부분의 유도에서 나타난다는 점이다.

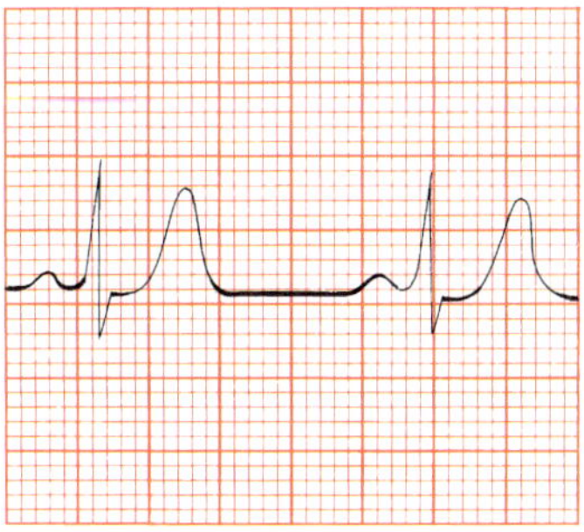

고칼륨혈증에서 뾰족한 T파(peaked T wave)

혈청 칼륨 수치가 더욱 증가함에 따라 PR 간격은 더욱 연장되고, P파는 점진적으로 편평해지다가 급기야 사라지게 된다.

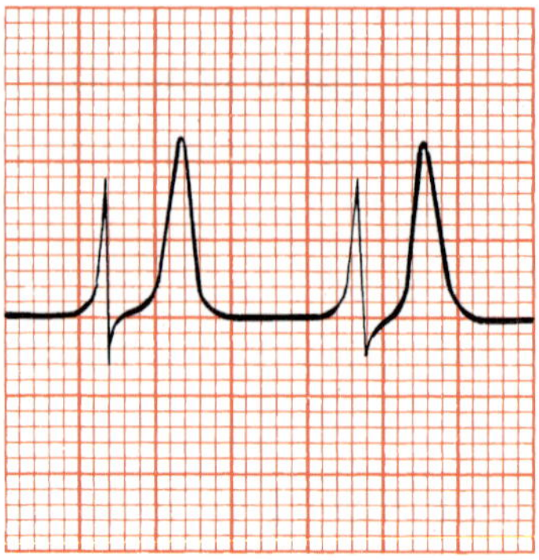

칼륨 수치의 상승에 따라 P파는 더 이상 보이지 않고 T파는 더욱 높아지고 뾰족해진다.

QRS 복합체는 T파와 합쳐질 때까지 폭이 넓어지며 궁극적으로 sine파형(sine wave pattern)을 형성하게 된다. 우리는 이미 QRS 복합체가 넓어지는 몇 가지 원인을 확인한 바 있다. 이를 정리하는 데 도움이 되도록 심전도 팁을 소개하자면 우축편위(I 유도에서 음의 QRS 복합체, aVF 유도에서 양의 QRS)의 존재는 넓은 QRS 복합체가 고칼륨혈증의 결과라는 중요한 단서가 된다(다음 페이지 박스글 참고).

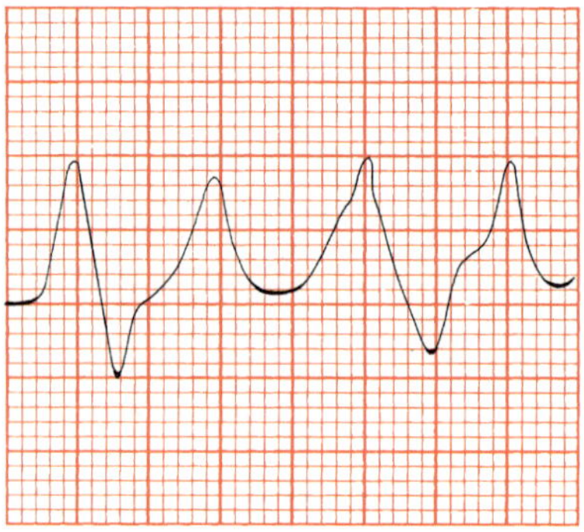

고칼륨혈증의 악화는 고전적인 sine파형을 유도한다. 폭이 넓어진 QRS 복합체와 뾰족한 T파(peaked T wave)는 거의 구분할 수 없다.

고칼륨혈증은 우축편위의 원인 중 하나일 뿐이며, 다른 원인도 여러 가지 있다. 여기에는 우축편위를 발견하고 진단 가능성을 고민할 때마다 도움이 될 수 있는 목록이 정리되어 있다:

- 오른심실비대 (제2장)
- 다발갈래차단(왼뒤섬유다발 반차단, fascicular block) (제4장)
- 만성 및 급성 폐 질환(이 장의 뒷부분 참고)
- 고칼륨혈증
- 심실 이소성/심실빈맥(부정맥의 발생 부위에 따라 축이 오른쪽으로 향할 수 있음)
- 오래된 좌측 심근경색(전기적 힘이 왼측벽에서 멀어져 오른쪽을 가리킴)
- 특정 약물, 특히 나트륨 채널 차단제(이 장의 뒷부분에서 다룰 예정)
- 잘못된 위치에 배치된 유도(아쉽게도 너무 흔한 경우)
- 좌우 바뀜증(situs inversus)을 동반한 우심증(Dextrocardia)

혈청 칼륨이 상승함에 따라 전도 차단[고도 방실차단 및 다발갈래차단(BBB)]이 나타날 수 있고 결국 무수축이나 심실세동으로 악화될 수 있다.

이러한 변화는 대개 혈청 칼륨 수치가 올라감에 따라 일어나지만, 항상 그렇지는 않는다는 것에 유의해야 한다. **심실세동으로의 진행은 갑작스럽게 발생할 수 있으므로 고칼륨혈증에 의한 심전도의 변화가 나타난다면 즉각적인 임상적 조치가 필요하다!**

응급상황에서 고칼륨혈증의 치료는 50% 포도당 50 ml에 10단위 인슐린을 투여하는 것으로 시작하지만 세포막 불안정 해소를 위해 칼슘을 투여하는 것 역시 잊지 말아야 한다.

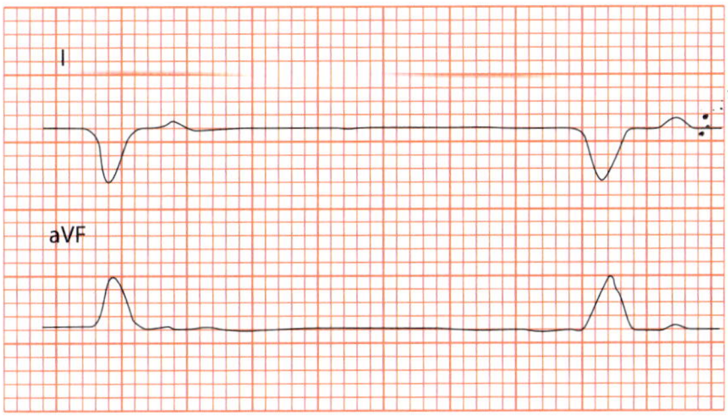

고칼륨혈증 환자의 I 유도와 aVF 유도. QRS 복합체는 넓고 우축편위가 있다. 리듬은 접합부이탈 리듬이다.

2) 저칼륨혈증(Hypokalemia)

저칼륨혈증은 고칼륨혈증과 마찬가지로 심정지를 일으킬 수 있는 치명적인 전해질 불균형 상태로 심전도는 그 심각성을 확인하는데 혈청 칼륨 수치보다 더 좋은 지표이다. 아래의 몇 가지 변화가 나타나는데 순서가 정해져 있지는 않다.

- ST 분절의 하강
- QT 간격의 연장과 함께 T파의 편평화
- U파의 등장

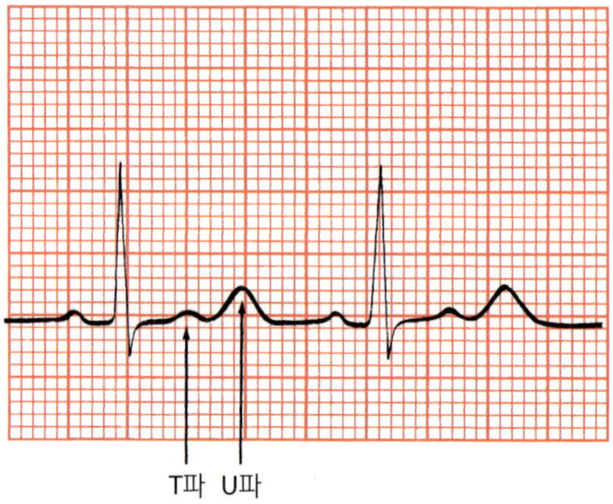

저칼륨혈증. U파가 T파보다 더 뚜렷하게 보인다. 경미한 ST 분절 하강이 보일 수 있다.

U파라는 용어가 생소하겠지만 이는 전체 심전도 주기에서 T파 뒤에 나타나는 파형을 뜻한다. 이 존재는 정상일 수도 있고 병적일 수도 있다. 이것의 정확한 생리학적 의미는 아직 완전히 설명되지 않았다. 대개 U파는 T파와 동일한 축을 가지며 종종 V2 및 V3 유도에서 가장 잘 나타난다. U파는 때때로 인식하기가 어렵고 언뜻 보면 이상성 T파를 보고 있다고 생각할 수도 있다. 비록 U파가 저칼륨혈증에서 가장 특징적인 형태일지라도 그 자체로는 진단적이지 않다. 다른 질환(예: 중추신경계 질환 및 특정 항부정맥제)에서도 현저한 U파가 나타날 수 있으며, 심장이 정상이고 혈청 칼륨 수치가 정상인 환자에게서도 심박수가 분당 60~65회 이하로 떨어질 때 U파가 나타날 수 있다.

드물게 심한 저칼륨혈증으로 인해 ST 분절이 상승할 수 있다. 심전도 검사에서 ST 분절 상승 또는 저하를 볼 때마다 항상 어떤 형태의 심장 허혈을 의심해야 하지만, 감별진단에 저칼륨혈증을 항상 염두에 두어야 한다.

심한 저칼륨혈증은 QT 간격의 연장뿐만 아니라 심실위 혹은 심실성 빠른부정맥을 유발할 수도 있다.

3) 칼슘 장애(Calcium Disorders)

혈청 칼슘 수치의 변화는 주로 QT 간격에 영향을 미친다.

저칼슘혈증은 이를 연장시키고 고칼슘혈증은 이를 단축시킨다. 혹시 연장된 QT 간격과 관련된 잠재적으로 치명적인 부정맥을 기억하는가?

심실빈맥의 변이형인 비틀림심실빈맥(torsade de pointes)은 QT 간격이 연장된 환자에서 발생할 수 있다.

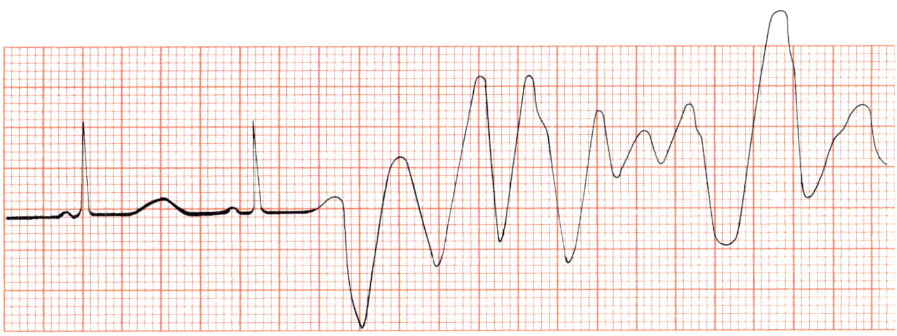

저칼슘혈증. QT 간격이 연장되어 있다. 심실조기수축(PVC)이 연장된 T파 위에 떨어져 비틀림심실빈맥을 유발한다.

다른 전해질 장애도 QT 간격을 연장할 수 있다. 여기에는 저칼륨혈증과 저마그네슘혈증이 포함된다. QT 간격과 관련된 이야기는 앞으로 계속된다.

2 저체온증 Hypothermia

저체온증은 심전도로 진단하지 않고 체온계로 진단한다. 그러나 매우 낮은 체온과 관련된 심전도의 변화는 다른 심장병으로 오인할 수 있으므로 이를 인식하는 것이 중요하다.

체온이 정상 이하로 떨어지면 심전도에 다음과 같은 몇 가지 변화가 나타난다:

1. 모든 것이 느려진다. 동서맥이 흔하며 모든 분절과 간격(PR, QRS, QT 등)이 연장된다.
2. 독특하고 사실상 진단적인 유형의 ST 분절 상승이 나타날 수 있다. 이는 J점에서의 갑작스러운 상승과 기저선으로의 급격한 하강으로 구성된다. 이러한 구성을 J파 또는 Osborn파라고 부른다. J파는 환자가 다시 체온을 회복하면 사라지게 된다. ST 분절 상승은 아래 그림과 같이 매우 극적일 수 있으며 때로는 급성 관상동맥증후군과 혼동될 수 있다.

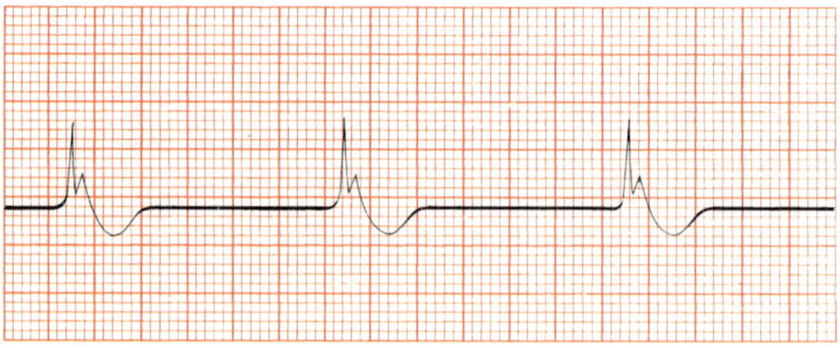

저체온증. Osborn파가 매우 두드러진다.

3. 동서맥뿐만 아니라 느린 접합부 리듬(slow junctional rhythm) 또는 느린 심방세동(atrial fibrillation with slow ventricular response)과 같은 다양한 부정맥이 나타날 수 있다.
4. 오한으로 인한 근육 떨림의 간섭(artifact)은 판독을 어렵게 만들 수 있다. 파킨슨병 환자에게서도 유사한 간섭을 볼 수 있다. 다음 심전도와 같은 간섭은 심방세동 혹은 심방조동으로 혼동될 수 있다.

떨림은 다양한 빈도로 발생한다. 저체온증의 떨림은 아주 다양한 빈도로 발생할 수 있지만, 파킨슨병의 떨림은 약 5 Hz 또는 분당 300회 주기로 비교적 규칙적으로 발생하는 경향이 있기 때문에 심방조동으로 쉽게 오인할 수 있다.

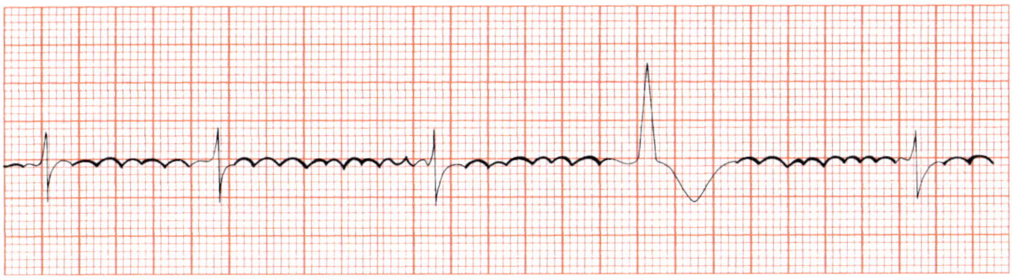

근육 떨림으로 인한 간섭은 심방조동과 유사하다.

3 약물 Drugs

1) 디기탈리스(Digitalis)

임상에서 이제 거의 디기탈리스를 사용하지는 않지만, 심전도에 미치는 흥미로운 영향 때문에 심전도 책은 이를 자주 인용하게 된다. 이 책에서도 그 전통을 이어가고자 한다. 디기탈리스로 인한 심전도 변화에는 두 가지 범주가 있는데 하나는 약물의 치료 혈중 농도와 관련된 변화이고 다른 하나는 독성 혈중 농도에서 나타나는 변화이다.

(1) 치료 혈중 농도와 연관된 심전도 변화

디기탈리스의 치료 혈중 농도는 약물을 복용하는 환자 대다수에서 특징적인 ST 분절과 T파의 변화를 유발한다. 이러한 변화는 디기탈리스 효과(digitalis effect)로 알려져 있으며 T파의 편평화 또는 역위와 ST 분절의 하강으로 구성된다. 하강된 ST 분절은 매우 완만한 하강 경사를 보이고 선행하는 R파로부터 거의 눈에 띄지 않게 나타난다. 이러한 특징은 허혈(ischemia)에서 보이는 대칭적인 ST 분절 하강과 디기탈리스 효과를 감별하게 해준다; 디기탈리스는 종종 왼심실비대를 가진 울혈성 심부전 환자에게 쓰이기 때문에 재분극 이상을 가진 심실비대와의 감별이 어려울 수 있다.

디기탈리스 효과는 일반적으로 높은 R파(tall R wave)를 갖는 유도에서 가장 두드러지게 나타난다. 디기탈리스 효과는 정상적이고 예측할 수 있어서 약을 중단할 필요가 없다는 점을 기억해야 한다.

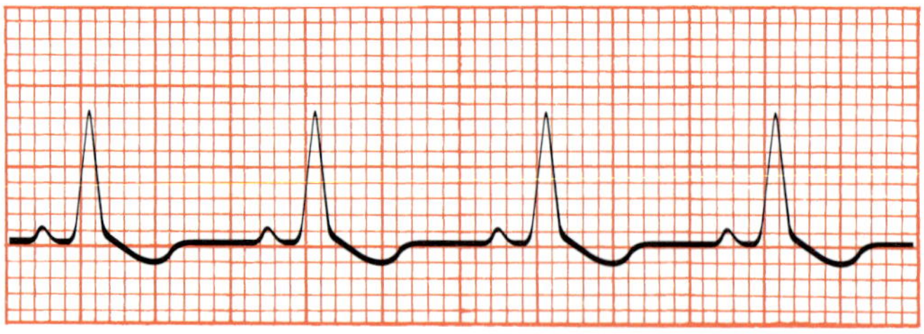

비대칭적 ST 분절 하강을 동반한 디기탈리스 효과

(2) 독성 혈중 농도와 연관된 심전도 변화

반면에 디기탈리스 독성에 의한 임상 양상은 임상적 중재를 필요로 할 수 있다. 디기탈리스 중독은 전도 장애와 빠른부정맥을 단독 또는 결합한 형태로 발현될 수 있다.

① 동방결절 억제(Sinus Node Suppression)

디기탈리스는 치료 혈중 농도에서도 동(심)방결절을 느리게 할 수 있다. 특히 동기능부전증후군(159쪽 참고)에서는 더욱 그러하다. 독성 혈중 농도에서는 동 출구 차단(sinus exit block) 또는 완전한 동방결절 억제(complete sinus node suppression)가 발생할 수 있다.

② 전도 장애(Conduction Blocks)

디기탈리스는 방실결절을 통한 전도 속도를 늦추므로 1도, 2도, 심지어 3도 방실 차단을 유발할 수 있다.

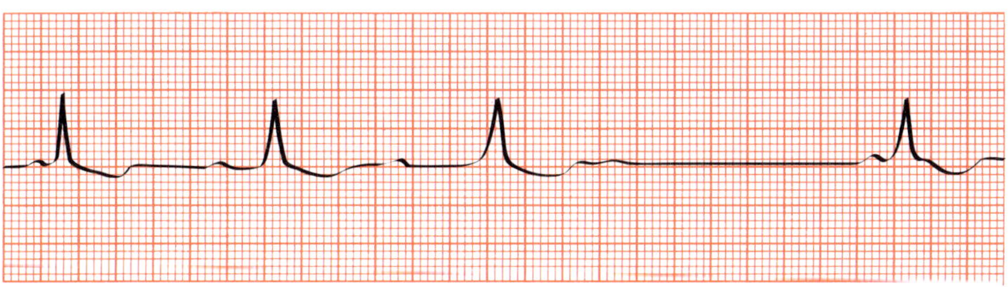

디기탈리스 독성으로 유발된 2도 I형 방실차단(Wenckebach block)

방실 전도를 늦추는 디기탈리스의 효과는 심실위빈맥의 치료에 유용할 수 있다. 예를 들어, 디기탈리스는 심방세동 환자의 심실 박동수를 늦출 수 있다. 그러나 환자가 심전도 검사를 위해 가만히 앉아 있거나 누워 있을 때 심박수를 잘 늦추는 디기탈리스의 효과는 일반적으로 운동 중에는 쉽게 소실된다. Atenolol이나 metoprolol 같은 베타차단제는 방실 전도에 유사한 영향을 주며 아드레날린 작용이 증가할 때(예: 운동을 하거나 스트레스를 받을 때) 박동수를 더 잘 조절할 수 있다.

③ 빠른부정맥(Tachyarrhythmias)

디기탈리스는 모든 심장 전도 세포의 자동능을 강화하여 박동조율기처럼 작동하게 하기 때문에 디기탈리스는 모든 빠른부정맥의 발생이 가능하다. 발작성심방빈맥(PAT)과 심실조기수축이 가장 흔하고, 접합부리듬이 상당히 흔하며, 심방조동과 심방세동은 가장 흔하지 않다.

④ 결합(Combinations)

발작성심방빈맥과 2도 방실차단의 결합은 디기탈리스 독성의 가장 특징적인 리듬 장애이다. 전도 차단은 일반적으로 2:1이지만 예측하기 어렵고 다양하게 나타나기도 한다. 디기탈리스는 이러한 차단을 동반한 발작성심방빈맥의 가장 흔한 원인이지만, 유일한 원인은 아니다.

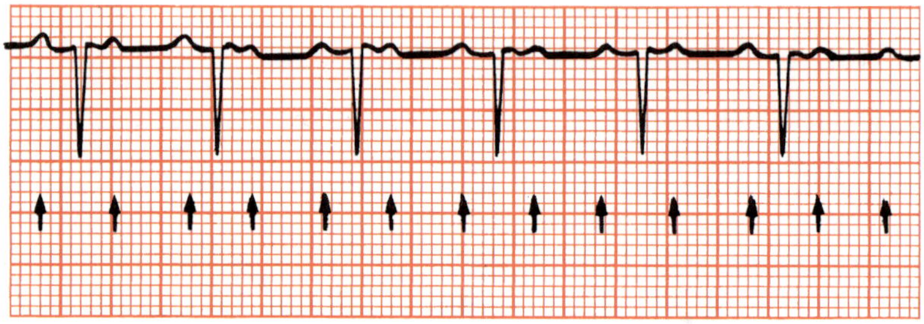

2:1 차단을 동반한 발작성심방빈맥. 화살표는 각각의 P파를 가리킨다.

2) 나트륨 채널 차단제(Sodium Channel Blockers)

나트륨 이온 채널은 신경 전도에 중요하므로 나트륨 이온 채널의 기능을 방해하는 모든 것이 심전도를 변화시킬 수 있다. 가장 일반적으로 사용되는 나트륨 채널 차단제는 삼환계 항우울제(예: amitriptyline, nortriptyline)이지만 많은 항부정맥제(예: sotalol, amiodarone, dofetilide, dronedarone), cocaine 및 고칼륨혈증도 나트륨 채널을 차단할 수 있다. 심전도 소견에는 빈맥, 넓은 QRS 복합체, 우축편위, 연장된 QT 간격, 예상치 못할 수 있는 소견인 가장 오른쪽 유도(aVR 및 V1)의 높은 R파가 포함될 수 있다.

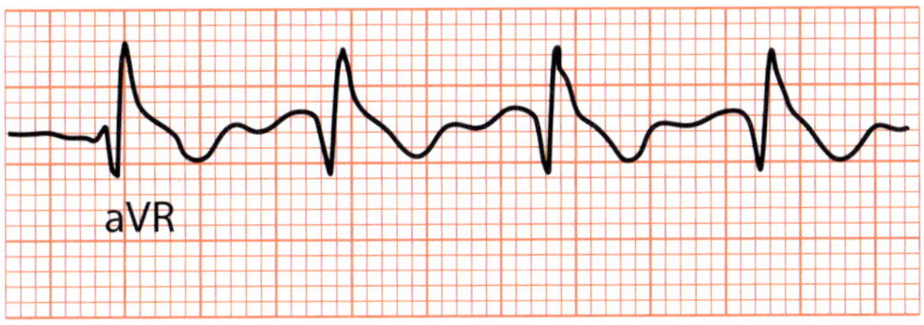

Amitriptyline 과다 복용한 환자의 aVR 유도. aVR 유도는 일반적으로 깊은 음성 편향을 보이는데 여기서는 높은 R파를 볼 수 있다. 또한 QRS 복합체가 넓어지고 QT 간격도 연장됨을 확인할 수 있다.

이 교재에서 aVR 유도에 관한 서술이 거의 없었다. 그도 그럴 것이 aVR 유도는 대부분의 이상 반응이 보이는 유도에서 오른쪽으로 멀리 떨어져 있기 때문이다. 하지만 aVR 유도의 관찰에 유의해야 하는 경우가 있는데 예를 들어, 왼관상동맥(left main coronary artery) 폐색으로 인한 대규모 경색이나, 대규모 폐색전(pulmonary embolism)으로 인해 오른심장이 영향을 받을 때, aVR 유도에서 ST 분절 상승이 관찰될 수 있다. 나트륨 채널 차단제는 심각한 저칼륨혈증에서 처럼 aVR과 V1 유도에 높은 R파를 생성할 수 있다.

3) QT 간격을 연장하는 약물(Medications That Prolong the QT Interval)

저칼슘혈증, 저마그네슘혈증, 심한 저칼륨혈증과 마찬가지로 많은 약물이 QT 간격을 연장시키고 심각한 심실빈맥의 위험을 증가시킬 수 있다. 이전에 언급된 것처럼 나트륨 채널 차단 약물은 여러 항우울제와 많은 항부정맥제를 포함하여 QT 간격을 연장시킬 수 있다. 항부정맥제는 부정맥을 치료하는 데 사용되지만, QT 간격을 연장시킴으로써 역설적으로 심각한 심실 빠른부정맥의 위험을 증가시킬 수 있다. 이러한 약물을 복용하는 모든 환자, 특히 두 가지 이상의 약물을 동시에 투여하는 경우 QT 간격을 주의 깊게 감시해야 하며, 상당한 연장이 발생하면 약물 투여를 중단해야 한다.

일반적으로 사용되는 다른 약물 역시 QT 간격을 연장시킬 수 있다. 이들 대부분은 일반적인 용량으로는 잠재적으로 치명적 부정맥의 위험은 매우 적다. 다음과 같은 약물이 있다:

- 항생제 : macrolides(예: erythromycin, clarithromycin, azithromycin) 및 fluoroquinolone(예: levofloxacin, ciprofloxacin)
- 항진균제(예: ketoconazole)
- 비 진정성 항히스타민제(예: astemizole, terfenadine)
- 향정신성 약물 : 항정신병약(예: haloperidol, phenothiazines), 선택적 세로토닌 재흡수 억제제(예: citalopram, fluoxetine) 및 methadone

- 일부 위장약, 항암제, 이뇨제(저칼륨혈증 또는 저마그네슘혈증을 유발하는 약물)

이러한 약물을 한 가지 이상 복용하는 환자에서 비틀림심실빈맥(torsade de pointes)의 위험이 있고 신진대사의 손상으로 약물의 혈중 농도가 높아지면 비틀림심실빈맥의 위험도 커진다. 예를 들어 자몽 주스는 이러한 약물의 대사를 담당하는 시토크롬(cytochrome) P-450 enzyme 시스템의 활동을 억제하며, 이에 따라 혈중 약물 농도가 높아지면서 QT가 연장될 수 있다.

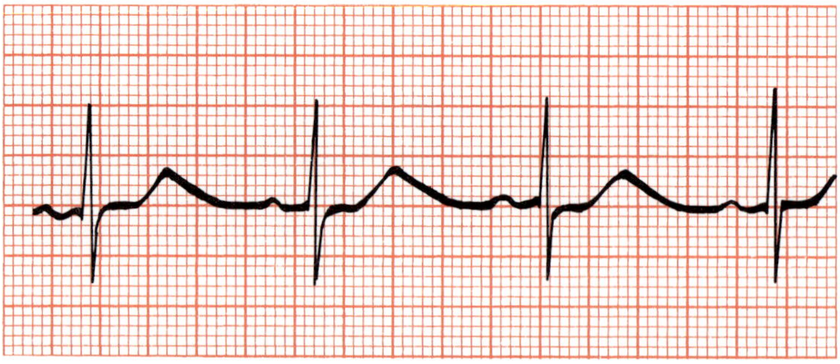

심전도 감시 중 관찰된 QT 간격의 연장으로 환자의 sotalol 용량을 줄여야 했다.

4 QT 간격에 대한 추가 사항 More on the QT Interval

연장된 QT 간격과 관련된 심장 재분극의 몇몇 유전 질환이 규명되었고, 특정한 염색체 이상과 연관되어 있다(Long QT Syndrome, LQTS). 이러한 질병을 가진 환자가 있는 가정의 구성원은 모두 안정기와 부하 시의 심전도 검사와 함께 유전적 결함 여부에 대한 선별검사를 받아야 한다. 이상 소견이 발견되면 베타 차단제를 투약해야 하며 치명적인 부정맥으로 인한 급사 위험이 크게 증가하므로 이식형 제세동기가 권장된다. 특히 환자가 소아기 또는 초기 성인기인 경우 더욱 위험하다.

1) 어떻게 QT 간격을 정확히 측정하는가? (How to Measure the QT Interval Accurately)

QT 간격은 심박수에 따라 달라지므로 교정된 QT 간격(QTc)을 사용하여 절대적인 QT 연장을 평가하는데 계산법은 다음과 같다.

$$QTc = \frac{QT}{\sqrt{RR}}$$

아마 고등학교 졸업 후 √를 씌워서 계산할 일은 없었을 것이다. 그렇다면 심전도 검사 후 판독(interpretation) 부분을 주목해라. 이미 계산이 되어있다.

Vent. rate	93 bpm
PR interval	202 ms
QRS duration	100 ms
QT/QTc	362/450 ms
P-R-T axes	61 -25 57

QT 간격을 연장할 수 있는 약물로 치료하는 동안 QTc는 500 ms를 초과해서는 안 된다(기존 다발갈래차단이 있는 경우 550 ms). 이 규칙을 준수하면 심실부정맥의 위험이 줄어든다. QTc를 결정하는 이 간단한 공식은 분당 심박수 50~120회에서 가장 유용하다. 극단적인 심박수에서는 그 유용성이 제한된다.

QTc 간격이 길어지는 원인	
저칼슘혈증 저마그네슘혈증 저칼륨혈증(중증) 선천성 장애	약물 복용(앞에서 설명) 저체온증 심장 허혈

QT 간격이 너무 짧을 수도 있는가? 그렇다. 짧은 QT 간격은 일반적으로 360 ms 미만의 QT 간격으로 정의되는데 모든 이가 이 수치에 동의하는 것은 아니다. 선천성 짧은 QT 증후군은 연장된 다른 증후군보다 훨씬 드물다. 이는 여러 가지 유전적 "채널 병증(channelopathies)"으로 인해 발생할 수 있다. 대부분의 환자는 합병증이 없는 것으로 보이지만 심방 및 심실부정맥의 위험이 증가한다. 짧은 QT 간격의 감별진단에는 고칼륨혈증과 고칼슘혈증이 포함된다.

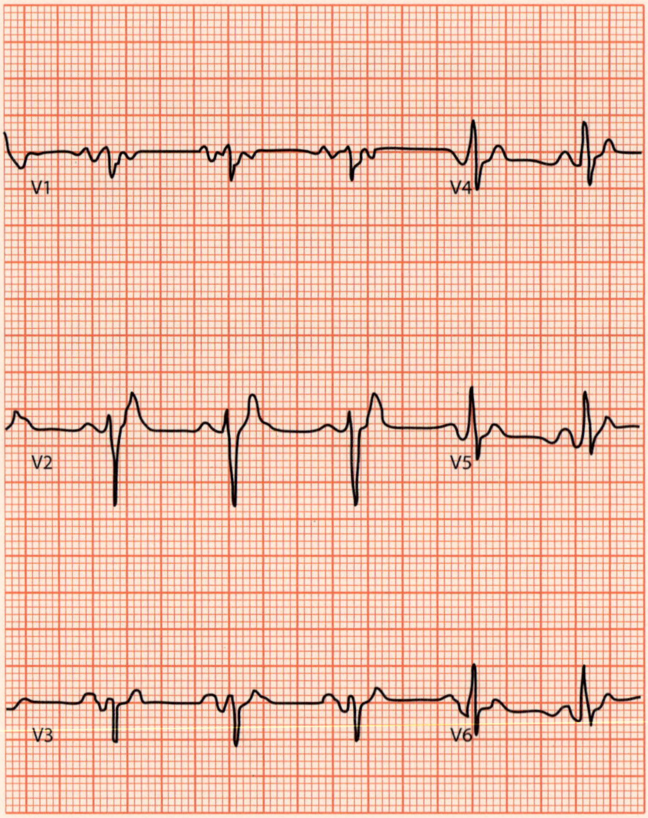

짧은 QT 간격의 예

5 다른 심장병 Other Cardiac Disorders

1) 심낭염(Pericarditis)

급성 심낭염(심장 외막의 염증)은 ST 분절 상승과 T파 편평화 또는 역위를 유발할 수 있다. 이러한 변화는 비슷한 임상 양상과 더불어 심근경색과 쉽게 혼동될 수 있다. 하지만 심낭염의 특징적인 심전도는 심근경색과 구별하는 데 도움을 줄 수 있다:

1. 심근경색의 경우 특정 연관된 유도에서의 ST 분절의 상승과 반대 벡터에서의 역위와 같은 형태로 국소적인 변화를 보이지만 심낭염의 ST 분절 및 T파 변화는 더 많은 유도에 영향을 미치는 확산성 경향을 보인다(늘 그런 것은 아니지만). 그 이유는 대개 전체 심낭이 자극받기 때문이다. 하지만 주의해야 할 것은 ST 분절의 상승이 II 유도보다 III 유도에서 더 크다면 급성 심낭염이 아닌 ST 분절 상승 심근경색(STEMI)일 가능성을 염두에 두고 치료해야 한다. 심낭염에서 보이는 ST 분절은 일반적으로 심근경색에서 보이는 ST 상승(편평하거나 볼록한)과 달리 위쪽으로 오목한 형태(안장 모양)를 보인다.
2. 심낭염에서 T파 역위는 보통 ST 분절이 기저선으로 돌아온 이후에 일어난다. 심근경색에서의 T파의 역위는 보통 ST 분절의 정상화에 선행한다.
3. 심낭염에서는 Q파가 관찰되지 않는다.

PR 간격은 일반적으로 많은 유도(aVR 제외)에서 0.8 mm 이상 하강되는 경우가 많다. 그러나 이 기준에 지나치게 의존해서는 안 된다. 더 적은 하강은 조기 재분극과 연관될 수 있고 그 이상 깊이의 하강은 심낭염에만 국한된 것이 아니라 ST 분절 상승 심근경색에서도 관찰될 수 있다. 먼저 환자가 ST 분절 상승 심근경색이 아님을 확신한 후에야, PR 간격을 참고하여 환자에게 심낭염 가능성이 있는지 판단해야 한다.

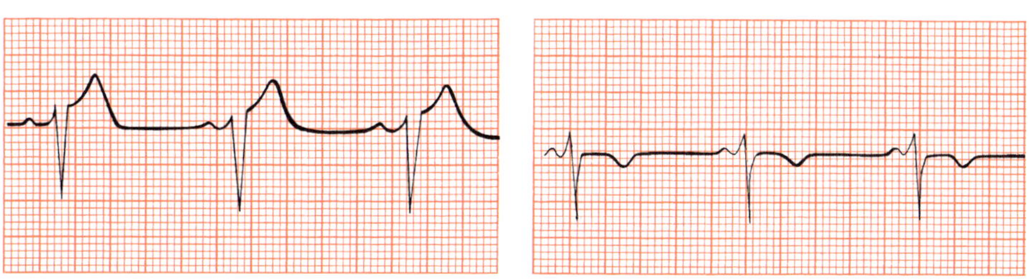

A B

(A) V3 유도는 급성 심낭염에서 ST 분절의 상승을 보여준다. (B) 며칠 후 동일한 유도에서 ST 분절은 기저선으로 돌아왔고 T파의 역위를 보여준다. Q파는 없다.

심낭염의 존재에 대한 또 다른 단서는 "스포딕 징후(Spodick sign)"라고 불리는 형태이다. 이는 T파의 끝에서 P파의 시작까지 연장되는 TP 분절의 하강을 나타낸다. 급성 심낭염이 의심되는 환자에게서 이러한 형태가 나타나고 ST 분절 상승 심근경색을 배제할 수 있다면 심낭염이 있을 가능성이 높다.

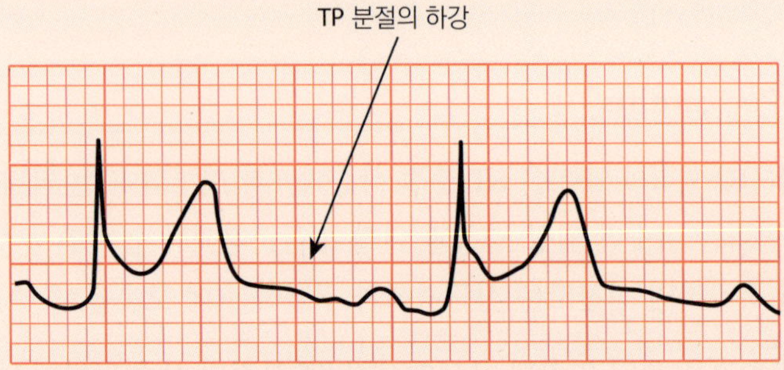

스포딕 징후(Spodick sign)

심전도는 심낭염의 흉통과 심장 허혈의 흉통을 구별하는 퍼즐의 한 부분일 뿐이다. 그러므로 심낭염의 임상 양상을 파악하는 것이 필수적이다. 환자가 허혈성 심장병의 위험 요인이 없는 젊은 성인인 경우 심낭염일 가능성이 높지만, 미국에서는 매년 29~44세 환자에서 10만 건 이상의 심근경색이 진단된다는 점을 염두에 두어야 한다.

협심증과 달리 급성 심낭염의 통증은 일반적으로 날카롭고 흡기 및 기침에 의해 악화되며 앞 가슴벽 전체에 걸쳐 확산되듯이 느껴지며 종종 등 위쪽으로 방사되는 경우가 많다. 통증은 보통 환자가 몸을 앞으로 숙이면 완화되고 검사 시 왼쪽 복장뼈 경계에서 심낭 마찰음이 들릴 수 있다.

심낭염이 있는 일부 환자에게서는 심낭 삼출이 발생한다. 또한, 심낭삼출의 다른 다양한 원인으로는 흉부 외상, 악성종양, 자가면역질환, 신부전, 그리고 갑상샘저하증 등이 있다. 상당한 양의 심낭 삼출액은 심장의 전기적 출력이 약화되어 모든 유도의 낮은 전위(low voltage)를 형성한다. 하지만, 심낭염에서의 ST 분절 및 T파 변화는 여전히 관찰될 수 있다.

낮은 전위의 정의는 가장 민감한 기준으로 (1) I, II, III 유도의 총 QRS 전위 합계가 15 mm 미만이거나 (2) V1, V2, V3 유도의 총 QRS 전위 합계가 30 mm 미만인 경우이고 보다 구체적인 기준은 (1) 모든 사지유도의 QRS 전위가 5 mm 미만이거나 (2) 모든 흉부유도의 QRS 전위가 10 mm 미만이다.

낮은 전위의 원인은 심낭 삼출액 때문만이 아니다. 만성 폐 질환으로 인해 공기로 가득 찬 폐, 기흉, 흉막 삼출액, 고도 비만 환자의 현저한 비만 등 심장에서 생성되는 전기를 감지하는 표면 전극의 능력을 약화시키는 모든 것이 원인이 될 수 있다. 또한 아밀로이드증과 같은 심장 침윤성 질환, 중증 갑상샘 기능 저하증, 다발성 경색으로 인한 말기 심근병증 등 심장의 정상 전압 생성 능력을 감소시키는 모든 질환이 원인이 될 수 있다.

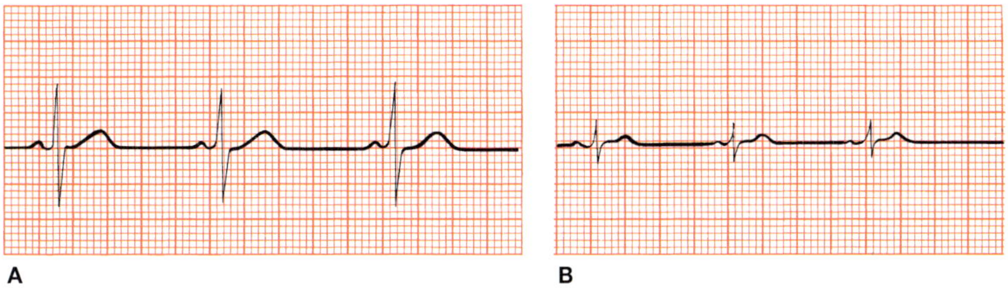

심낭 삼출이 발생하기 전(A)과 후(B)의 I 유도. 전위의 감소가 유일한 중요 변화이다.

삼출액이 아주 많다면 심장은 실제로 액체로 가득 찬 낭 속에서 자유롭게 회전할 수 있다. 이것은 심장의 전기적 축이 각 박동에 따라 다양하게 변화하는 전기적 교대(electrical alternans)라는 현상을 생성한다. 이것은 QRS 복합체의 축뿐만 아니라 P와 T파의 축에도 영향을 미친다. 심전도에서 이러한 변화하는 축은 박동마다 파형의 진폭이 달라지는 것으로 가장 쉽게 인식할 수 있다.

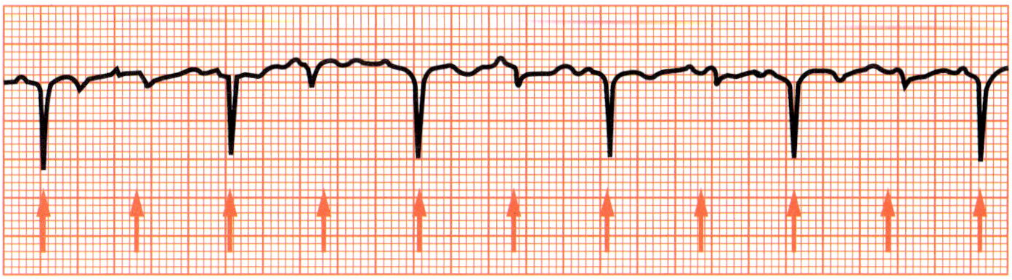

전기적 교대. 화살표는 각각의 QRS 복합체를 가리킨다.

2) 비대성 폐쇄성 심근병증(Hypertrophic Obstructive Cardiomyopathy, HOCM)

앞에서 이미 비대성 폐쇄성 심근병증에 대해 논의했고 Tom L.의 사례에서 특발성 비대성 대동맥판하협착증(92쪽 참고)에 대해 다루었다. HOCM을 갖는 많은 환자는 정상 심전도이지만, 왼심실비대와 좌축편위도 드물지 않다. Q파는 때때로 측면(laterally)에서 볼 수 있고 경우에 따라서 하측(inferiorly)에서 볼 수도 있다. 이것이 경색을 의미하지는 않는다.

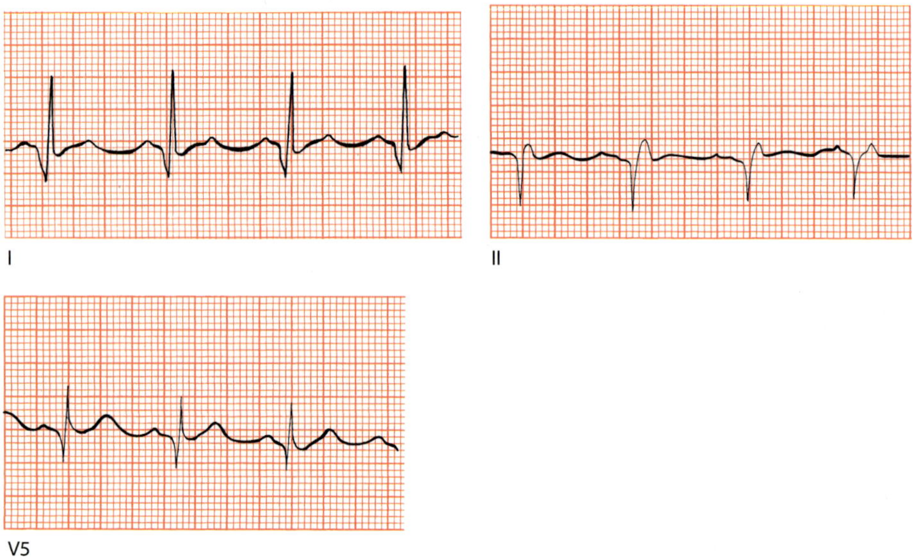

비대성 폐쇄성 심근병증. Q파는 그림의 각각의 세 개 유도에서 볼 수 있다.

3) 심근염(Myocarditis)

심근을 침범하는 모든 미만성 염증 작용은 심전도상에서 여러 가지 변화를 일으킬 수 있다. 가장 흔한 것은 특히 다발갈래차단과 반차단(hemiblocks) 등의 전도차단이다.

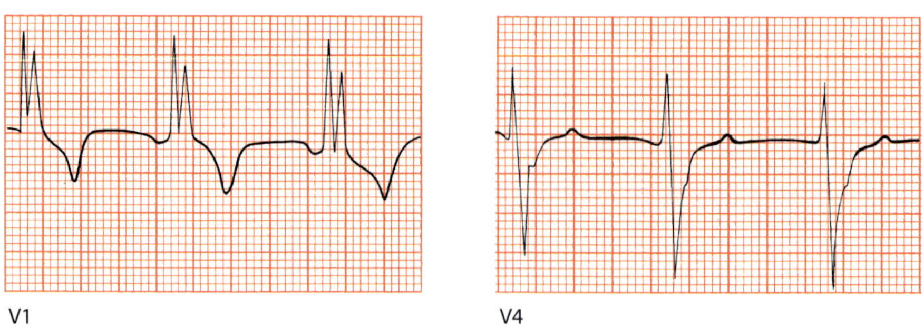

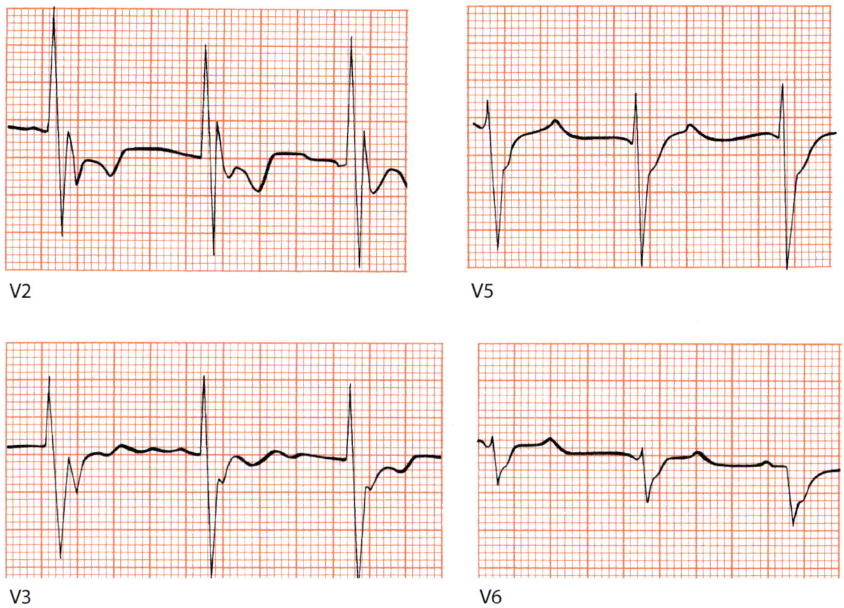

바이러스 감염에 의한 활동성 심근 환자에서 나타난 오른다발갈래차단

4) 심방중격 결손(Atrial Septal Defect, ASD)

심방중격 결손(ASD)은 왼심방과 오른심방 사이에 작은 구멍이 있는 것을 말한다. 성인이 되어 처음 진단되는 경우가 많다. 압력이 높은 왼심방에서 오른심방으로 혈액이 장기간 이동하여 발생하며, 증상은 일반적으로 피로와 호흡 곤란이다. 합병증으로는 심방 부정맥, 폐고혈압, 사지의 심부 정맥 혈전증에서 발생한 색전이 심장으로 유입된 후 ASD를 통해 심장의 왼쪽으로 이동하고 전신 순환계로 유입되어 뇌졸중을 일으킬 수 있는 역행성 색전증이 있다. 증상이 있거나 오른심실비대의 증거가 있는 환자에게는 ASD 폐쇄가 필요하다.

심전도는 정상일 수 있지만 오른심방과 오른심실이 커지면 1도 방실차단, 심방 빈맥, 불완전 오른다발갈래차단, 그리고 더 흔한 중심부 ASD(secundum ASD)의 경우 우축편위를 볼 수 있다[기저부 ASD(primum ASD)의 경우 좌축편위를 볼 수 있음]. 그러나 가장 특징적인 소견은 하부유도의 QRS 복합체 정점에 작은 홈(notch)이 보이는 "크로셰타쥬 패턴(crochetage pattern)"이라고 불리는 것이다. 이는 QRS 복합체의 초기 또는 후반에 발생할 수 있다. 흥미롭게도 절흔(notch)의 크기는 ASD의 크기와 단락(shunt)의 크기에 비례한다. 크로셰타쥬(crochetage)는 난원공이 있는 환자나 때로는 완벽하게 정상인 심장에서도 볼 수 있다.

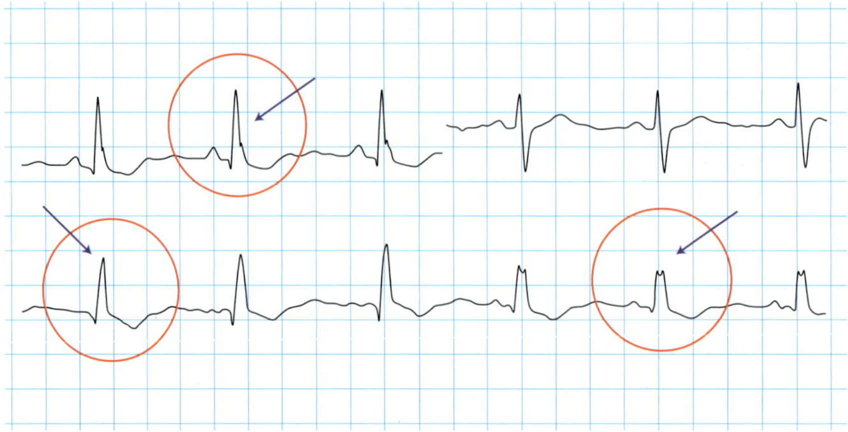

심방중격 결손(ASD)의 가장 흔한 형태인 중심부 ASD(secundum ASD) 환자 대다수에서 하부유도 (II, III, aVF)의 R파 정점 근처의 홈이 보인다.

6 호흡기 질환 Pulmonary Disorders

1) 만성폐쇄폐질환(COPD)

장기간 폐기종을 갖고 있는 환자의 심전도는 낮은 전압, 우축편위, 흉부유도에서 R파 진행장애(poor R progression)가 나타나기도 한다. 낮은 전압은 폐 내에 갇혀 있는 많은 잔여 공기 잔량이 심장의 전기 신호를 약화시키는 감쇠 효과(dampening effects)에 의해 나타난다. 확장된 폐로 인해 심장이 수직 또는 심지어 오른쪽 방향으로 강제 이동되어 우축편위가 발생하고, 폐고혈압으로 인한 압력 과부하로 인해 심근 비대가 발생한다.

만성폐쇄폐질환은 만성폐성심부전(chronic cor pulmonale)과 우측 울혈성 심부전(right-sided congestive heart failure)으로 이어질 수 있다. 이후 심전도에서는 오른심방확장(폐성 P파) 및 재분극 이상을 동반한 오른심실비대를 나타낼 수 있다.

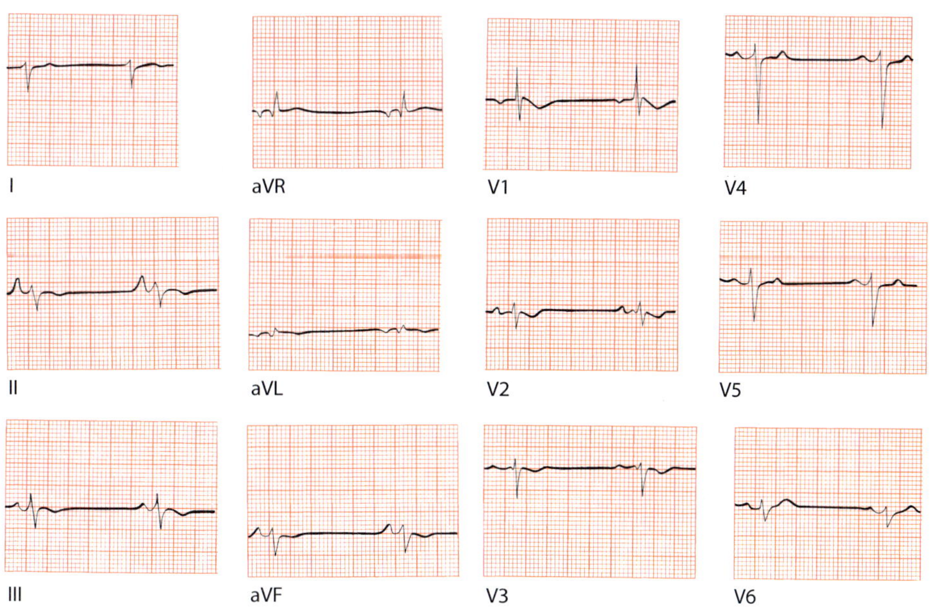

만성폐쇄폐질환. 낮은 전압, 극단적우축편위, 오른심방확장(II 유도). 오른심실비대의 전흉부 기준

2) 급성 폐색전증(Acute Pulmonary Embolism)

갑작스러운 대량의 폐색전증은 심전도를 크게 변화시킬 수 있다. 변화 소견은 다음과 같다:

1. 오른심실확장으로 인한 것으로 추정되는 재분극 변화를 동반한 오른심실비대 패턴
2. 오른다발갈래차단
3. I 유도에 큰 S파가 있고 III 유도에 깊은 Q파가 있을 수 있는데 이를 S1Q3 패턴이라고 한다. III 유도의 T파는 역위될 수도 있다(S1Q3T3 패턴). 보통 적어도 두 개 이상의 하부유도에서 Q파가 나타나는 하벽경색과는 달리, 급성 폐색전증의 Q파는 일반적으로 III 유도에 국한된다. 참고: 이는 폐색전증의 전형적인 심전도 소견이지만, 소수의 환자에서만 나타난다.
4. T파 역위가 오른쪽 흉부유도 위에서 보일 수 있다.
5. 여러 가지 부정맥이 발생할 수 있다; 가장 흔한 것은 동빈맥과 심방세동이다.

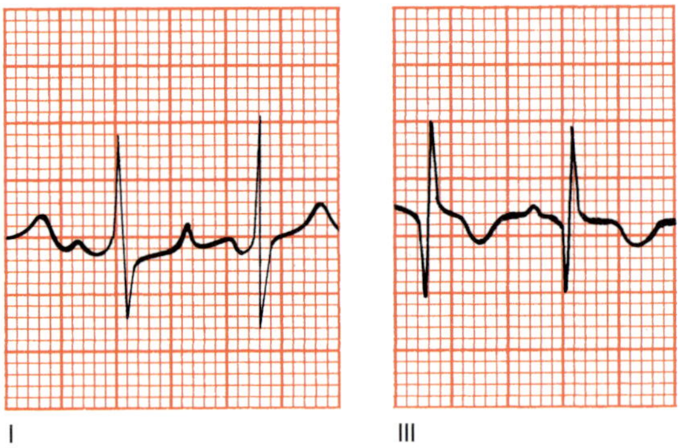

대량의 폐색전증에서 보이는 S1Q3T3 형태

크지 않은 폐색전증에서의 심전도는 대부분의 환자에서 정상이거나 동빈맥만을 나타낸다.

7 중추신경계 질환 Central Nervous System Disease

지주막하 출혈 또는 뇌경색 등과 같은 중추신경계 질환은 미만성 T파 역위나 뚜렷한 U파를 생성할 수 있다. T파는 전형적으로 매우 깊고 넓으며, 그 윤곽은 대개 대칭이다(심실비대와 연관된 이차 재분극 이상에서 보이는 비대칭적 T파와는 다름). 동서맥 또한 흔히 볼 수 있다. 이 변화는 자율신경계의 침범(쿠싱반사)에 기인한 것으로 보인다.

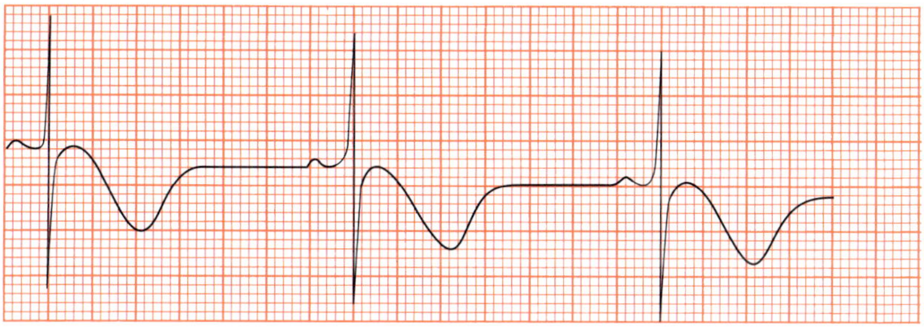

뇌출혈 환자의 V4 유도에서 깊게 역위된 넓은 T파

8 수면 장애 Sleep Disorders

많은 사람이 낮에 졸림을 느끼며, 그 원인은 대부분 취침 시간에 수면 부족으로 인한 단순한 경우가 많다. 하지만 낮에 졸음이 오는 사람 중에는 수면 무호흡증이나 하지불안 증후군과 같은 다양한 수면 장애를 앓고 있는 사람도 있다.

수면 무호흡증 환자는 심방 및 심실 부정맥(심방세동의 주요 원인)과 방실차단, 야간 협심증, 심근경색, 전신 및 폐고혈압, 오른 심부전의 위험이 크다. 수면 장애는 일시적 저산소증을 유발하고 자율신경 기능에 변화를 일으켜 이러한 문제들의 근본 원인이 될 수 있다.

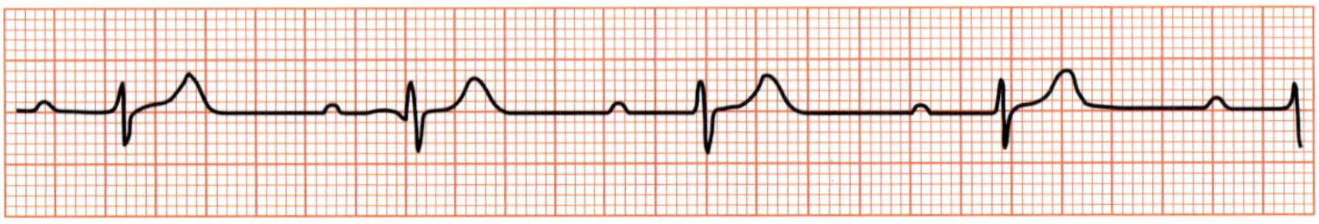

수면 무호흡증 환자에서 수면 중에 얻은 심조율기록지의 일부이다. 동서맥(분당 최대 50회)과 1도 방실차단(PR 간격 연장)을 확인할 수 있다.

일반적으로 환자의 동거인이 가장 먼저 이 질환을 의심하고 환자의 지독한 코골이에 대해 불평한다. 코를 고는 사람들의 대부분은 수면 무호흡증이 없지만, 수면 무호흡증이 있는 사람들은 일반적으로 심하게 코를 골고 때로는 거친 호흡을 동반하는 각성 상태가 수 초간(종종 한 시간에 여러 번 발생) 지속되는 무호흡 증상을 보인다.

진단은 집이나 수면 연구소에서 환자의 수면을 모니터링하여 이루어진다. 수면 무호흡증의 고위험군인 고도 비만의 경우 가장 먼저 선택하는 치료법은 체중 감량이다. 체중 감량에 실패한 경우 지속적 양압호흡기(CPAP) 또는 다양한 구강 내 장치 또는 상기도 수술이 효과적이며 부정맥, 허혈성 심장병 및 고혈압의 위험을 낮출 수 있다.

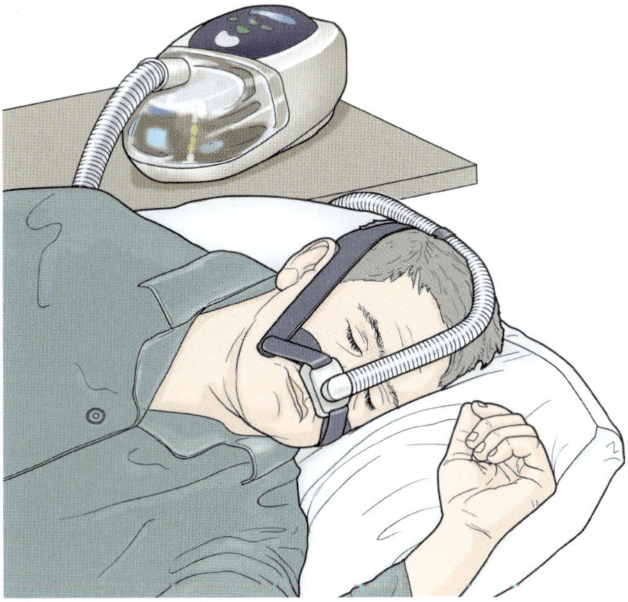

수면 무호흡증 환자가 양압호흡기 장치를 착용하고 평화롭게(그리고 건강하게!) 잠을 자고 있다.

9 심장성 급사 Sudden Cardiac Death

단연코 심장성 급사의 가장 흔한 원인은 경색 그리고 부정맥을 유발하는 기저 죽상동맥경화(관상동맥질환)이다. 하지만 앞서 설명된 것처럼 많은 다른 원인이 있다. 다음과 같은 원인에 대한 감별이 필요하다:

- 비대성 심근병증
- 후천성 또는 선천성의 연장된 QT 증후군(매우 드물게 짧은 QT 증후군)
- WPW 증후군
- 바이러스성 심근염
- 심근의 침윤성 질환(예: 아밀로이드증과 사르코이드증)
- 심장 판막 질환
- 약물 남용(특히 코카인 및 암페타민과 같은 각성제)
- 가슴에 무딘 손상으로 인해 심실세동이 유발되는 심장 진탕
- 관상동맥의 비정상적인 기형으로 주변 조직에 의한 관상동맥의 수축(운동으로 인한 심근 수축 증가로 악화)으로 인해 심실세동이 발생
- 브루가다 패턴
- 오른심실 심근의 섬유 지방성 침착과 연관되고 심실부정맥과 급사의 중요한 원인인, 유전성 심근병인 부정맥 유발성 오른심실 이형성(arrhythmogenic right ventricular dysplasia, ARVD)

브루가다 패턴은 구조적으로 정상 심장에서 일어나며, 이런 면에서 연장된 QT 증후군과 비슷하다. 이는 보통 상염색체 우성으로 유전되며 여성보다 남성(특히 20~30대)에서 더 흔하다. 브루가다 패턴은 심전도상 명확한 비정상 소견으로 규명된다.

(1) QRS 복합체의 R′ 구성요소의 느리고 연장된 내리막 경사를 갖는 오른다발갈래 차단과 유사한 패턴
(2) V1과 V2 유도의 T파 역위
(3) V1, V2 및 V3 유도의 ST 분절 상승. ST 분절의 정점은 흔히 오목하고, 만곡(Coving)이라고 불리는 패턴인 역위된 T파로 하강한다.

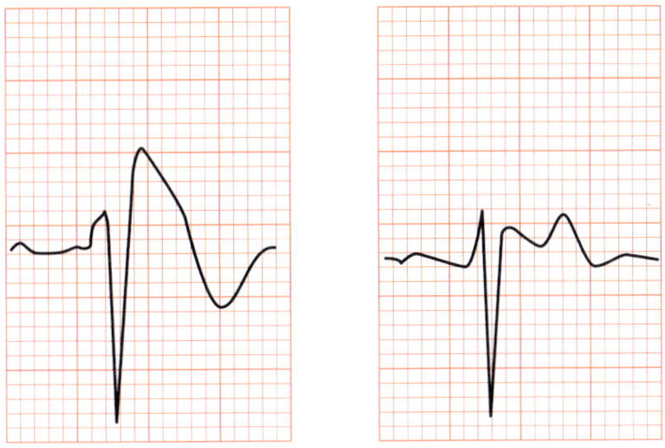

V1 유도에서 브루가다 패턴의 두 가지 예. V1의 오른다발갈래차단 모양과 역위된 T파를 주목하라. ST 분절 상승(ST-segment elevation)은 오목형(coved, 첫 번째 그림) 또는 안장형(saddle-backed, 두 번째 그림)으로 나타날 수 있다.

브루가다 패턴의 중요성은 돌연사 유발이 가능한 심실부정맥을 일으킬 수 있는 경향에 있다. 이것의 가장 전형적인 형태는 비틀림심실빈맥(torsades de pointes) 같은, 빠른 다형 심실빈맥(fast polymorphic ventricular tachycardia)이다. 돌연사는 수면 중 또는 열이 있을 때 발생할 가능성이 가장 높다. 그래서 삽입형 제세동기는 치료의 핵심 요소가 된다. 해당 환자의 모든 가족 구성원은 이 질환에 대한 선별검사를 받아야 한다.

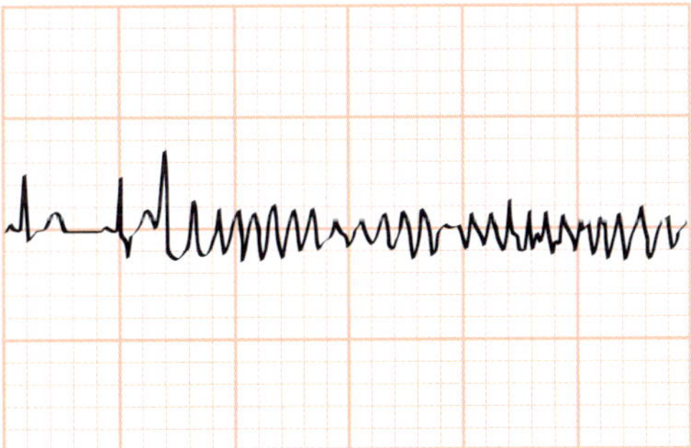

브루가다 패턴 환자에서 비정상적으로 좁은 QRS 복합체를 가진 다형 심실빈맥

부정맥성 오른심실 심근병증(ARVC)은 오른심실 심근의 섬유 및 지방 조직 침윤을 특징으로 하는 유전성 질환이다. 이 질환은 심실부정맥과 급사의 중요한 원인으로 점점 더 많이 인식되고 있다. ARVC를 유발하는 유전자 돌연변이는 세포 간 접착(cell-to-cell adhesion)에 관여하는 데스모솜 단백질(desmosomal protein)에 영향을 미치며, 이로

인해 세포 간의 전류 흐름이 방해를 받는다. 심전도에서 가장 흔한 특징은 V1부터 V3 유도까지의 T파의 역위이지만, 대부분의 T파와 관련된 것과 마찬가지로 그다지 특징적이지 않다. 이 질환을 가진 환자의 약 30%에서만 나타나지만, 심전도에서 가장 특징적인 특징은 epsilon파(그리스 문자 엡실론-ε이 옆으로 누워 있는 것처럼 보인다)라고 불리는 QRS 복합체의 끝부분에 작은 양성 편향이 나타나는 것이다.

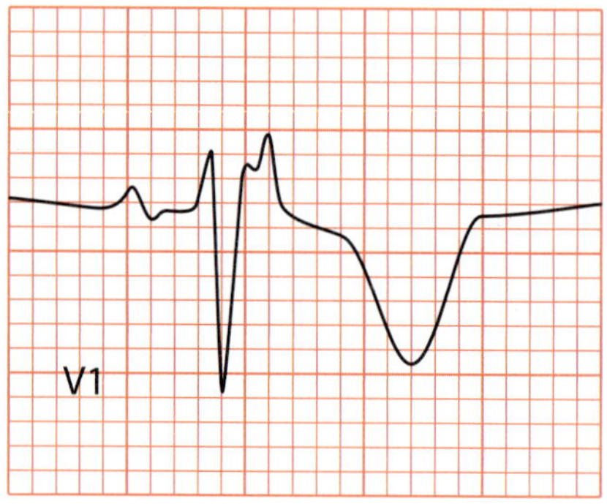

epsilon파는 V1 유도의 QRS 복합체 말단 부분에 있는 작은 절흔이다.

심전도는 설명되지 않는 갑작스러운 심정지(소생에 성공한 경우) 또는 의식 소실(실신)을 겪은 젊은 사람을 평가하는 데 중요한 도구이다. 적절한 시점에 실시한 검사에서 기저 부정맥을 발견할 수도 있지만, 심전도 검사에서 정상동리듬이 나타난다 하더라도 선천성, 약물 유발 또는 치명적인 부정맥을 유발할 수 있는 다른 유형의 심장병의 증거를 발견할 수도 있다. 심전도에서 볼 수 있는 가장 흔한 선천성 질환은 비대성 심근병증, 연장된 QT 증후군, WPW 증후군, 브루가다 패턴, 부정맥성 오른심실 심근병증(ARVC)이다.

10 운동선수의 심장 The Athlete's Heart

마라톤 선수 또는 최대 유산소 활용을 요구하는 지구력 훈련과 관련된 운동선수는 익숙하지 않으면 불안하게 생각할 수 있는 심전도상의 변화를 동반할 수 있다. 이 변화는 다음과 같다:

1. 안정 중 동서맥, 때로는 분당 30회 미만! 이 동서맥은 우려할 만한 원인이 있다기보다는 그들의 심혈관계 효율성이 높다는 증거이다.
2. 비특이적 ST 분절 및 T파 변화. 일반적으로 흉부유도에서 ST 분절이 상승하고 T파가 편평해지거나 역위된다. V1~V4 유도의 T파 역위는 특히 흑인 운동선수에게 흔히 나타난다.
3. 왼심실비대의 기준과 때때로 오른심실비대
4. 불완전 오른다발갈래차단
5. 접합부 리듬과 유주심방박동조율(wandering atrial pacemaker)을 비롯한 다양한 부정맥
6. 1도 또는 Wenckebach(2도 I 형) 방실차단
7. V1 유도에 절흔이 있는 QRS 복합체

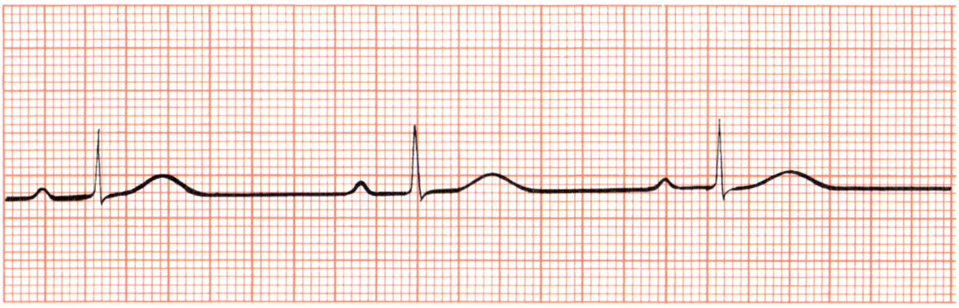

트라이애슬론 선수의 동서맥과 1도 방실차단

이러한 상태는 걱정할 필요도 없고 치료가 필요하지도 않다. 지구력을 요하는 운동선수 중 한 명 이상이 일상적인 심전도 검사를 받다가 난데없이 심장 치료실에 입원한다.

11 대회 참가 전 운동선수 선별검사

Preparticipation Screening for Athletes

운동 중 운동선수는 동 연령대의 비운동선수 집단에 비해 돌연사 위험이 더 크다. 다행히도 젊은 운동선수의 돌연사 사례는 50,000~300,000명 중 1명으로 추정될 정도로 매우 낮다. 가장 흔한 원인은 심장 근육의 장애와 갑작스러운 심실부정맥이다. 한번 생각해보자. 어린 운동선수는 대회에 참가하기 전에 선천성 심장 이상 검사를 받아야 할까?

사실 이 분야는 매우 논란의 여지가 많다. 현기증, 실신, 흉통, 호흡곤란, 심계항진 등 걱정스러운 증상이 있거나 선천성 심장병의 가족력이 있는 젊은 사람의 경우 병력, 신체검사, 심전도 및 추가 검사(예: 심초음파, 스트레스 검사 또는 외래 모니터)를 포함한 완전한 평가가 적절하다. 하지만 대부분의 젊은 운동선수들은 가족력이 없고 건강 상태가 양호하다. 이러한 젊은 선수의 경우, 경기 참가 전 검사가 큰 차이를 만든다는 증거는 거의 없다. 예를 들어, 젊은 운동선수 중 일부가 비특이적 T파 역위, 1도 방실 차단 또는 J점 상승과 같은 한 가지 이상의 심전도 이상을 보이는 위양성은 흔하다. 사소한 이상 때문에 비용이 많이 드는 불필요한 검사를 한다거나 환자와 가족들의 불안을 야기하고 더 이상 경기 활동을 할 수 없는 무의미한 실격으로 이어질 수 있다. 문제는 대부분의 위양성은 심전도를 제대로 해석하지 못한 의료진에 의해 비롯된 것으로 밝혀졌으며, 이 책을 통해 이 문제가 해결되었으면 한다!

추가 평가가 필요한 소견은 다음과 같다:

- 백인 선수에서 V2 유도 이후의 T파 역위 혹은 아프리카계 미국인이나 아프리카계 카리브해인의 V4 유도 이후의 T파 역위
- 측부 유도의 T파 역위
- 모든 유도에서 ST 분절 하강
- 비대성 심근병증, 긴(연장된) QT 증후군, WPW 증후군, 브루가다 패턴 또는 부정맥성 오른심실 심근병증(ARVC)의 증거와 같이 심장 돌연사에 대한 이전 장에서 설명한 소견 중 하나라도 있는 경우

평가는 면밀한 병력, 가족력, 신체 검사 및 심초음파 검사로 시작되며, 심초음파 검사에서 놓칠 여지가 있는 일부 이상을 발견할 수 있는 유전자 검사 및 심장 MRI가 포함될 수 있다.

12 수술 전 평가 The Preoperative Evaluation

수술의 전반적인 위험은 특정 수술, 마취 유형, 집도의와 병원 직원의 경험, 환자의 전반적인 건강 상태에 따라 달라진다. 대부분의 심각한 수술 전후의 합병증은 심장 또는 폐와 관련된 것으로, 심장의 경우 허혈성 에피소드와 부정맥이 포함된다. 이러한 위험을 줄이기 위해 많은 외과의는 환자의 1차 의료진에게 수술 전 평가를 요청하게 된다. 그러나 대부분의 환자에게 이러한 관행을 뒷받침할 만한 증거는 거의 없다.

거의 모든 환자는 심장 상태가 조금 좋지 않다고 하더라도 별다른 평가 없이 위험도가 낮은 수술 절차(예: 백내장 수술, 피부과 수술, 많은 관절경 수술과 같은 외래 수술)를 진행할 수 있다. 긴급 수술이 필요한 극단적인 경우에 환자는 수술 전 평가를 기다리지 않고 수술실로 바로 이동해야 한다.

그렇다면 심장 합병증 위험 요인을 하나 이상(예: 허혈성 심장병 또는 당뇨병 병력) 가지고 있는 환자 중 중간 수준(예: 복부 수술) 또는 고위험 수준(심장 또는 혈관 수술)의 수술을 받는 환자는 어떻게 해야 할까? 일반적으로 (1) 중간 또는 고위험 수술을 받는 사람, (2) 중대한 기저 심장 위험 요인이 있는 사람, (3) 관상동맥질환, 부정맥 또는 기타 기저 심혈관 질환 병력이 있는 사람에게는 12 유도 심전도를 권장한다. 고위험 시술을 받는 고위험 환자에게는 스트레스 검사가 적절할 수 있지만, 검사로 인해 치료 방향이 변경될 수 있는 경우에만 해당한다. 고위험군은 계단을 오르거나 격렬한 집안일을 할 수 있는 기준인 4 METS(Metabolic Equivalent of Task) 미만의 기능적 능력이 제한적이거나 여러 심혈관 위험 요인이 있는 환자이다. 그러나 그 외의 모든 사람의 경우, 스트레스 테스트를 통해 수집된 정보가 수술 결과를 개선하는 수술 전 개입으로 이어지는 것이 일관되게 입증되지는 않았다.

수술 위험이 전혀 없는 환자는 없다. 따라서 환자의 수술을 '허가'하는 것은 결코 적절하지 않으며, 대신 수행된 모든 평가를 바탕으로 계획된 수술에 금기 사항이 없고 심혈관 상태가 최적화되어 있음을 명시해야 한다(혈압, 호흡 상태, 심박수 및 리듬이 가능한 한 안정화됨을 의미함).

SUMMARY

▶ 기타 질환

전해질 불균형(Electrolyte Disturbances)

- 고칼륨혈증 : 그럴듯해 보이지만(심근경색처럼) (1) 뾰족한 T파(peaked T waves), (2) PR 연장과 P파 편평화(PR prolongation and P-wave flattening), (3) QRS 넓어짐(QRS widening)의 진행. 궁극적으로 QRS 복합체와 T파는 하나의 sine파를 형성하여 심실 세동이 발생할 수 있다.
- 저칼륨혈증 : ST 분절의 하강(ST depression), T파 편평화(T-wave flattening), U파. 심할 경우 QT 간격의 연장
- 저칼슘혈증 : 연장된 QT 간격(Prolonged QT interval)
- 고칼슘혈증 : 짧아진 QT 간격(Shortened QT interval)

연장된 QT 간격의 감별진단(Differential Diagnosis of a Prolonged QT Interval)

- 저칼슘혈증
- 저마그네슘혈증
- 중증 저칼륨혈증
- 선천성 심장병
- 다양한 약물
- 저체온증

짧아진 QT 간격의 감별진단(Differential Diagnosis of a Shortened QT Interval)

- 고칼슘혈증
- 고칼륨혈증
- 선천성 심장병

저체온증(Hypothermia)

- Osborn파, 연장된 간격, 동서맥, 느린 접합부 리듬, 느린 심방세동. 근육 떨림으로 인한 간섭(artifact)을 조심

약물(Drugs)

- 디기탈리스 : 치료 농도 내에서는 높은 R파(tall R파)를 갖는 유도에서 ST 분절과 T파의 변화와 연관된다; 독성 농도에서는 빠른부정맥과 전도차단과 관련된다; 차단(block)을 동반한 발작성심방빈맥(PAT)은 가장 특징적이다.

SUMMARY

- 항부정맥 약제(기타 수많은 약제) : 연장된 QT 간격

기타 심장병(Other Cardiac Disorders)

- 심낭염 : 광범위한 ST 분절과 T파의 변화, PR 하강. 삼출액이 많으면 낮은 전위(low voltage)와 전기적 교대(electrical alternans)가 발생할 수 있다.
- 비대성 폐쇄성 심근병증(HOCM) : 심실비대, 좌축편위, 하벽 및 측벽 Q파
- 심근염 : 전도 차단
- 심방중격 결손 : 1도 AV 차단, 심방 빈맥, 불완전 오른다발갈래차단, 우축편위, 하부유도의 QRS 복합체 정점에 작은 홈이 보이는 crochetage pattern

폐 질환(Pulmonary Disorders)

- 만성폐쇄폐질환(COPD) : 낮은 전압, 우축편위, R파 진행장애(poor R wave progression). 만성 폐성심은 폐성 P파와 재분극 이상을 동반한 오른심실비대를 나타낸다.
- 급성 폐색전증 : 재분극 이상을 동반한 오른심실비대, 오른다발갈래차단, S1Q3 또는 S1Q3T3. 동빈맥과 심방세동이 가장 흔한 부정맥이다.

중추신경계 질환(CNS Disease)

- 전형적으로 넓고 깊은 광범위한 T파 역위; U파

수면 장애(Sleep Disorders)

- 수면 무호흡증은 부정맥(특히 심방세동), 심장 차단, 허혈성 심장병, 전신성 및 폐성 고혈압, 오른심장기능상실을 일으키기 쉽다.

갑작스러운 심장마비 또는 사망의 원인(Causes of Sudden Cardiac Arrest or Death)

- 관상동맥질환
- 비대성 심근병증
- 연장된 QT 증후군
- WPW 증후군
- 바이러스성 심낭염/심근염
- 심근의 침윤성 질환
- 심장판막질환
- 약물 남용(특히 각성제)

SUMMARY

- 외상(심장진탕, commotio cordis)
- 브루가다 패턴 - V1~V3 유도에서 ST 상승이 있는 우각 패턴
- 부정맥성 오른심실 심근병증(ARVC) - QRS 말단 부분에서 epsilon파가 나타날 수 있다.

운동선수의 심장

- 비 병리학적 소견으로 동서맥, 접합부리듬 및 유주심방박동조율, 비특이적 ST 분절 및 T파 변화, 왼심실 및 오른심실 비대, 불완전 오른다발갈래차단, 1도 또는 Wenckebach 방실차단, V1 유도에 절흔 있는 QRS 복합체 등이 있을 수 있다.

대회 참가 전 운동선수 선별검사(Preparticipation Screening for Athletes)

추가적인 평가가 필요한 경우

- 백인 선수에서 V2 유도 이후의 T파 역위 혹은 아프리카계 미국인이나 아프리카계 카리브해인의 V4 유도 이후의 T파 역위
- 측부 유도의 T파 역위
- 모든 유도에서 ST 분절 하강
- 비대성 심근병증, 연장된 QT 증후군, WPW 증후군, 브루가다 패턴 또는 부정맥성 오른심실 심근병증(ARVC)의 증거

사례 12

25세의 대학원생인 Amos T.는 가슴을 움켜쥐며 좋지 않아 보이는 상태로 구급차에 실려 응급실로 이송되었다. 생체징후는 혈압이 90/40 mmHg이고 맥박이 불규칙했다. 그의 심전도는 다음과 같다.

부정맥을 인지할 수 있는가?

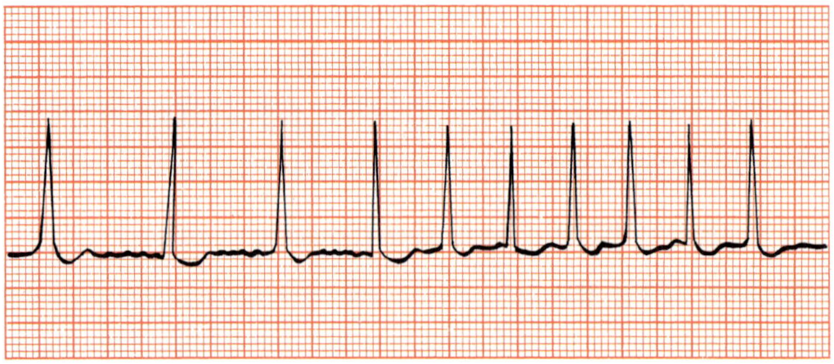

환자는 심방세동 상태이다. P파가 없고 기저선에 기복이 있으며 QRS 복합체는 불규칙하고 좁은 모양이다.

적절한 조치가 취해지고 Amos T.는 다시 동리듬으로 전환되지만 분당 100회 정도로 아직 빠르다. 혈압은 130/60 mmHg로 상승하였다. 리듬이 성공적으로 전환되었음에도 불구하고 여전히 심한 흉통과 호흡 곤란을 호소하였다. 응급실 의사는 급성 관상동맥증후군을 감별하기 위해 그를 심혈관조영실로 보내려고 하지만, 빈맥을 제외하고는 활력 징후가 안정적이므로 먼저 12 유도 심전도 검사를 하자고 주장하는데, 이는 무리한 요구가 아니다. 다음 페이지에 이 환자의 심전도가 있다.

응급실 의사의 진료에 동의하는가?

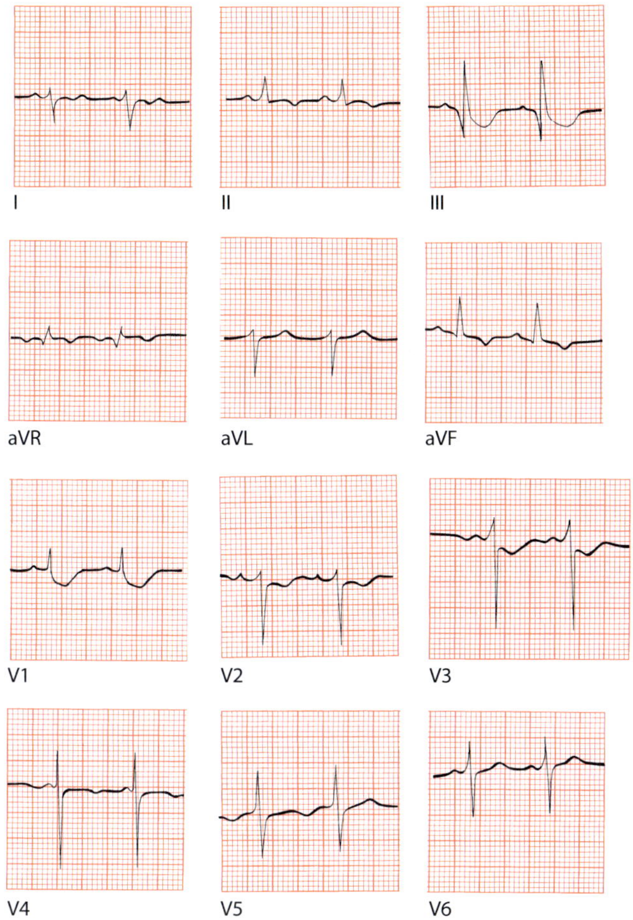

당연히 여러분도 12 유도 심전도를 찍어보자고 했을 것이고 그것은 좋은 선택이었다. 다음의 특징을 보게 되었으니

1. 환자의 심박수는 분당 100회이다.
2. 재분극 이상을 동반한 오른심실비대의 형태를 보인다.
3. III 유도에서 T파 역위와 함께 깊은 Q파가 보이고, I 유도에는 깊은 S파가 보이는 급성 폐색전증의 전형적인 S1Q3T3가 관찰된다.

이제 응급실 의사에게 이 환자는 폐색전증 환자라고 소리칠 것인가? 아니다. 응급실 의사에게 차분히 다가가 이와 같은 소견을 얘기하고 감별진단을 시작해야 한다. 이 심전도 소견을 통해 검사의 방향을 설정할 수는 있지만 결론적인 것은 아니다. 하지만 심전도 검사를 통해 생명을 위협할 수 있는 문제를 감별해낸 것은 잘한 것이다.

Amos에게는 흉부 전산단층촬영(CT scan)을 기다리는 동안 헤파린이 투여되었다. 이것은 1시간 이내에 이루어졌고 폐색전증이 진단되었다. Amos는 헤파린 치료를 하며 수일 동안 병원에 입원했고 경구로 항응고제 치료를 하기로 하고 퇴원하였다. 그 이후 폐색전증은 재발하지 않았다.

Amos가 폐색전증이 생겼는지 알기 위해 확인한 정보에서 그가 심부정맥혈전증(deep venous thrombophlebitis)의 강한 가족력이 있다는 사실을 알았어야 하며, 혈액학 검사에서 응고 단계의 정상 저해제인 protein S의 유전적 결함이 있다는 것이 밝혀졌다.

사례 13

Ursula U.는 최근 신우신염(신장과 관련된 요로 감염)으로 지역 병원에서 진료받고 항생제인 trimethoprim-sulfamethoxazole을 복용한 후 퇴원했다. 그녀는 여러분에게 일상적 후속 치료를 받으려고 한다. 이 환자는 이 동네에 새로 이사 왔고 여러분의 진료를 처음 받는다. 그녀의 감염 문제는 확실히 항생제에 잘 반응하는 것 같지만 혈압이 145/95로 약간 높다는 것을 알게 되었다. 그녀는 현재 안지오텐신 전환효소 억제제(angiotensin-converting enzyme inhibitor)인 혈압약 lisinopril을 복용 중이지만 약을 처방받은 이후 의사를 만나지 않았다고 말한다. 머릿속에서 뭔가 번쩍이는 느낌이 들어 심전도 검사를 시행하였다. 다음은 이 환자의 증강 사지유도만 추적한 결과이다.

어떤 것이 보이는가?

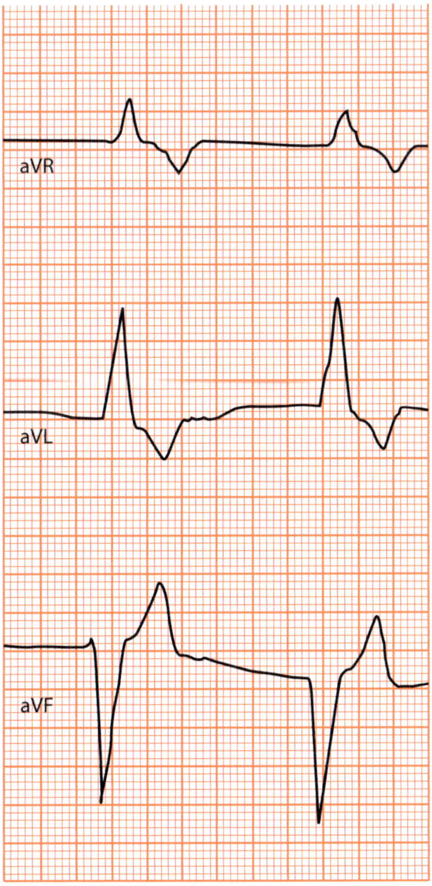

꽤 거칠어 보이는 심전도인데 천천히 분석해 보니 QRS 복합체가 확실히 매우 넓고 눈에 보이는 P파는 없다. QRS 복합체와 T파는 구별되지만, 확실히 하나의 구성으로 합쳐지는 것처럼 보인다(특히 aVR 유도에 주목). 이것은 심실고유리듬인가? 그럴 수도 있지만, 임상적 맥락은 다른 해석을 요한다. Trimethoprim-sulfamethoxazole과 lisinopril은 모두 일반적으로 경미한 고칼륨혈증을 유발할 수 있지만, 병용하면 혈청 칼륨 수치가 심각하게 상승하고 심지어 생명을 위협하는 수준으로 상승할 수 있다. 이것이 바로 고칼륨혈증의 심전도 형태이다.

이 상태에서는 언제든 심실세동으로 악화될 위험이 있으므로 Ursula U.를 응급실로 보내 고칼륨혈증에 대한 적극적인 치료를 받고 약을 중단한 후 심전도가 정상으로 돌아올 때까지 심장 치료실에서 모니터링받았다. 결국 그녀는 다른 항생제와 다른 종류의 혈압 약을 복용하고 퇴원하였다. 그녀는 이제 매우 잘 지내고 있으며 자신이 만난 최고의 임상의라고 말하며 새로운 친구들에게도 여러분을 추천하겠다고 선언했다. 이제 부자가 될 일만 남았다.

제8장

총정리

Putting It All Together

학습 목표

1. 지금까지 배운 모든 것을 통합해 심전도를 단계적으로 분석하는 간단한 방법을 알아보자.
2. 아쉽겠지만 배운 내용을 마무리하자.

우리는 이미 심전도의 모든 걸 숙지했지만 그렇다고 모든 문제를 해결할 수 있는 것은 아니다. 이제 필요한 것은 얻어진 모든 정보를 체계화하는 것. 다시 말해 각각의 모든 심전도에 적용할 수 있는 단순하고도 체계적인 접근법이다. 특히 아직 초보자라면 중요한 것을 놓치지 않도록 모든 심전도에 정돈된 방식으로 접근하는 것이 중요하다. 더 많은 심전도를 판독하면 할수록 억지스럽고 기계적인 접근을 했던 것이 경험치가 쌓이면서 몸에 밴 듯 자연스러워질 것이다.

두 가지 충고:

1. 환자를 파악해야 한다. 심전도는 골방에 앉아 타당한 정확성을 가지고 판독해야 할 수도 있지만, 이 도구의 힘은 환자에 대한 임상적인 평가와 통합될 때 배가 된다.
2. 심전도를 더 많이 판독해 본다. 그리고 더 많은 심전도 책을 읽어본다. 이 책이 여러분에게 필요한 'The only EKG book'일 수도 있지만 정말로 유일한 책은 아니다. 다른 훌륭한 교과서들이 많이 있고 각각의 책들이 모두 특별한 내용을 담고 있다.

심장전문의마다 심전도를 판독하는 접근 방법은 다양하다. 모두 궁극적으로는 그들에게 가장 잘 적용할 수 있는 방법을 활용한다. 뒤에 나올 9단계 방법이 다른 접근 방법에 비해 더 낫다고 얘기할 수는 없지만 초보자에게 분명히 도움이 될 것이다.

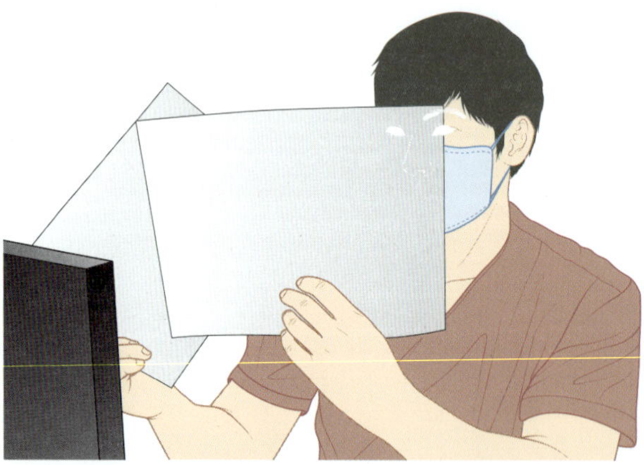

1 심전도 판독을 위한 9단계 방법

The 9-Step Method for Reading EKGs

판독 전 심전도 용지의 표준화 표시가 10 mm 높이이므로 10 mm = 1 mV인지 확인해야 한다. 또한 용지 속도(25 mm/sec)가 올바른지 확인한다.

1. 심박수 : 심박수를 측정한다.
2. 간격 : PR 및 QT 간격과 QRS 복합체의 너비를 측정한다.
3. 축 : P파, QRS 복합체, T파의 축이 정상인가, 아니면 축편위가 있는가?
4. 리듬 : 항상 네 가지 질문을 해야 한다.
   - 정상 P파가 존재하는가?
   - QRS 복합체의 넓이가 좁은가 또는 넓은가?
   - P파와 QRS 복합체 사이의 관련성은 어떠한가?
   - 리듬이 규칙적인가, 불규칙적인가?
5. 전도 차단 :
   - 방실(AV) 차단. 제4장의 기준을 적용한다.
   - 다발갈래차단 또는 반차단. 제4장의 기준을 적용한다.
6. 조기흥분증후군(preexcitation) : 제5장의 기준을 적용한다.
7. 확장과 비대 : 제3장의 심방확장과 심실비대 모두의 기준을 적용하자.
8. 관상동맥질환 : 제6장에 설명된 Q파, ST 분절 및 T파 변화를 찾아본다. 이러한 변화가 모두 관상동맥질환을 반영하는 것은 아니라는 점을 기억해야 한다: 감별진단을 알고 있어야 한다.
9. 기타 질환 : 제7장에서 논의된 다른 심장병 또는 비심장병 중 하나를 시사하는 심전도는 어떤 것이 있는가? 당신이 이해할 수 없는 것이 심전도상에 있는가? 전문가에게 물어보는 것을 주저하지 말자.

다음 내용은 책갈피처럼 잊지 않아야 할 것들에 대한 기억을 되살아나도록 도와줄 것이다. 이 책의 이전 판에서는 이 페이지들을 오려서 작은 검은색 수첩에 붙여 두고 자주 보라는 제안을 했었다. 하지만 지금은 아날로그 시대가 아니다. 요즘 감각에 맞게 스마트폰으로 이 페이지들을 사진으로 찍어서 쉽게 찾을 수 있도록 보관해 두어라. 가만 생각해 보니, 스마트폰은 다른 재미있는 걸 보는 유혹에 빠지기 쉽다. 그냥 이 페이지들을 오려라. 반쯤 뜬 눈으로(bleary-eyed) 응시하면, 이러한 운동 자체가 기분 전환에도 도움이 될 것이다.

마지막 장에는 자신을 시험해 볼 수 있는 몇 가지 심전도의 증례들을 보여준다. 쉬운 것도 있지만 그렇지 않은 것도 있다. 그리고 여전히 '이것이 전부인가?'라고 생각한다면, 그 대답은−정보는 지혜와 경험이 동반될 때 지식이 된다는 사실을 상기시키며− "그렇다!"라고 대답하고 싶다.

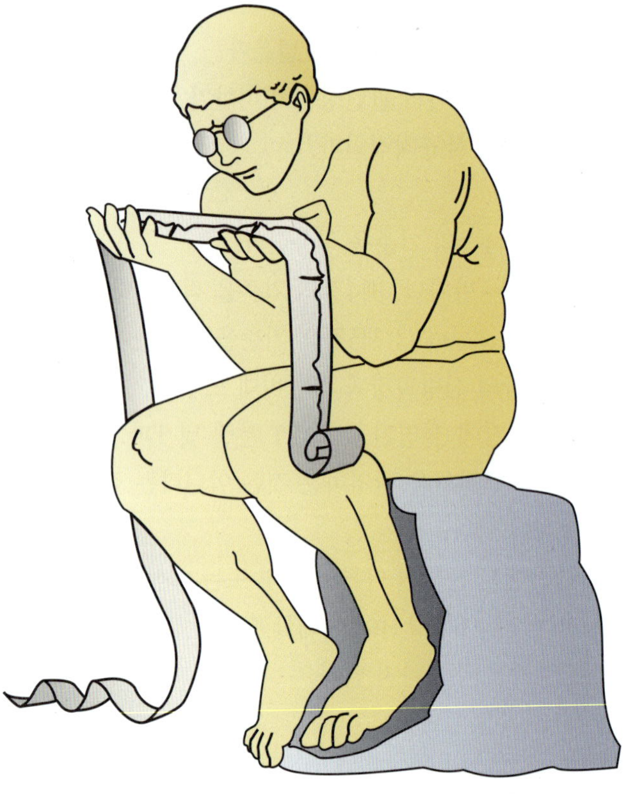

Review Charts

- 12 유도
- 전방유도 : V2, V3, V4
- 하부유도 : II, III, aVF
- 좌측유도 : I, aVL, V5, V6
- 우측유도 : aVR, V1

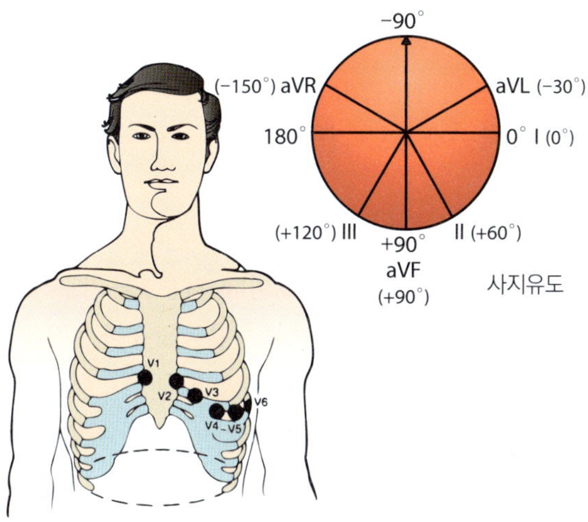

흉부유도

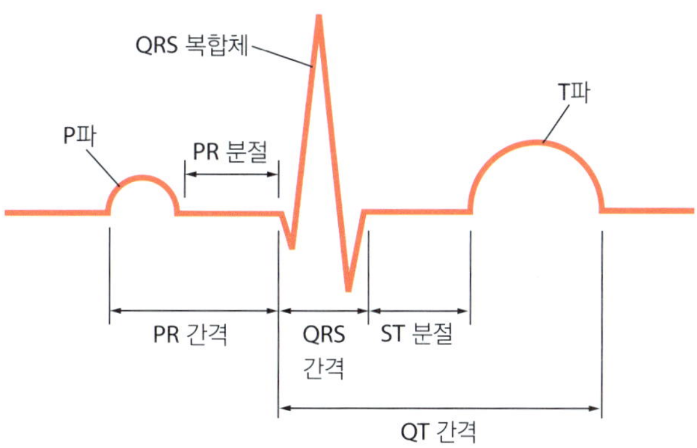

Review Charts

심장은 박동조율기 세포, 전기전도세포, 심근세포로 구성되어 있다. 박동조율기 세포는 자발적으로 탈분극되고 각각의 탈분극 파동을 시작한다. 동방결절은 일반적으로 지배적인 박동조율기이다. 전기전도세포는 심장의 먼 부위까지 전류를 빠르고 효율적으로 전달한다. 심근세포는 심장의 대부분을 구성한다. 탈분극파가 심근세포에 도달하면 세포 내에서 칼슘이 유리되어(흥분수축결합, excitation-contraction coupling) 세포가 수축하게 된다.

P파는 심방의 탈분극을 나타낸다. 보통 좌측유도(left lateral leads)와 하부유도(inferior leads)에서 작은 양성을 나타내고 III와 V1 유도에서는 주로 이상성(biphasic)이다. 전형적으로 II 유도에서 가장 두드러진 양성이며, aVR 유도에서 가장 두드러진 음성이다.

QRS 복합체는 심실의 탈분극을 나타낸다. 그것은 보통 가장 측면, 하부유도(most lateral and inferior leads)에서 우세하게 양성이다. 전흉부를 가로지르며 V1에서 V5 유도로 갈수록 R파의 크기가 증가한다. 중격 탈분극을 뜻하는 작은 첫 Q파(small initial Q wave)는 좌측과 하부유도에서 종종 볼 수 있다.

T파는 심실의 재분극을 나타낸다. 이는 가장 가변적인 파형이지만 보통 높은 R파(tall R wave)를 갖는 유도에서 양성으로 나타난다.

PR 간격은 심방 탈분극의 시작에서 심실 탈분극의 시작까지의 시간을 나타낸다.

PR 분절은 심방 탈분극의 끝에서 심실 탈분극의 시작까지의 시간을 나타낸다.

QRS 간격은 QRS 복합체의 지속시간을 나타낸다.

ST 분절은 심실 탈분극의 끝에서 심실 재분극의 시작까지의 시간을 나타낸다.

QT 간격은 심실 탈분극의 시작에서 심실 재분극의 끝까지의 시간을 나타낸다.

Review Charts

▶ 축의 계산

	I 유도	aVF 유도
정상축	+	+
좌축편위	+	−
우축편위	−	+
극단적우축편위	−	−

▶ 심방비대

II와 V1 유도의 P파를 보시오.

오른심방비대는 다음과 같은 특징이 있다:

1. P파의 앞부분의 진폭이 증가한다.
2. P파 지속시간은 변화가 없다.
3. P파의 우축편위가 있을 수 있다.

왼심방비대는 다음과 같은 특징이 있다:

1. 때때로 P파의 마지막 부분의 진폭이 증가한다.
2. 보다 일관되게, P파 지속시간은 증가한다.
3. 유의미한 축의 편위는 없다.

Review Charts

▶ 심실비대

모든 유도에서 QRS 복합체를 보자.

오른심실비대는 다음과 같은 특징이 있다:

1. 100° 이상의 우축편위
2. V1에서 R파가 S파보다 크며, V6에서는 S파가 R파보다 크다(V1: R > S, V6: R < S).

왼심실비대는 많은 기준에 의해 특징지어진다. 더 많은 기준을 충족시킬수록 더욱 왼심실비대에 가까워진다.

흉부유도의 기준은 다음과 같다:

1. V5 또는 V6의 R파 진폭과 V1 또는 V2의 S파 진폭의 합이 35 mm를 초과한다.
2. V5의 R파 진폭이 26 mm를 초과한다.
3. V6의 R파 진폭이 18 mm를 초과한다.

사지유도 기준은 다음과 같다:

1. aVL의 R파 진폭이 11 mm를 초과한다.
2. aVF의 R파 진폭이 20 mm를 초과한다.
3. I 유도의 R파 진폭이 13 mm를 초과한다.
4. I 유도의 R파 진폭과 III 유도의 S파 진폭의 합이 25 mm를 초과한다.

아마도 가장 정확한 단일 기준은 aVL의 R파 진폭과 V3의 S파 진폭이 여성의 경우 20, 남성의 경우 28을 초과하는 것이다.

재분극 이상(비대칭 ST 분절 하강 및 T파 역위)이 있으면 임상적으로 유의미한 비대를 나타내며, R파가 큰 유도에서 가장 자주 나타난다. 이것은 심실확장 및 심부전을 예고하는 전조가 될 수도 있다.

Review Charts

부정맥의 5가지 기본형태:

1. 동성 기원(sinus origin)의 부정맥
2. 이소성리듬(ectopic rhythms)
3. 회귀성리듬(reentrant rhythms)
4. 전도차단(conduction blocks)
5. 조기흥분증후군(preexcitation syndromes)

심전도를 분석할 때마다 4가지 질문을 던져라:

1. 정상 P파가 존재하는가?
2. QRS 복합체의 넓이가 좁은가(지속시간 0.12초 이하), 또는 넓은가(지속시간 0.12초 이상)?
3. P파와 QRS 복합체 사이의 관련성은 어떠한가?
4. 리듬은 규칙적인가, 불규칙적인가?

정상동리듬에 대한 답은 다음과 같다.

1. 그렇다, 정상 P파가 있다.
2. QRS 복합체의 넓이는 좁다.
3. 각 QRS 복합체에 하나의 P파가 존재한다.
4. 리듬은 규칙적이다.

▶ 부정맥이 발생하는 이유

저산소증
허혈 및 흥분
교감신경계 자극
서맥
전해질 불균형
약물 영향

Review Charts

▶ 동성 기원 리듬

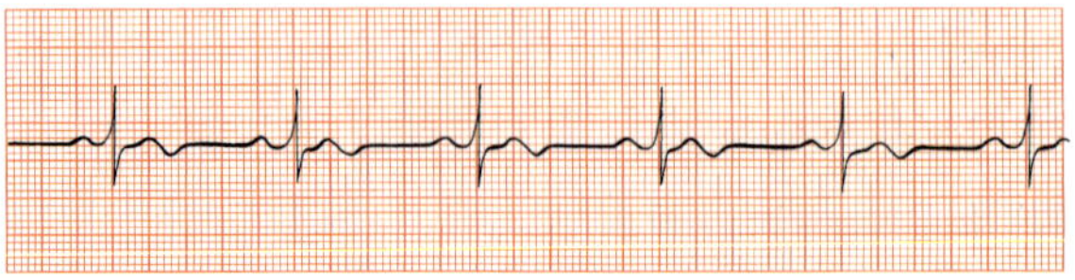

A. 정상동리듬(normal sinus rhythm, NSR)

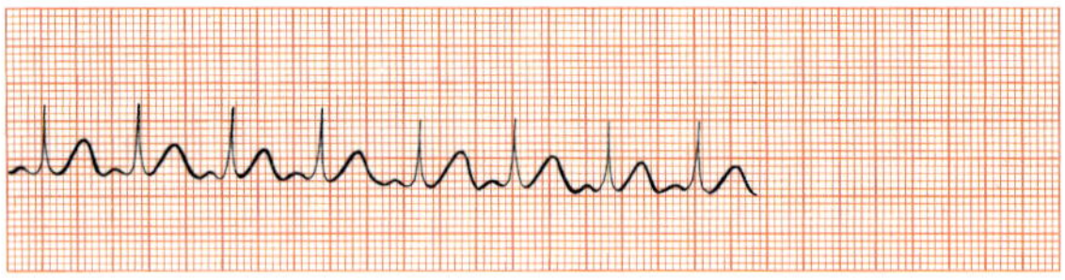

B. 동빈맥(sinus tachycardia)

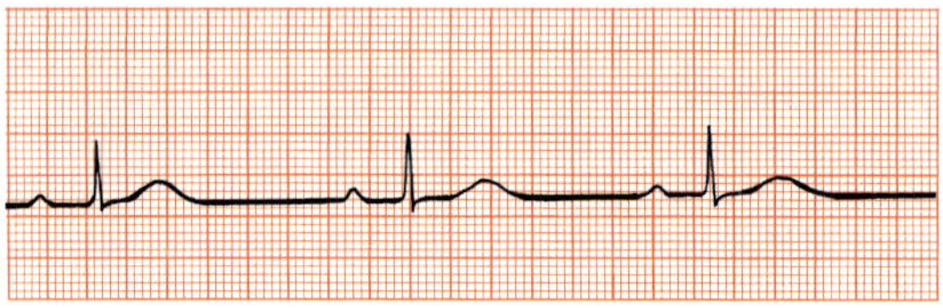

C. 동서맥(sinus bradycardia)–first degree AV block??

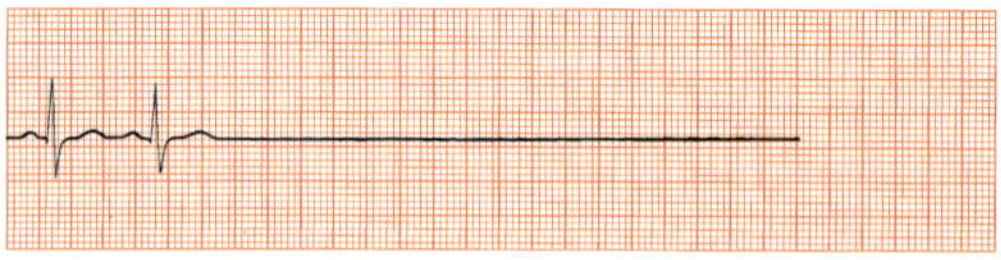

D. 동정지(sinus arrest) 또는 동방차단(sinoarterial block/sinus exit block)

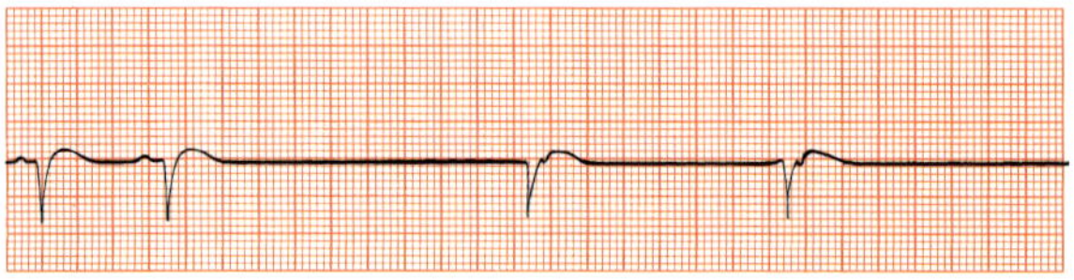

E. 동정지(sinus arrest) 또는 접합부이탈을 동반한 동방차단

Review Charts

▶ 심실위부정맥

	특징	심전도
방실결절회귀성빈맥 (AVNRT)	• 규칙적 • P파가 보인다면 역행성(retrograde) • 심박수 : 150~250 bpm • 목동맥 마사지 : 느리게 하거나 종료시킨다.	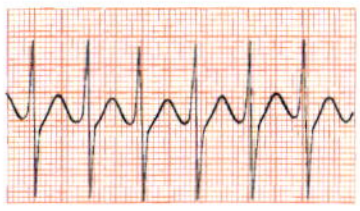
심방조동 (Atrial Flutter)	• 규칙적, 톱니바퀴 모양 • 2:1, 3:1, 4:1 등 차단 • 심방의 박동수 : 250~350 bpm • 심실의 박동수 : 1/2, 1/3, 1/4 등, 심방의 박동수와 동일 • 목동맥 마사지 : 차단을 증가시킨다.	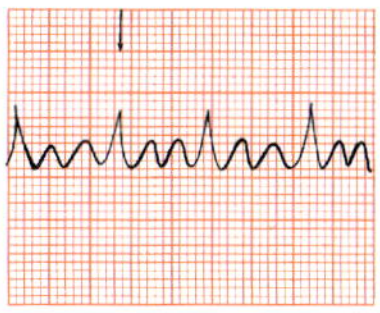
심방세동 (atrial Fibrillation)	• 불규칙적 • 파도 모양의 기저선 • 심방 박동수 : 350~500 bpm • 심실 박동수 : 다양함 • 목동맥 마사지 : 심실 박동수를 느리게 한다.	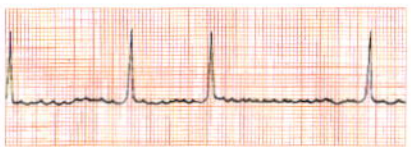
다소성심방빈맥 (MAT)	• 불규칙적 • 적어도 3개 이상의 서로 다른 P파의 형태 • 박동수 : 보통 100~200 bpm; 때때로 100 bpm 이하. 유주심박박동조율로 부르기도 함 • 목동맥 마사지 : 효과 없다.	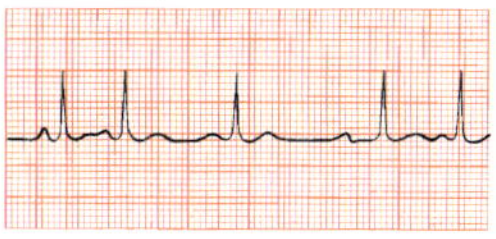
발작성심방빈맥 (PAT)	• 규칙적 • 심박수 : 100~200 bpm • 자동능 형태에서 특징적인 준비 기간이 있다. • 목동맥 마사지 : 영향이 없거나 단지 조금 느리게 할 뿐	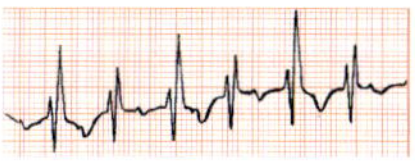
방실회귀성빈맥 (AVRT)	• 규칙적 혹은 불규칙적 • 심박수는 매우 빠를 수 있다. • QRS 복합체는 넓거나 좁을 수 있고 WPW를 참고하라.	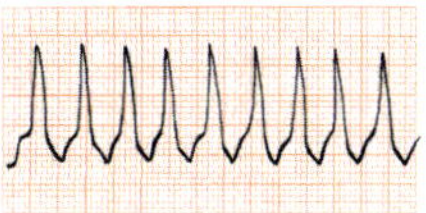

Review Charts

▶ 심실부정맥

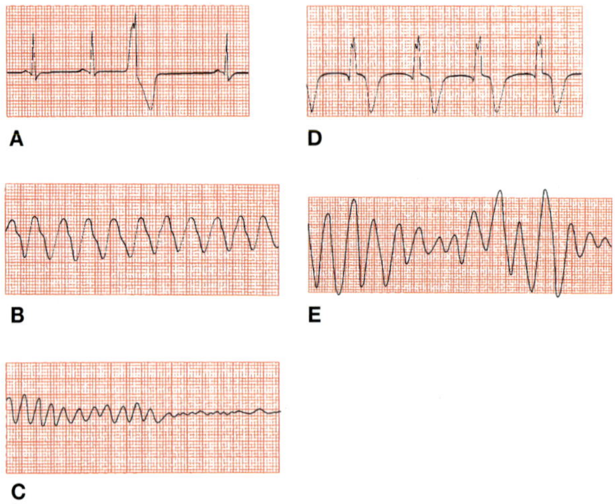

(A) 심실조기수축(PVCs). (B) 심실빈맥. (C) 심실세동. (D) 가속심실고유리듬.
(E) 비틀림심실빈맥

▶ 넓은(QRS) 복합체 빈맥의 감별진단

1. 심실빈맥
2. 변형전도가 있는 심실위빈맥(예: 다발갈래차단 포함)
3. 조기흥분증후군 환자의 심실위빈맥
4. 심박조율 리듬(Paced rhythms)

Review Charts

▶ 심실빈맥과 편위전도를 동반한 심실위빈맥 구분하기

	VT	PSVT
임상적 단서		
임상적 과거력	심장병	보통 정상 심장
목동맥 마사지	영향 없음	주로 종결됨
캐논 A파	주로 존재	없음
심전도 단서		
방실해리	주로 존재	없음
규칙성	약간 불규칙적	매우 규칙적
융합박동	주로 존재	없음
첫 QRS 굴절	정상 QRS 복합체와 다름	정상 QRS 복합체와 같음

▶ 방실차단(AV block)

방실차단은 QRS 복합체에 대한 P파와의 관계를 설명함으로써 진단된다.

1. 1도 방실차단 : PR 간격은 0.2초 이상이다; 결국 모든 P파는 QRS 복합체를 만들어 낸다.
2. 2도 방실차단 : P파가 QRS 복합체를 만들어 내지 못하는 경우가 생긴다.
   a. Mobitz type I (Wenckebach) : PR 간격이 점차 연장되다가 QRS 복합체가 사라진다.
   b. Mobitz type II : PR 간격의 연장 없이 QRS 복합체가 사라진다.
3. 3도 방실차단 : P파가 QRS 복합체를 만들어 내지 못한다. 심방과 심실이 각자 독립적인 조율기에 의해 작동된다. 방실해리를 동반한 완전 방실 차단이 있다.

Review Charts

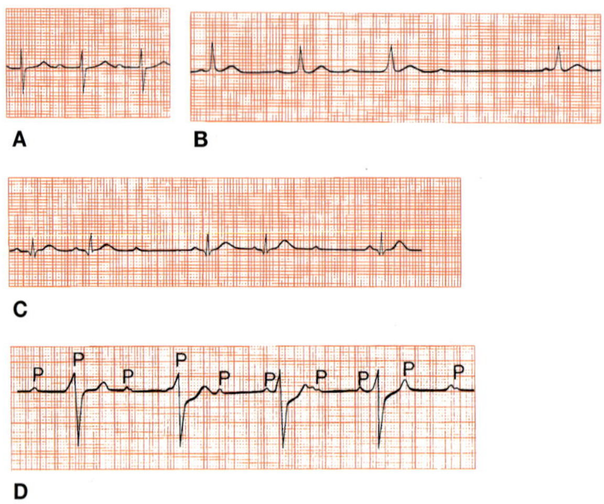

(A) 1도 방실차단. (B) 2도 방실차단 Mobitz type I(Wenckebach). (C) 2도 방실차단 Mobitz type II. (D) 3도 방실차단

▶ 다발갈래차단

다발갈래차단은 QRS 복합체의 넓이와 형태를 관찰함으로써 진단된다.

▶ 오른다발갈래차단의 기준

1. 0.12초 이상으로 넓어진 QRS 복합체
2. V1, V2 유도에서 ST 분절 하강과 T파 역위를 동반한 RSR′(토끼 귀)
3. V5, V6, I, aVL 유도에서 역변화(reciprocal changes); [늘어진 S파(slurred S wave)]

▶ 왼다발갈래차단의 기준

1. 0.12초 이상으로 넓어진 QRS 복합체
2. ST 분절 하강과 T파 역위를 동반한 V5, V6, I, aVL 유도에서 상승시간 연장(prolonged upstroke)을 동반한 넓거나 절흔성의(notched) R파
3. V1과 V2 유도에서 역변화(reciprocal change); [깊고 넓은 S파]
4. 좌축편위가 존재할 수 있다.

Review Charts

▶ 반차단

반차단은 좌축편위 또는 우축편위를 찾음으로써 진단된다.

▶ 왼앞섬유다발 반차단(Left Anterior Hemiblock)

1. 정상 QRS 지속시간을 갖고, ST 분절 또는 T파의 변화를 동반하지 않는다.
2. -30° 이상의 좌축편위
3. 좌축편위의 다른 원인이 존재하지 않는다.

▶ 왼뒤섬유다발 반차단(Left Posterior Hemiblock)

1. 정상 QRS 지속시간을 갖고, ST 분절 또는 T파의 변화를 동반하지 않는다.
2. 우축편위
3. 우축편위의 다른 원인이 존재하지 않는다.

▶ 두다발차단(Bifascicular Block)

왼앞섬유다발 반차단이 결합된 오른다발갈래차단의 특징은 다음과 같다:

▶ 오른다발갈래차단(Right Bundle-Branch Block)

1. 0.12초보다 넓은 QRS
2. V1, V2 유도에서 RSR′ 패턴

▶ 왼앞섬유다발 반차단(Left Anterior Hemiblock)

- 좌축편위

왼뒤섬유다발 반차단이 결합된 오른다발갈래차단의 특징은 다음과 같다:

▶ 오른다발갈래차단(Right Bundle-Branch Block)

- 0.12초보다 넓은 RS
- V1, V2 유도에서 RSR′ 패턴

▶ 왼뒤섬유다발 반차단(Left Posterior Hemiblock)

- 우축편위

Review Charts

▶ 조기흥분

▶ WPW(Wolff-Parkinson-White)의 기준

1. 0.12초 이하의 PR 간격
2. 넓은 QRS 복합체의 너비
3. 일부 유도에서 볼 수 있는 델타파

▶ 델타파가 없는 짧은 PR – LGL(Lown-Ganong-Levine)

1. 0.12초 이하의 PR 간격
2. 정상 QRS 복합체의 넓이
3. 델타파가 없다.

조기흥분증후군으로 흔히 볼 수 있는 부정맥은 다음과 같다:

1. 방실결절회귀성빈맥 : QRS 복합체가 넓은 것보다 좁은 것이 더 흔하다.
2. 심방세동 : 매우 빠르게 나타날 수 있으며, 심실세동으로 발전할 수 있다.

Review Charts

▶ 심근경색

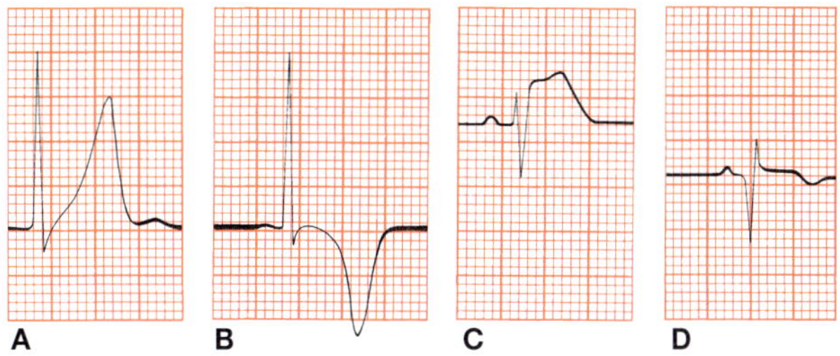

심근경색의 진단은 병력 청취, 신체 검진, 일련의 심근효소 측정과 연속적인 심전도 검사에 의해 이루어진다. 급성 ST 분절 상승 심근경색이 일어날 때 심전도는 3단계의 변화 과정을 거친다.

1. T파가 뾰족해지고(T wave peaks) (A), 역위된다(B).
   어린이에게서 V1~V3 유도의 T파 역위는 정상일 수 있고 일부 환자에게서 성인이 되어서도 지속될 수 있다. III 유도에 국한된 T파의 역위 또한 정상적인 변형이다.
2. ST 분절이 상승하고(C)
   허혈에 의한 ST 분절 상승과 J점 상승 구별 : 허혈의 기준

ST 분절 상승 유도	남성 <40세	남성 >40세	모든 연령대의 여성
V2 또는 V3 유도	>2.5 mm	>2.0 mm	>1.5 mm
다른 모든 유도	>1 mm	>1 mm	>1 mm

   ST 분절의 상승은 적어도 두 개 이상의 연속된 유도에서 나타난다.
3. Q파가 나타난다(D).
   허혈성 Q파가 단일 유도에 국한되는 경우는 거의 없다.

Review Charts

▶ 의미 있는 Q파의 기준

1. Q파의 지속시간은 0.04초를 초과해야 한다.
2. Q파의 깊이는 동일한 QRS 복합체에서 R파 높이의 최소 1/3이어야 한다.
3. aVR의 Q파는 포함되지 않는다.

▶ 비Q파 경색의 기준

1. T파 역전
2. 적절한 임상 상황에서 48시간 이상 지속되는 ST 분절 하강

▶ 경색의 국부화

- 하벽경색(inferior infarction) : II, III, aVF 유도
  - 주로 오른관상동맥 또는 그것의 하행분지의 폐색에 의함
  - 전벽 유도와 좌측측벽 유도(anterior, left lateral leads)에서 역변화(reciprocal change)가 나타난다. aVL의 T파 역위는 가장 흔한 역변화이며 ST 상승 및 하벽유도의 T파 역위 전에 나타날 수 있다.
- 측벽경색(lateral infarction) : I, aVL, V5, V6 유도
  - 주로 왼휘돌이동맥의 폐색에 의함
  - 하벽유도(inferior leads)에서 역변화
- 전벽경색(Anterior infarction) : 흉부유도(V1~V6)
  - 왼앞내림동맥 폐색으로 인해 발생하는 경우가 많다.
  - 하벽유도의 역변화
  - 특별한 T파의 변화
    - de winter T wave : 흉통이 있는 환자에서 높은 대칭 T파로 이어지는 상향 경사의 ST절 하강은 전벽경색의 첫 번째 징후일 수 있다.
    - Wellens waves : V2 또는 V3(때때로 V4) 유도의 이상성(Biphasic) T파 혹은 깊은 T파의 역위는 임박한 근위부 왼앞내림동맥 폐색 및 전벽경색을 예측할 수 있다.

Review Charts

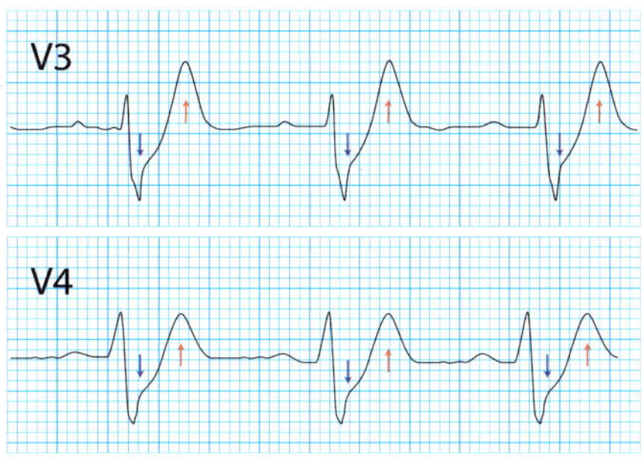

de winter T wave

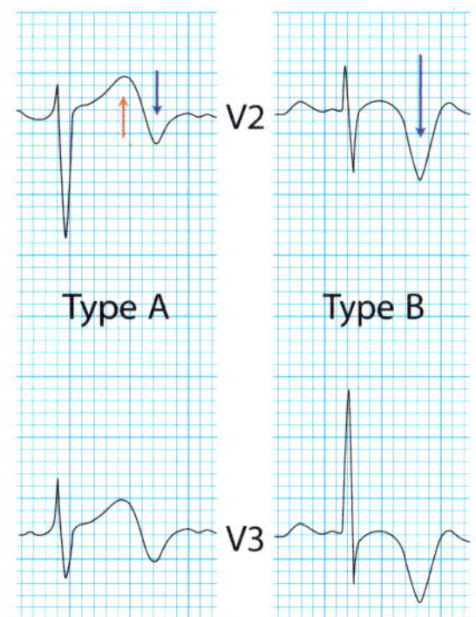

Wellens waves

- 후벽경색(Posterior infarction) : V1 유도의 역변화(ST 분절 하강, 종종 크기가 S파보다 규모가 큰 R파)
  - 종종 오른관상동맥의 폐색으로 인해 발생한다.
  - 보통 하벽경색과 함께 나타난다.
  - 후방 흉부유도를 사용하여 확인한다.
- 오른심실경색(Right ventricular infarction) : V1 유도에서 ST 분절 상승, 종종 V2에서 ST 분절 하강
  - 거의 항상 하벽경색과 동반된다. III 유도의 ST 분절 상승 크기가 II 유도의 ST 분절 상승보다 크면 오른심실 경색을 의심한다.
  - 오른쪽 흉부유도(Rt. Precordial lead)를 확인해야 한다.

증상 및 징후	ST 분절의 변화	심근 효소
경색 없는 안정형 협심증[a]	ST 분절 하강	정상[a]
경색 없는 불안정형 협심증[a]	ST 분절 하강	정상[a]
ST 분절 상승 심근경색(STEMI)	ST 분절 상승	상승
비ST 분절 상승 심근경색(non STEMI)	ST 분절 하강	상승
타코츠보 심근병증(Takotsubo cardiomyopathy)	ST 분절 상승	상승[b]
프린츠메탈 협심증(Prinzmetal angina)	ST 분절 상승	정상

a : 안정형 협심증과 불안정형 협심증은 임상 병력에 따라 구별된다.
b : 심근경색과의 구별을 위해 관상동맥조영술이 필요할 수 있다.
참고 : 새로운 왼다발갈래차단의 출현은 경색을 의미할 수 있으며 ST 분절 상승 심근경색과 마찬가지로 긴급하게 치료해야 한다.

Review Charts

▶ ST 분절

ST 분절 상승의 원인

1. 진행하는 ST 분절 상승 심근경색(STEMI)
2. 프린츠메탈 협심증
3. J점 상승/조기 재분극
4. 타코츠보 심근병증
5. 급성 심낭염
6. 급성 심근염
7. 폐색전증
8. 브루가다 패턴
9. 저체온증(Osborn wave)
10. 심실동맥류
11. 중추신경계 심각한 질환이나 손상(CNS catastrophes)
12. 심율동전환 후(postcardioversion)
13. 왼다발갈래차단(드물게)
14. 왼심실비대(드물게)
15. 인공심박조율 리듬

ST 분절 하강의 원인

1. 안정형/불안정형 협심증
2. 비ST 분절 상승 심근경색(non STEMI)
3. 심실위빈맥에서 나타나는 ST 분절 하강은 허혈성 질환을 의미하지 않는다.
4. 오른다발갈래차단에서 V1~V3 유도에서 일반적으로 관찰
5. 저칼륨혈증

ST 분절 하강은 스트레스 테스트에서 양성 반응을 보이는 지표 중 하나이기도 하다.

Review Charts

▶ 기타 심전도 변화

▶ 전해질 장애

- 고칼륨혈증 : (1) 뾰족한 T파(peaked T waves), (2) PR 연장과 P파 편평화(PR prolongation and P wave flattening), (3) QRS 넓이의 확장(QRS widening). 궁극적으로 QRS 복합체와 T파는 하나의 sine파로 합쳐지며 심실빈맥이 발생할 수 있다(확장된 QRS 복합체를 가진 환자의 우축편위는 고칼륨혈증이 원인일 수 있음을 나타낸다). 전도 차단이 일어날 수 있고 궁극적으로 무수축과 심실세동이 나타날 수 있다.
- 저칼륨혈증 : ST 저하, T파 편평화, U파; 심실위 및 심실빈맥을 유발할 수 있다. 심할 경우 QT 간격이 연장될 수 있다.
- 저칼슘혈증 : QT 간격이 연장된다.
- 고칼슘혈증 : QT 간격이 단축된다.
- 저마그네슘혈증 : QT 간격이 연장된다.

▶ 저체온증

- Osborn파, 연장된 간격, 동서맥, 느린 심방세동. 근육 떨림의 간섭(artifact)을 조심하라.

▶ 약물

- 디기탈리스 : 치료 농도 내에서는 높은 R파(tall R wave)를 갖는 유도에서 ST 분절과 T파의 변화와 연관된다; 독성 농도에서는 빠른부정맥과 전도차단과 관련된다; 차단을 동반한 발작성심방빈맥(PAT)은 가장 특징적이다.
- QT 간격을 연장할 수 있는 약물 : 소탈롤(Sotalol), 퀴니딘(quinidine), 프로카인아미드(procainamide), 디소피라미드(disopyramide), 아미오다론(amiodarone), 도페틸리드(dofetilide), 드로네다론(dronedarone), 삼환계 항우울제(tricyclic antidepressants), 마크로라이드(macrolides), 퀴놀론(quinolones), 선택적 세로토닌 재흡수 억제제를 포함한 향정신성 약물, 다양한 항진균제, 일부 비 진정성 항히스타민제 등. 자몽 주스는 시토크롬 P-450을 억제하여 혈청 약물 수치를 높이고 QT 연장을 유발할 수 있다.

Review Charts

▶ QT 간격 연장의 원인

저칼슘혈증
저마그네슘혈증
저칼륨혈증(중증)
선천성 장애
약물
저체온증

▶ QT 간격 단축의 원인

고칼슘혈증
고칼륨혈증

▶ 기타 심장 장애

- 심낭염 : 확산된 ST 분절 및 T파의 변화; Q파 없음; PR 하강. 대량의 삼출은 저전압 및 전기적 교대맥을 유발할 수 있다.
- 비대성 심근병증 : 심실비대, 좌축편위, 측벽 및 하벽의 깊고 좁은 Q파
- 심근염 : 전도 차단
- 심방중격 결손 : 1도 방실차단, 빈맥성 심방 부정맥, 불완전 오른다발갈래차단 및 우축편위; 크로셰타쥬(하벽유도의 QRS에 있는 작은 절흔)

▶ 폐질환

- 만성폐쇄폐질환 : 전압이 낮고 우축편위가 있으며 V1~V3에서 R파가 보이지 않을 수 있다. 만성 폐성심은 재분극 이상을 동반한 폐성 P파와 오른심실비대를 유발할 수 있다.
- 급성 폐색전증 : 긴장을 동반한 오른심실비대(심각하지는 않지만), 오른다발갈래차단 및 S1Q3(T3); 우측 흉부유도의 T파 역위. 동빈맥과 심방세동이 가장 흔한 부정맥이다.

Review Charts

▶ 중추신경계 질환

- 확산형 T파 역위(Diffuse T-wave inversion), 일반적으로 넓고 깊은 T파; U파

▶ 수면 장애

- 원인불명의 심방세동 의심 환자

▶ 치명적인 부정맥과 심장돌연사의 원인

- 허혈
- 비대성 심근병증
- 연장된 QT 증후군(Long QT Syndrome; LQTS)
- WPW 증후군
- 바이러스성 심근염
- 심근의 침윤성 질환
- 판막심장병
- 약물 남용(특히 각성제)
- 심장진탕(Commotio cordis) - 심장에 대한 외상
- 관상동맥의 비정상적인 기형
- 브루가다 패턴
- 부정맥성 오른심실 심근병증

▶ 운동선수의 심장

- 정상 소견에는 동서맥, 비특이적 ST 분절 및 T파 변화, 왼심실 및 오른심실 비대, 불완전 오른다발갈래차단, 1도 또는 2도 1형(Wenckebach) 방실차단 간헐적인 심실위부정맥, V1 유도의 절흔형 QRS 복합체 등이 포함될 수 있다.

찾아보기

Index

- 한글
- 영어

한글

ㄱ

ㄴ

ㄷ

ㄹ

ㅁ

ㅂ

ㅅ

ㅇ

ㅈ

ㅊ

영어

기타

한눈에 보는 심전도

발행일	2025년 3월 2일 초판 발행
역 자	이명렬, 박창제, 이귀자, 양해철, 장경민, 주정미
저 자	MALCOLM S. THALER, MD
발행인	박 종 성
발행처	사이플러스 Science plus
주 소	(우) 07202 서울특별시 영등포구 양평로 30길 14 세종앤까뮤스퀘어 1106호
전 화	02-332-6171
팩 스	02-332-6185
등 록	2005.10.20. 제2022-000100호

| ISBN | 979-11-88731-73-2 93510 | 값 36,000원 |